"十二五"职业教育国家规划教材
经全国职业教育教材审定委员会审定

 全国中医药行业高等职业教育"十二五"规划教材

# 中药方剂学

（供中药学、药品生产技术、中医养生保健、中医康复技术、
医学美容技术专业用）

主　编　刘德军（江苏联合职业技术学院连云港中医药分院）
副主编　李本俊（辽宁医药职业学院）
　　　　左　艇（河南中医学院）
　　　　吕桂兰（山东中医药高等专科学校）
编　委　（以姓氏笔画为序）
　　　　王　燕（北京卫生职业学院）
　　　　牛玉凤（南阳医学高等专科学校）
　　　　李杏英（重庆三峡医药高等专科学校）
　　　　李艳彦（山西中医学院）
　　　　陈爱梅（江苏联合职业技术学院连云港中医药分院）
　　　　葛乃贵（江苏省南通卫生高等职业技术学校）

U0335556

中国中医药出版社
·北 京·

**图书在版编目（CIP）数据**

中药方剂学 / 刘德军主编 . —北京：中国中医药出版社，2015.8（2024.8重印）

全国中医药行业高等职业教育"十二五"规划教材

ISBN 978–7–5132 –2563 –2

Ⅰ . ①中… Ⅱ . ①刘… Ⅲ . ①方剂学—高等职业教育—教材

Ⅳ . ① R289

中国版本图书馆 CIP 数据核字（2015）第 118704 号

中 国 中 医 药 出 版 社 出 版

北京经济技术开发区科创十三街31号院二区 8号楼

邮政编码 100176

传真 010-64405721

保定市中画美凯印刷有限公司印刷

各地新华书店经销

\*

开本 787 × 1092 1/16 印张 21 字数 472 千字

2015 年 8 月第 1 版 2024 年 8 月第 10 次印刷

书号 ISBN 978–7–5132 –2563 –2

\*

定价 69.00 元

网址 www.cptcm.com

如有印装质量问题请与本社出版部调换（010-64405510）

服务热线 010-64405510

购书热线 010-89535836

微信服务号 zgzyycbs

微商城网址 https://kdt.im/LIdUGr

官方微博 http://e.weibo.com/cptcm

天猫旗舰店网址 https://zgzyycbs.tmall.com

# 全国中医药职业教育教学指导委员会

# 前　言

中医药职业教育是我国现代职业教育体系的重要组成部分，肩负着培养中医药多样化人才、传承中医药技术技能、促进中医药就业创业的重要职责。教育要发展，教材是根本，在人才培养上具有举足轻重的作用。为贯彻落实习近平总书记关于加快发展现代职业教育的重要指示精神和《国家中长期教育改革和发展规划纲要（2010—2020年)》，国家中医药管理局教材办公室、全国中医药职业教育教学指导委员会紧密结合中医药职业教育特点，充分发挥中医药高等职业教育的引领作用，满足中医药事业发展对于高素质技术技能中医药人才的需求，突出中医药高等职业教育的特色，组织完成了"全国中医药行业高等职业教育'十二五'规划教材"建设工作。

作为全国唯一的中医药行业高等职业教育规划教材，本版教材按照"政府指导、学会主办、院校联办、出版社协办"的运作机制，于2013年启动了教材建设工作。通过广泛调研、全国范围遴选主编，又先后经过主编会议、编委会议、定稿会议等研究论证，在千余位编者的共同努力下，历时一年半时间，完成了84种规划教材的编写工作。

"全国中医药行业高等职业教育'十二五'规划教材"，由70余所开展中医药高等职业教育的院校及相关医院、医药企业等单位联合编写，中国中医药出版社出版，供高等职业教育院校中医学、针灸推拿、中医骨伤、临床医学、护理、药学、中药学、药品质量与安全、药品生产技术、中草药栽培与加工、中药生产与加工、药品经营与管理、药品服务与管理、中医康复技术、中医养生保健、康复治疗技术、医学美容技术等17个专业使用。

本套教材具有以下特点：

1. 坚持以学生为中心，强调以就业为导向、以能力为本位、以岗位需求为标准的原则，按照高素质技术技能人才的培养目标进行编写，体现"工学结合""知行合一"的人才培养模式。

2. 注重体现中医药高等职业教育的特点，以教育部新的教学指导意见为纲领，注重针对性、适用性及实用性，贴近学生、贴近岗位、贴近社会，符合中医药高等职业教育教学实际。

3. 注重强化质量意识、精品意识，从教材内容结构、知识点、规范化、标准化、编写技巧、语言文字等方面加以改革，具备"精品教材"特质。

4. 注重教材内容与教学大纲的统一，教材内容涵盖资格考试全部内容及所有考试要求的知识点，满足学生获得"双证书"及相关工作岗位需求，有利于促进学生就业。

5. 注重创新教材呈现形式，版式设计新颖、活泼，图文并茂，配有网络教学大纲指导教与学（相关内容可在中国中医药出版社网站 www.cptcm.com 下载），符合职业院校学生认知规律及特点，以利于增强学生的学习兴趣。

在"全国中医药行业高等职业教育'十二五'规划教材"的组织编写过程中，得到了国家中医药管理局的精心指导，全国高等中医药职业教育院校的大力支持，相关专家和各门教材主编、副主编及参编人员的辛勤努力，保证了教材质量，在此表示诚挚的谢意！

我们衷心希望本套规划教材能在相关课程的教学中发挥积极的作用，通过教学实践的检验不断改进和完善。敬请各教学单位、教学人员及广大学生多提宝贵意见，以便再版时予以修正，提升教材质量。

国家中医药管理局教材办公室

全国中医药职业教育教学指导委员会

中国中医药出版社

2015 年 5 月

# 编写说明

本教材是"全国中医药行业高等职业教育'十二五'规划教材"之一，是根据国家中医药管理局教材办公室、全国中医药职业教育教学指导委员会在北京召开的全国中医药行业职业教育"十二五"规划教材主编工作会议精神，由开办中医药高等职业教育的有关院校联合编写完成，可作为高等职业教育中药学、药品生产技术、中医养生保健、中医康复技术、医学美容技术专业或相同层次各类中医药人员的培训教材，并可供广大一线相关专业人员自学提高之用。

中药方剂学是高职高专中药学专业的专业基础课。本教材紧紧抓住中药学专业是为中药各行业培养高素质技术技能人才这一目标，以培养综合职业能力为本位，以岗位需要为前提，突出技术技能培养，力求教材内容适应中药各职业岗位群对中药方剂学基本知识的需求。在内容编排上，根据中药与方剂之间的内在联系，打破了原中药学、方剂学两学科之间的界限，注意中药与方剂间内容的衔接，避免部分内容的重复。同时以《中华人民共和国药典》（以下简称《药典》）为依据，综合考虑中药专业对应国家职业大典上的工种所开展的职业技能鉴定（中、高级）、全国中医药专业技术资格中药专业（初级士）考试大纲对中药与方剂知识及技能的要求，并涵盖"全国职业院校技能大赛"高职组中药传统技能赛项规程所规定的中药主要功效，以及调剂审方中的配伍禁忌、毒性中药用量与用法等内容。

全书分上、中、下三篇。上篇中药方剂的基础知识，介绍了中药与方剂的起源和发展、中药的产地、中药的采集与炮制、中药的性能、中药的配伍与用药禁忌、方剂与治法、方剂的组成与变化、中药与方剂的用法等内容。中篇介绍了440种常用中药，其中掌握158种、熟悉128种，分别介绍其来源、性味归经、功效、应用、用量用法和使用注意，对掌握中药还分析了性能特点；了解中药154种，除14种附药外，均在正文后列表介绍。下篇介绍了177首代表方剂，其中掌握方剂40首、熟悉方剂63首，分别介绍其来源、组成、用法、功效、主治、方解、临床应用和歌诀，对掌握方剂还增加了加减化裁；了解方剂74首，在正文后列表介绍。

本教材上篇第一、二、三、七章，中篇第十七章，下篇第十六章由刘德军编写；中篇第七、八、九章，下篇第六、七、八章由李本俊编写；中篇第一、十四章，下篇第一、十三章由左艇编写；上篇第四、五、六章，中篇第三章，下篇第四章由吕桂兰编写；中篇第四、五、六章，下篇第五章由陈爱梅编写；中篇第十八、十九章，下篇第十七、十八章由李艳彦编写；中篇第十、十一、十二章，下篇第九、十章由李杏英编写；中篇第二章，下篇第二、三章由葛乃贵编写；中篇第十三章，下篇第十一、十二章由王燕编写；中篇第十五、十六章，下篇第十四、十五章由牛玉凤编写。初稿完成后，由李本俊、陈爱梅、李杏英进行全书统稿工作，最后由刘德军定稿。在编写过程中，各参编人员所在院校给予了大力支持和帮助，同时本教材参考引用了大量文献资料，在此向原作者一并表示感谢！

由于编者水平有限，加之编写时间仓促，书中如存有缺点和错误，衷心希望各校在使用过程中提出宝贵意见，以便再版时修订。

《中药方剂学》编委会

2015 年 5 月

# 目　录

## 上篇　中药方剂的基础知识

# 上篇　中药方剂的基础知识

## 第一章　中药与方剂的起源和发展

### 第一节　中药与方剂的概念

中药是指在中医药理论指导下，用于预防、诊断和治疗疾病的物质总称。在漫长的历史时期以及与疾病作斗争的实践中，我国人民以其聪明和智慧，掌握了许多防病治病的手段，其中用以治病的主要武器则是药物。在古代文献中，中药一直被称为"药"，或谓之"毒药"。中药的称谓则是近代以来，西方化学药品及其理论传入我国后，由于中西药理论体系之间有明显的差异，人们便逐渐把中国传统药物统称为"中药"。中药具有以下特点：首先中药的认识和使用是以中医理论为基础，具有独特的理论体系和应用形式，充分反映了我国历史、文化、自然资源等方面的若干特点。其次从产地来看，中药绝大多数产于我国，当然亦有不少外来之品（如番泻叶、安息香等），因此，不应将中药理解为单纯的地域概念。中药的来源，主要是天然的植物、动物和矿物，但历来也使用部分加工品（如神曲、阿胶、血余炭等）和化学制品（如轻粉、铅丹等）。因中药中以植物药占主要地位，使用也最为普遍，所以历代相沿把中药称作"本草"。

方剂是由中药配伍而成的，是在辨证立法的基础上，按照一定的组方原则，选择适当的药物，拟定相应的剂量，并制成一定的剂型，用于防治疾病。中药的应用，最初是从单味药开始的，经过长期的经验积累，人们认识到将几味药配合使用，治病比单味药疗效好，于是便逐渐形成了方剂。方剂中除个别单味药方外，绝大部分由两味或两味以上的药物组成。药物通过配伍，既可以起到相互促进、加强疗效、照顾全面、切合复杂病情的作用，又可彼此制约，消除不良反应，即所谓"药有个性之特长，方有合群之妙用"。

中药方剂学是研究中药与方剂的基本理论及其临床应用等知识的一门学科，是祖国医药学的重要组成部分，是中医药各类从业人员必备的专业基础知识。

## 第二节　中药与方剂的起源和发展

### 一、中药的起源和发展

#### （一）原始社会药物的起源（远古～公元前 21 世纪）

在原始社会，我们的祖先为了生存，不断地进行采集和渔猎活动。在寻找食物的过程中，逐步了解到某些植物和动物对人体产生的影响。最初由于缺少辨别能力，不可避免地会误食一些有毒甚至剧毒的物质，引起呕吐、腹泻、昏迷等中毒现象，造成痛苦甚至死亡，从而使人们懂得在寻觅食物时有所选择和避忌。同时也因偶然吃了某些物质，使原有的病痛得以缓解甚至消除，通过长期实践经验的积累，人们逐渐熟悉了这些自然产物的性能，并开始有意识地用来解除某些病证，初步形成了简单的药物知识。经过反复的实践和认识，不断总结和交流，于是逐渐形成了早期的药物疗法。

#### （二）夏商周时期（公元前 21 世纪～公元前 771 年）

早期的药物知识出现以后，经历了由零星、分散，到逐渐集中和系统的积累过程。进入奴隶社会后，随着文字的出现和使用，以及医学文化的产生，药物知识也由最初口耳相传发展到文字记载，其传播速度得以大大加快。西周《周礼》中有关于"医师掌医之政令，聚毒药以供医事"的记载；《诗经》是西周时期的文学作品，其中有不少被诗人借以比喻吟咏的药物；《山海经》是记载先秦时期我国各地名山大川及物产的一部史地书，载有 100 余种植物和动物药，其中不少沿用至今。1975 年出土的帛书《五十二病方》，涉及药物达 240 余种。

#### （三）秦汉时期（公元前 221～公元 220 年）

成书于东汉的《神农本草经》，是我国现存最早的一部药学专著。该书共三卷，将药物分为上、中、下三品，载药 365 种，是汉以前药学知识和经验的总结，对后世本草学的发展具有十分深远的影响，故被尊为药学经典之作。其所载各药的主治功效，如麻黄平喘、常山抗疟、黄连治痢、茵陈退黄疸、苦楝驱蛔虫等，大多朴实有效，历用不衰。书中还简要地记述了药物的性味、有毒无毒、配伍法度、服药方法及丸、散、膏、酒等多种剂型，为药学理论的发展奠定了基础。

### （四）两晋南北朝时期（公元 265～581 年）

两晋南北朝时期，由于相关科学发展的影响，本草的内容更加丰富，学术水平显著提高。如南北朝梁代的陶弘景搜集和整理了魏晋以来使用药物的经验，著成《本草经集注》七卷。该书载药 730 种，不仅对《神农本草经》原文逐一注释、发挥，而且补充了许多医药发展史料的内容，同时对药物产地、采制加工、真伪鉴别等做了较详细的论述，并首先指出药物的产地、采制加工与药物的疗效有密切关系。此外，又首创按药物自然属性（玉石、草木、虫兽、果、菜等）分类的方法和按药物用途分类的方法，它反映了魏晋南北朝时期的主要药物成就，是我国药学史上一部承上启下的划时代专著。

南朝刘宋时代雷敩著《炮炙论》，该书介绍了近 300 种药物的炮制方法，叙述各种药物通过适当的炮炙，可以提高疗效，减轻毒性或烈性。该书是我国第一部药物炮制学专著。

### （五）隋唐时期（公元 581～907 年）

隋唐时期，由于政权统一，经济发达，社会繁荣及海外交流顺畅，推动了医药事业的迅速发展。在唐显庆四年（公元 659 年）颁布了由苏敬等主持编纂的《新修本草》（又称《唐本草》）。该书收载国产和外来药物 844 种，增加了药物图谱，并附以文字说明，这种图文对照的方法，开创了世界药学著作的先例，不仅反映了唐代药学的巨大成就，而且对后世药学的发展也有深远影响。《新修本草》是世界上最早的一部药典，比欧洲《纽伦堡药典》还要早 883 年，对世界医学的发展作出重要贡献。

唐开元年间（公元 713～741 年），陈藏器深入实践，搜集《新修本草》所遗漏的许多民间药物，对《新修本草》进行了增补和辨误，编写成《本草拾遗》。此书扩展了用药的范围，仅矿物药就增加了 110 多种，且其辨识品类也极为审慎。他还将各种药物功用概括为十类，即宣、通、补、泻、轻、重、滑、涩、燥、湿十种，对后世方药分类产生了很大的影响。

### （六）宋金元时期（公元 960～1368 年）

宋金元时期，中药的发展以唐慎微著《经史证类备急本草》（简称《证类本草》）为代表。该书共载药 1558 种，药后附列单方 3000 余首。尤其可贵的是本书转引了大批北宋以前的方药资料，使大多佚失的内容得以流传后世，故具有极高的文献价值。

元代忽思慧所著的《饮膳正要》是饮食疗法的专门著作，书中对养生避忌、妊娠食忌、营养疗法、食物卫生、食物中毒等都有论述，介绍了不少回、蒙民族的食疗方法，至今仍有较高的参考价值。

### （七）明代（公元 1368～1644 年）

明代杰出的医药学家李时珍，以毕生精力，广搜博采，实地考察，亲自实践，采取多学科综合研究的方法，历时 27 年，三易其稿，终于在公元 1578 年完成了 200 多万字的《本草纲目》这一中医药科学巨著。全书 52 卷，载药 1892 种，附方 11000 多首，附图 1110 多幅。全书按药物的自然属性和生态条件分为水、火、土、金石、草、谷、菜、果、木、器服、虫、鳞、介、禽、兽、人共 16 部，以下再分为 60 类。该书集我国 16 世纪以前药学成就之大成，在文献整理、品种考证、药性理论、功效应用等方面，均取得了巨大成功。它在 17 世纪末即传到国外，有拉丁文、日文、英文、德文、俄文、法文等译本，对世界药物学、生物学和自然科学的发展都有很大影响。

### （八）清代（公元 1644～1911 年）

清代著名的本草学家赵学敏搜集了大量有效的民间药和外来药，辑成《本草纲目拾遗》，全书共载药 921 种，其中《本草纲目》未提及者达 716 种之多。同时对《本草纲目》作重要的补充和订正，有较大的实用和研究价值。

吴其浚的《植物名实图考》，收录植物 1714 种，该书记述了植物的文献出处、产地、生态环境、形态及性味功用等，对植物品种作大量考证，对植物形态的描述比较详细，并附有插图，为后世药用植物研究提供了宝贵的文献资料。

### （九）民国时期（公元 1911～1949 年）

辛亥革命以后，包括医药在内的西方科学文化在我国更加广泛传播，因而出现了片面否定传统文化的思潮，中医药受到了严重冲击。但在一批志士仁人的努力下，中药以其深厚的群众基础和顽强的生命力，仍取得了一些进展。如 1935 年出版了由陈存仁主编的《中国药学大辞典》，其收录条目 4300 条，是现代第一部重要的大型中药辞书。

### （十）中华人民共和国成立后（1949 年以后）

新中国成立以来，由于党和政府十分重视中医药事业，制定了一系列有利于中医药发展的方针、政策和措施，使中医药事业获得了新生，并得到前所未有的迅速发展。

从 1954 年起，各地出版部门根据卫生部的安排和建议，积极进行中医药书籍的整理刊行。在本草方面，陆续影印、重刊和校点评注了《神农本草经》《新修本草》（残卷）、《证类本草》《滇南本草》《本草品汇精要》《本草纲目》等数十种重要的古代本草专著。20 世纪 60 年代以来，对亡佚本草的辑复也取得突出成绩，其中有些已正式出版发行，对本草学研究、发展做出了较大贡献。

当前新的中药著作大量涌现，门类齐全，将中药各门分支学科从多角度全方位提高到崭新的水平。其中最能反映本草学术成就的，有《药典》《中药大辞典》《中药志》《全国中草药汇编》《原色中国本草图谱》《中华本草》等。《药典》作为我国药品标准的法典，在一定程度上反映了我国药品的科技水平，从 1953 年迄今的 60 年间已修订了 9 次，新版《药典》将于 2015 年出版发行。20 世纪 70 年代，由江苏新医学院编辑的《中药大辞典》，载药达 5767 味。20 世纪 90 年代，由国家中医药管理局主持、南京中医药大学总编审、全国 60 多个单位协作编写的《中华本草》，共收载药物 8980 味，插图 8534 幅，引用古今文献 1 万余种，在全面继承传统本草学成就的基础上，增加了化学成分、药理、制剂、药材鉴定和临床报道等内容，它是一部系统总结本草学成果，又全面反映当代中药学科发展水平的综合性中药学巨著。《中华本草》卷帙浩繁，故又从中选择了 535 种临床常用药物，连同部分总论内容，汇辑成《中华本草》精选本出版。

新中国成立以来，政府先后数次组织各方面人员进行全国性的中药资源普查，在资源普查的基础上，编著出版了全国性的中药志及一大批药用植物志、药用动物志及地方性的中药志。20 世纪 90 年代的全国中药资源普查资料表明，我国目前的中药资源种类达 12807 种，其中有药用植物 11146 种，药用动物 1581 种，药用矿物 80 种。一些进口药材国产资源的开发也取得了显著成就，如在普查中发现的国产沉香、马钱子、安息香、阿魏、萝芙木等，已经开发利用，并在相当程度上满足国内需求，而不需完全依赖进口。同时由于中药技术的发展，药材产量和质量亦都有了较大提高。为了解决药源短缺和依靠进口的问题，对有些天然药材进行了专门研究，在野生植物变家种，珍稀濒危动植物品种的人工种植、养殖和人工替代品研究，进口药材和国内异地引种等方面均取得了可喜的成绩。

进入 21 世纪后，世界各国愈来愈关注中医药在防病治病、养生保健中独具的特色和优势，原卫生部于 2002 年发布《关于进一步规范保健食品原料管理的通知》（卫法监发〔2002〕51 号），公布了《可用于保健食品的物品名单》和《保健食品禁用物品名单》，其中既是食品又是药品的物品 87 种，可用于保健食品的物品 114 种，保健食品禁用物品 59 种。面对国际国内日益增长的中医药需求，中药研究一定会更迅速地发展，中药市场一定会更加繁荣和规范，中药也一定会实现现代化，并真正走向世界，为世界人民的医疗保健做出更大贡献。

## 二、方剂的起源和发展

方剂的历史悠久，最初人们在长期的生活和生产实践中，经过世世代代的经验积累，掌握了一些药物知识，并有意识地把两味或两味以上的药物配合使用，以增强疗效，或缓和、消除某些药物的毒副作用，于是便有了方剂。在现存医籍中，最早记载方剂的医书是《五十二病方》，它是 1973 年在长沙市马王堆三号汉墓中发现的，书中载方 283 个，但没有方名，其内容比较粗糙，从字义推断早于《黄帝内经》。药方的用法，既有内服，也有外用。内服有丸、汤、饮、散等剂型，但除丸剂外，只有制备方法，而无剂型名称；外用有敷、浴、蒸、熨等用法。此外，还有炮制和用量方面的若干要求和规定。

成书于春秋战国时期的《黄帝内经》，是最早的中医理论经典著作，虽载方只有 13 首，但在剂型上已有汤、丸、散、膏、丹、酒之分，对所用药物炮制、制剂、用法的要求十分讲究。书中还总结出有关辨证、治则、治法、组方原则、组方体例等理论，为方剂学的形成和发展初步奠定了理论基础。

东汉张仲景"勤求古训，博采众方"，创造性地融理、法、方、药于一体，著《伤寒杂病论》，此书经晋·王叔和及宋·林亿等先后整理编辑为《伤寒论》和《金匮要略》，使之得以广为流传。传世的《伤寒论》载方 113 首，《金匮要略》载方 245 首，不计两书均收载的重复方，共有方剂323首。这些方剂，绝大多数配伍严谨，用药精当，疗效卓著。如麻黄汤、四逆汤、桂枝汤、大承气汤、白虎汤等基础方剂，经久不衰，至今常用。所以《伤寒杂病论》被后世誉为"方书之祖"，对方剂学的形成和发展具有深远的影响。

晋唐时期，医学有了很大发展，又出现了许多方书。晋代葛洪的《肘后备急方》，收载了许多简、便、廉、验的有效方剂，为民间所乐用。唐代孙思邈的《备急千金要方》《千金翼方》和王焘的《外台秘要》，汇集历代名方和一些海外传来的方剂，致使汉唐的许多名家医方得以传世，是目前研究唐以前方剂的重要文献。

宋代由翰林医官院组织编著的《太平圣惠方》，共100卷，载方16834首。《圣济总录》是继《太平圣惠方》之后的又一方剂巨著，全书200卷，载方近20000首，其内容十分丰富，是方剂文献的又一次总结。《太平惠民和剂局方》是宋代官府药局的成药配方范本，载方788首，所收录的方剂都是由各地献来，复经太医局验证，而后颁行全国，并作为修制成药的依据，它是我国历史上第一部由政府组织编制的中成药专著。

明、清时期，在继承前人的基础上，方剂又有了进一步的发展。其间明朝朱橚编纂的《普济方》，广搜博采，载方61739首，是明以前方书的总集，也是我国古代载方最多的方剂专著。其后汪昂的《医方集解》，王子接的《绛雪园古方选注》等，都从各个方面对有关方剂做了证治机理与组方原理的阐述，使方剂成为一门具有完整理论体系的学科。此外，陈修园的《时方歌括》《时方妙用》《长沙方歌括》《金匮方歌括》，张秉成的《成方便读》等，亦多已成为现代学习方剂的参考用书。

新中国成立以来，随着中医药事业的振兴，众多医家研制了不少新的有效方剂，对民间单方、验方亦进行了大量的发掘和整理，编写出系统的方剂学教材和专著。如对《肘后方》《小品方》《千金方》《外台秘要》《太平惠民和剂局方》《圣济总录》《普济方》等，进行了校刊出版、影印或辑复，为古方和方剂学史的研究提供了极大的方便。重新编辑的古今医方、验方、方剂辞典及其他方剂工具书亦大量涌现，其中尤以彭怀仁主编的《中医方剂大辞典》最具代表性，此书系将历代中医药著作中的方剂进行整理、研究、编纂而成，分11分册，共1800万字，收方约10万首。同时，随着近半个世纪以来中医药高等教育的不断发展，医药院校不同层次使用的方剂教材、教学参考书亦是不断更新。此外，近几十年来，许多医药工作者利用现代科学技术与方法对一些方剂做了配伍机理及临床与实验研究，为方剂的学术发展开创了新的局面。

**思考与练习**

1. 解释中药及方剂的概念。
2. 简述中药与方剂的发展概况。

# 第二章 中药的产地、采集与炮制

中药的来源，除部分人工制品外，绝大部分是天然的植物，其次是动物和矿物。中药的产地、采集与炮制是否适宜，直接影响药材的质量和疗效。不合理的采集，对野生动、植物来说，还会破坏药材资源，降低药材产量。《神农本草经》中说："阴干曝干，采造时月，生熟，土地所出，真伪陈新，并各有法。"唐代著名医家孙思邈在《千金翼方》中，专门论述了"采药时节"及"药出州土"，列举了233种中药的采收时节及519种中药的产地分布。现代研究发现，中药的产地、采集与炮制，与药物有效成分含量有很大关系，并在这一方面取得了较多的成果。

## 第一节 中药的产地

天然药材的分布和生产，离不开一定的自然条件。我国自然地理状况十分复杂，水土、气候、日照、生物分布等生态环境各地不完全相同，甚至差别很大，这就为多种药用植物的生长提供了有利条件。天然中药材的生长多有一定的地域性，且产地与其产量、质量有密切关系。古代医药学家经过长期使用、观察和比较，认识到即使是分布较广的药材，也由于自然条件的不同，各地所产药材的质量也不一样，并逐渐形成了"道地药材"的概念。

所谓道地药材，又称地道药材，是优质纯真药材的专用名词，它是指历史悠久、产地适宜、品种优良、产量宏丰、炮制考究、疗效突出、带有地域特点的药材。道地药材的确定，与药材产地、品种、质量等多种因素有关，而临床疗效则是其关键因素。如四川的黄连、川芎、附子，江苏的薄荷、苍术，广东的砂仁，东北的人参、细辛、五味子，云南的茯苓，河南的地黄，山东的阿胶等，都是著名的道地药材，受到人们的称道。道地药材是在长期的生产和用药实践中形成的，并不是一成不变的。自然环境条件的改变、过度采挖、栽培技术的进步、产区经济结构的变化等多种因素，皆可导致道地药材的变迁。如三七原产广西，称广三七、田七；云南产者后来居上，称滇三七，成为三七的新道地产区。

长期的临床实践证明，重视中药产地与质量的关系，强调道地药材的开发和应用，对保证中药疗效起着十分重要的作用。随着医疗事业的发展，中药材需求量的日益增加，再加上很多药材的生产周期较长，产量有限，因此，单靠强调道地药材产区扩大生产，已经无法满足药材需求。在这种情况下，进行药材的引种栽培以及药用动物的驯养，成为解决道地药材不足的重要途径。在现代技术条件下，我国已能对不少名贵或短缺药材进行异地引种及药用动物驯养，并不断取得成效。尤其是《中药材生产质量管理规范》

（GAP）的实施，对促进中药资源的开发利用，提高中药材品质具有十分重要的意义。

# 第二节　中药的采集

中药材所含的有效成分是其具有防病治病作用的物质基础，而有效成分的含量与中药材的采收季节、时间和方法有着十分密切的关系。《千金翼方》中指出："夫药采取不知时节，不以阴干曝干，虽有药名，终无药实，故不依时采取，与朽木不殊，虚废人功，卒无裨益。"由此可见，中药材适时采集是确保药材质量的重要环节之一，也是影响药物性能和疗效的重要因素。

## 一、植物类药物的采收

不同的生长发育阶段，植物中化学成分的积累是不相同的，甚至会有很大区别。首先，植物生长年限的长短与药物中所含化学成分的量有着密切关系。据研究资料报道，甘草中的甘草酸为其主要有效成分，生长三四年者含量较之生长一年者几乎高出一倍；人参总皂苷的含量，以六七年采收者最高。其次，植物在生长过程中随月份的变化，有效成分的含量也各不相同。如丹参以有效成分含量最高的 7 月采收为宜；黄连中小檗碱含量大幅度增高的趋势可延续到第 6 年，而一年中又以 7 月份含量最高，因而黄连的最佳采收期是第 6 年的 7 月份。再者，时辰的变更与中药有效成分含量亦有密切关系。如金银花一天之内以早晨 9 时采摘最好，否则会因花蕾开放而降低质量；曼陀罗中生物碱的含量，早晨叶子含量高，晚上根中含量高。植物类药物的根、茎、叶、花、果实各器官的生长成熟期有明显的季节性，其采收时节和方法通常以入药部位的生长特性为依据，大致可按药用部位归纳为以下几种情况。

### （一）全草类

大多数在植物充分生长、枝叶茂盛的花前期或刚开花时采收。有的割取植物的地上部分，如薄荷、荆芥、益母草、紫苏等。以带根全草入药的，则连根拔起全株，如车前草、蒲公英、紫花地丁等。茎叶同时入药的藤本植物，应在生长旺盛时割取，如夜交藤、忍冬藤等。

### （二）叶类

叶类药材采集通常在花蕾将开放或正在盛开的时候进行。此时正当植物生长茂盛的阶段，药力雄厚，最适宜采收，如大青叶、荷叶、艾叶、枇杷叶等。有些特定的品种，如霜桑叶须在深秋或初冬经霜后采集。

### （三）花和花粉类

花类药材，一般采收未开放的花蕾或刚开放的花朵；对花朵次第开放者，要分次采摘。花类采摘时间很重要，若采收过迟，则易致花瓣脱落和变色，气味散失，影响质量，如菊花、旋覆花；红花则宜于花冠由黄色变橙红色时采收。蒲黄等以花粉入药者，须在花朵盛开时采收。

### （四）果实和种子类

多数果实类药材，应于果实成熟后或将成熟时采收，如瓜蒌、马兜铃。少数品种有特殊要求，应当采用未成熟的幼嫩果实，如乌梅、青皮、枳实等。以种子入药的，如果同一果序的果实成熟期相近，可以割取整个果序，悬挂在干燥通风处，以待果实全部成熟，然后进行脱粒。若同一果序的果实次第成熟，则应分次摘取成熟果实。有些干果成熟后会很快脱落，或果壳裂开，种子散失，如茴香、白豆蔻、牵牛子等，最好在开始成熟时适时采取。容易变质的浆果，如枸杞、女贞子等，在略熟时于清晨或傍晚采收为宜。

### （五）根和根茎类

一般认为以阴历二、八月为佳。早春二月，新芽未萌；深秋时节，多数植物的地上部分停止生长，其营养物质多贮存于地下部分，有效成分含量高，此时采收质量好，产量高，如天麻、苍术、葛根、桔梗、大黄、玉竹等。也有少数例外的，如半夏、延胡索等则以夏季采收为宜。

### （六）树皮和根皮类

通常在清明至夏至间（即春、夏时节）剥取树皮。此时植物生长旺盛，不仅质量较佳，而且树木枝干内浆汁丰富，树皮易于剥离，如黄柏、厚朴、杜仲。木本植物生长周期长，应尽量避免伐树取皮或环剥树皮等简单方法，以保护药源。至于根皮，则与根和根茎相类似，应于秋后苗枯，或早春萌发前采集，如牡丹皮、地骨皮、苦楝皮等。

## 二、动物类药物的采收

动物类药材因品种不同，采收各异。其具体时间，以保证药效及容易获得为原则。如桑螵蛸应在三月中旬采收，过时则虫卵已孵化；鹿茸应在清明后45~60天截取，过时则角化；驴皮应在冬至后剥取，其皮厚质佳；小昆虫等，应于数量较多的活动期捕获，如斑蝥于夏秋季清晨露水未干时捕捉。

## 三、矿物类药物的采收

矿物类药物大多可随时采收。

## 四、中药采收后的初加工

中药材除少数如鲜生地、鲜石斛、鲜芦根等鲜用外，大多数在产地经初加工后，再进行干燥，以便贮藏。常用的干燥方法有阴干法、晒干法及烘干法等数种，干燥温度则因各种不同药材而异。对于如延胡索、天麻、北沙参、百合、马齿苋等含淀粉黏液质较多的药材，多用开水煮烫或蒸煮后再干燥；对于质坚硬或粗大的药材，可趁鲜切片，然后干燥，如狼毒、商陆、乌药等。目前，对于中药材的趁鲜切片越来越受到重视和推广，在中药材采收后就地趁鲜切片加工，这样可避免药材因水润切片而造成成分流失。

# 第三节　中药的炮制

炮制，又称炮炙，是指药物在应用前或制成各种剂型之前的加工过程。由于中药大都是生药，有的因具有毒性或烈性而不能直接服用；有的因易于变质而不便久存；有的须除去非药用部分或异味才能入药；还有的须经过特定方法的处理才能符合临床治疗需要。因此，中药在应用前或制剂前，都须按照不同的药性和治疗要求，进行不同的整理加工或专门的技术处理，制成饮片以充分发挥药物效能，保证用药安全和符合医疗的需要。饮片是根据需要，经过炮制处理而形成的供配方用的中药，或可直接用于中医临床的中药。《药典》2010 年版一部明确规定：入药者均为饮片，并从标准体例上明确了性味与归经、功能与主治、用法与用量为饮片的属性。

## 一、中药炮制的目的

### （一）纯净药材、矫味和矫臭

一般根茎类药材应洗去泥沙，有些植物药还需去皮、心、核、芦，矿物药需除去砂土杂质，动物药需除去头、翅、足等非药用部分，从而使药物清洁纯净，便于服用。有些动物类药物，需通过漂洗或经蜜、酒、醋、麸等炒制，以去除咸、腥、臭味，便于服用。

### （二）便于制剂、煎服和储藏

一般植物类药材，用水浸润后易于切片。药材经过切片或粉碎后，既便于制剂，又易于煎出有效成分。矿物类、贝壳类药材质地坚硬，经煅、淬后则易于粉碎。有些生药采集后，必须经晒干、阴干、烘干及炒制等处理，以使其充分干燥，便于储藏。

### （三）改变药物的性能

有些药物经炮制后可改变原有功效。如地黄生用性寒而凉血，制熟后性微温而补血；大黄生用泻下力强，制熟后则泻下力缓；蒲黄生用能行血破瘀，炒炭后则可止血等。

### （四）消除或减轻某些药物的毒性、刺激性和副作用

有些药物，如川乌、草乌，生用内服易引起中毒，通过炮制则可降低其毒性；半夏经生姜、明矾或甘草等制后，可降低毒性，不致刺激咽喉；巴豆泻下作用峻烈，经去油用霜则作用较缓；常山用酒炒后，可减轻其催吐的副作用等。

### （五）增强药物的疗效

有些药物经炮制后，能增强其效能。如延胡索经醋制后，能增强其止痛作用；款冬

花用蜜炙后，可增强其润肺止咳功能；白术土炒后，可提高其补脾止泻之效；柴胡醋炙后，能增强其疏肝解郁之效等。

## 二、炮制的方法

炮制方法是历代逐步发展和充实起来的，其内容丰富，方法多样。现代的炮制方法在古代炮制经验的基础上有了很大的发展和改进，根据目前的实际应用情况，可分为五大类型。

### （一）修治

**1. 纯净处理**　采用挑、拣、簸、筛、刮、刷等方法，去掉灰屑、杂质及非药用部分，使药物清洁纯净。如刷除枇杷叶、石韦叶背面的绒毛，刮去厚朴、肉桂的粗皮等。

**2. 粉碎处理**　采用捣、碾、镑、锉等方法，使药物粉碎，以符合制剂和其他炮制法的要求，如牡蛎、龙骨捣碎便于煎煮，川贝母捣粉便于吞服，水牛角、羚羊角镑成薄片，或锉成粉末等，便于煎服。

**3. 切制处理**　采用切、铡的方法，把药物切制成片、段、丝、块等一定的规格，便于进行其他炮制，也利于干燥、贮藏和调剂时称量。

### （二）水制

用水或其他液体辅料处理药物的方法。水制的目的主要是清洁药材，软化药材以便于切制和调整药性。常用的有洗、淋、泡、漂、浸、润、水飞等。

**1. 洗**　将药材放入清水中，快速洗涤，除去上浮杂物及下沉脏物，及时捞出晒干备用。除少数易溶，或不易干燥的花、叶、果及肉类药材外，大多需要淘洗。

**2. 淋**　将不宜浸泡的药材，用少量清水浇洒喷淋，使其清洁和软化。

**3. 泡**　将质地坚硬的药材，在保证其药效的原则下，放入水中浸泡一定时间，使其变软，便于切制。

**4. 润**　根据药材质地的软硬，加工时的气温、工具，用淋润、洗润、泡润、晾润、浸润、露润等多种方法，使清水或其他液体辅料徐徐入内，在不损失或少损失药效的前提下，使药材软化，便于切制饮片。

**5. 漂**　将药物置宽水或长流水中浸渍一段时间，并反复换水，以去掉腥味、盐分及毒性成分。如将昆布、海藻、盐附子漂去盐分等。

**6. 水飞**　系借药物在水中的沉降性质分取药材极细粉末的方法。将不溶于水的药材粉碎后置乳钵或碾槽内加水共研，大量生产时则用球磨机研磨，再加入多量的水搅拌，较粗的粉粒则下沉，细粉混悬于水中，倾出，粗粒再飞再研，倾出的混悬液沉淀后，分出，干燥，即成极细粉末。

### （三）火制

用火加热处理药物的方法。本法是使用最为广泛的炮制方法，常用的火制法有炒、炙、煅、煨、烘焙等。

**1. 炒**　炒有炒黄、炒焦、炒炭等程度不同的清炒法。用文火炒至药物表面微黄称炒黄；用武火炒至药材表面焦黄或焦褐色，内部颜色加深，并有焦香气者称炒焦；用武火炒至药材表面焦黑，部分炭化，内部焦黄，但仍保留有药材固有气味（即存性）者称炒炭。

**2. 炙**　是将药材与液体辅料拌炒，使辅料逐渐渗入药材内部的炮制方法。通常使用的液体辅料有蜜、酒、醋、姜汁、盐水等。

**3. 煅**　将药材用猛火直接或间接煅烧，使质地松脆，易于粉碎，充分发挥疗效。

**4. 煨**　将药材包裹于湿面粉、湿纸中，放入热火灰中加热，或用草纸与饮片隔层分放加热的方法，称为煨法。

**5. 烘焙**　将药材用微火加热，使之干燥的方法叫烘焙。

### （四）水火共制

常见的水火共制法包括煮、蒸、焯、淬等。

**1. 煮**　是用清水或液体辅料与药物共同加热的方法。

**2. 蒸**　是利用水蒸气或隔水加热药物的方法。不加辅料者，称为清蒸；加辅料者，称为辅料蒸。

**3. 焯**　是将药物快速放入沸水中短暂潦过，立即取出的方法。常用于种子类药物的去皮和肉质多汁药物的干燥处理，如焯杏仁等。

**4. 淬**　是将药物煅烧红后，迅速投入冷水或液体辅料中，使其酥脆的方法。淬后不仅易于粉碎，且辅料被其吸收，可发挥预期疗效。

### （五）其他制法

除上述四类以外的一些特殊制法，均概括于此类。常用的有制霜、发酵、发芽等。

**1. 制霜**　种子类药材压榨去油或矿物药材重结晶后的制品，称霜。其相应的炮制方法称为制霜。前者如巴豆霜，后者如西瓜霜。

**2. 发酵**　将药材与辅料拌和，置一定的温度和湿度下，利用霉菌使其发酵，并改变原药的药性。如神曲、淡豆豉等。

**3. 发芽**　将具有发芽能力的种子药材用水浸泡后，保持一定的温度和湿度，使其萌发幼芽，称发芽。如谷芽、麦芽等。

───

**思考与练习**

1. 什么是道地药材？举例说明。

2. 简述植物类药物不同药用部位的采集方法。

3. 中药炮制的目的是什么？

# 第三章　中药的性能

疾病的发生和发展，必然会出现人体的邪正消长、阴阳失调、脏腑功能失常等的病理变化，反映出阴阳偏盛偏衰的病理状态。中药之所以能针对病情，发挥祛邪、扶正或协调脏腑功能，纠正人体阴阳偏盛偏衰的病理现象，乃是因为各种药物具有若干作用特点，前人将其称为药物的偏性，就是说以药物的各种偏性纠正疾病所表现的阴阳盛衰。药物的这些作用特点或偏性，习惯上统称为中药的性能。可见中药的性能是中药作用的基本性质和特征的高度概括，包括药物发挥疗效的物质基础和治疗过程中所表现出来的作用，它以人体为观察对象。至于中药的性状，是指药物形状、颜色、气味、质地等，它以药物为观察对象。

中药性能的内容较多，主要有四气、五味、升降浮沉、归经、毒性等几个方面。认识了中药的性能，就掌握了各种药物的若干共性或个性，就可以应用中医理论来选择药物。

## 第一节　四　气

### 一、四气的含义

四气又称四性，即药物的寒、热、温、凉四种药性。四气中温、热和寒、凉属于两类不同的性质，而温与热、寒与凉则分别具有共同性，温次于热，凉次于寒，二者在共性中又有程度上的差异。此外还有一些平性药，是指药物寒、热之性不甚显著，作用比较缓和的药物。而这些药物实质上仍有偏温或偏凉的不同，并未超出四气的范围。

### 二、四气的确定依据

四气是从药物作用于机体所发生的反应概括出来的，是与所治疾病的寒热性质相对而言的。一般说来，凡能够减轻或消除热证的药物，属于寒性或凉性，如黄连、黄芩对于发热口渴、烦躁等热证有清热作用，表明这两种药物具有寒凉之性；反之，能够减轻或消除寒证的药物，一般属于温性或热性，如羌活能治风寒表证、风寒痹证；干姜能治胃寒冷痛、肺寒咳嗽等寒证，表明这两种药物具有温热之性。

### 三、四气的临床意义

一般来讲，寒凉药多具有清热泻火、凉血解毒、滋阴降火、疏散风热等功效，常用于热证，如石膏、大青叶、石决明等。温热药多具有温中散寒、补火助阳、发散风寒等功效，常用于寒证，如附子、干姜、麻黄等。对寒热错杂之证，当寒药与热药并用，以寒热并除。对真寒假热之证，当以热药治本，必要时反佐以寒药；若真热假寒之证，当以寒药治本，必要时佐以热药。"寒者热之，热者寒之"是临床用药的基本规律，只有掌握了药物的四气，才能在这一原则的指导下，准确地使用药物，以达到预期的治病目的。

# 第二节 五 味

## 一、五味的含义

五味，是指中药所具有的辛、甘、酸、苦、咸五种味。有些药物具有淡味或涩味，但通常将淡附于甘，将涩附于酸，故习惯上仍用五味来概括。

## 二、五味的确定依据

中药的五味，最初是由口尝得来的，因此五味与药物的实际滋味有一定的关系，但五味更主要的是以药物功效来确定其味。

## 三、五味的临床意义

五味理论认为，不同的味有不同的作用，味相同的药物，其作用有若干相近或相同之处。根据前人的论述，目前一般认为：

辛味：能散、能行，有发散、行气、活血、开窍、化湿等功效。适用于表证、气滞、血瘀、窍闭神昏、湿阻等证，如麻黄、木香、香附、红花、藿香等辛味药。

甘味：能补、能缓、能和，有补益、和中、缓急止痛等功效。适用于虚证、脾胃不和、拘急疼痛等证，如党参、熟地、饴糖、甘草等甘味药。

酸味：能收、能涩，有收敛、固涩的功效。适用于虚汗、久泻、遗精、遗尿、出血等证，如五味子、五倍子、赤石脂、乌梅等酸味药。

苦味：能泄、能燥，有泄和燥的功效。泄主要包括清热泻火、泻下通便、降泄肺气。适用于里热证、热结便秘、肺气上逆喘咳等证，如栀子、大黄、杏仁等。燥指燥湿，苦而温的药物，能燥寒湿，如苍术、草果等；苦而寒的药物，能清热燥湿，如黄连、黄芩等苦味药。

咸味：能软、能下，有软坚散结、泻下的功效。适用于瘰疬、痰块、燥热便秘等证，如昆布、瓦楞子、芒硝等咸味药。

此外，淡味有渗湿、利尿的功效。常用于水肿、小便不利等证，如茯苓、猪苓等淡味药。

性和味是辨识药物功效的重要依据。由于每一种药物都具有性和味，因此，两者必须综合起来全面地加以理解。如同样是寒性药，由于味不同，其功效亦不同：黄连苦寒，能清热燥湿；浮萍辛寒，能发散风热；芒硝咸寒，能软坚泻下。同样是甘味药，若性不同，其功效也不同：黄芪甘温，能益气升阳；玉竹甘寒，能养阴生津。性和味虽然要密切结合起来，但二者在决定药物功效上也有主次之分。对具体药物来说，有的药物侧重用性，如附子辛热，能温中回阳；有的药物侧重用味，如厚朴苦辛温，能燥湿、行气、降逆平喘。此外，还有许多一药兼有数味，往往其功效亦多。还必须注意的是，性味一般只能表示药物的大体功效和某些类似药物的共性，故即使性味相同的药物，其功效也各有所异，如苦寒的板蓝根能清热解毒，而苦寒的龙胆却能清热燥湿、泻火等。总之，只有认识和掌握每一药物的全部性能，以及性味相同药物之间同中有异的特性，才能全面而准确地了解和使用药物。

## 第三节　升降浮沉

### 一、升降浮沉的含义

升降浮沉是用以表示药物作用趋向的一种性能。升是上升，表示作用趋向于上；降是下降，表示作用趋向于下；浮是发散，表示作用趋向于外；沉是收敛闭藏，表示作用趋向于内。

### 二、升降浮沉的确定依据

药物的升降浮沉，是和各种疾病在病机和证候上所表现出来的趋向（病势）相对而言的。疾病如表现为腹泻、脱肛、崩漏或表证不解等，说明其病势趋向是向下或向内的。如表现为呕吐、喘咳、肝阳上亢、自汗或盗汗等，说明其病势趋向是向上或向外的。能改善或消除这些病证的药物，相对来说它们就分别具有升浮或沉降的作用趋向。

### 三、升降浮沉的临床意义

一般来说，升浮药大多具有升阳、解表、催吐、开窍等功效，常用于腹泻、脱肛、表证、痰涎壅盛、宿食及窍闭神昏等证。沉降药大多具有清热泻火、泻下通便、降逆止呕、止咳平喘、潜阳息风、利水渗湿等功效，常用于里热证、实热便秘、呕吐呃逆、喘咳、肝阳上亢、肝风内动、水肿、小便不利等。

大部分药物升降浮沉的作用趋势是明显的，但有少部分药物升降浮沉的作用趋势不明显，或存在二向性，如麻黄既能发汗，又能平喘、利水。川芎既能上行巅顶止头痛，又能下行血海通月经。

药物升降浮沉的作用趋势，与药物本身的性味和质地有着密切的关系。具有升浮作用的药物，大多有辛、甘味和温热性；具有沉降作用的药物，大多有酸、苦、咸、涩味和寒凉性。所以，李时珍曾经指出："酸咸无升，辛甘无降，寒无浮，热无沉。"凡质轻的花、叶类药物，如薄荷、辛夷、桑叶等大都具有升浮作用；质重的根茎、果实种子、矿物及介壳类药物，如大黄、苏子、代赭石、石决明等大都具有沉降作用。以上所述仅为升降浮沉的一般规律，但也有不少例外情况，如"诸花皆升，旋覆独降""诸子皆降，蔓荆独升""芫花沉降，苍耳子升浮"等。

此外，药物升降浮沉的作用趋势，还常受到加工炮制和配伍的影响，如药物经酒炒则性升、姜汁炒则性散、醋炒则能收敛、盐水炒则能下行。药物在复方配伍中，升浮的药物，在同较多较强的沉降药物配伍时，其升浮之性可受到一定的制约。反之，沉降的药物同较多较强的升浮药物配伍时，则其沉降之性亦能受到一定程度的制约。这说明各种药物所具有的升降浮沉性质，不是一成不变的，而是在一定条件下，可以被人为控制和调整。

# 第四节　归　经

## 一、归经的含义

归经是用以表示药物作用部位的一种性能。归有归属的意思；经是人体脏腑经络及所属部位的总称。所谓某药归某经或某几经，主要表明该药对某经（脏腑或经络）或某几经的病变发生明显的作用，而对其他经则作用较小，或没有作用。药物在人体所发生的作用，皆有一定的适应范围，如同属寒性药，虽然都具有清热作用，但有的偏于清肺热，有的偏于清肝热。再如同一补药，则有补肺、补脾或补肾等不同。因此，将各种药物对机体各部分的治疗作用进一步归纳，使之系统化，这样便形成了归经理论。

## 二、归经的确定依据

归经是以脏腑、经络理论为基础，以药物所治病证为依据而确定的。因为经络能沟通人体内外表里，在病变时，体表的疾病可以影响到内脏，内脏的病变也可以反映到体表。因此，人体各部分发生病变时所出现的证候，可以通过经络而获得系统的认识。如肺经病变，常出现喘、咳等症；肝经病变，则常出现胁痛、抽搐等症；心经病变，常出现神昏、心悸等症。根据药物的功效，与病机和脏腑、经络密切结合起来，就可以说明某药对某脏腑经络的病变起着主要作用，因而得出某药归某经或某几经的结论来。如贝母、杏仁能治喘咳胸闷，故归肺经；青皮、香附能治胁痛，天麻、钩藤能止抽搐，故归肝经。这说明归经的理论，是具体指出药效的所在，是长期从疗效观察中总结出来的。

## 三、归经的临床意义

掌握归经理论，对于性味功效相同，而主治不尽一致的药物，可以增强用药的准确性，提高临床疗效。如同为甘寒的补阴药，沙参归肺胃经、百合归肺心经、龟甲归肝肾经，必须准确选用。由于脏腑经络的病变可以相互影响，因此，在临床用药时，并不单纯地使用某一经的药物，如肺病而见脾虚者，常兼用补脾的药物，使肺有所养而逐渐痊愈。总之，既要了解每一药物的归经，又要掌握脏腑经络之间的相互联系，这样才能更好地指导临床用药。

此外，归经只是药物性能的一个方面，在应用药物的时候，如果只掌握药物的归经，而忽略了四气、五味、升降浮沉等性能，是不够全面的。因此，必须把几方面结合起来，以指导临床应用。

# 第五节　毒　性

## 一、毒性的含义

毒性是药物对机体的伤害性，是用以反映药物安全程度的性能。对毒性的认识，历来存在两种观点。一种观点认为，药物的毒性即是药物的偏性，凡药皆有偏性，因此具有普遍性。如金元时期张子和说："凡药皆有毒也，非指大毒、小毒谓之毒。"明代张景岳云："药以治病，因毒为能，所谓毒者，以气味之有偏也。"另一种观点认为，毒药只是有毒之药对人体的伤害性，而大多数药物是无毒的，因此毒性具有特殊性，是少数毒药特有的性能。从古到今，持这种观点的为数众多。习惯上将前一种观点所言毒性称为广义的毒性，后者称为狭义的毒性。在中药学中强调狭义的毒性，标明少数药物为有毒之品，这对确保用药安全极为重要。

中药的副作用和过敏反应，有别于毒性作用。副作用是指在使用常用剂量时所出现的与治疗需要无关的不适反应，一般比较轻微，对机体危害不大，停药后可自行消失。如常山既可截疟，又可催吐，若用治疟疾，则引起的呕吐即是副作用。过敏反应属个体反应，往往与过敏体质有关，与药物正常药理作用无关，轻者可见瘙痒、皮疹、胸闷、气急等症，重者可引起过敏性休克，应该引起足够重视。

## 二、正确对待中药的毒性

目前对于有毒性的药物，常根据其毒性强弱的程度，标明有毒（如天南星、轻粉等），或有小毒（如鸦胆子、吴茱萸等）；具有明显毒性作用的药物，常标以大毒（如马钱子、川乌等）。应用具有毒性的药物时，必须加以注意，要根据病人的体质强弱和病情轻重，适当选用和确定剂量。应用大毒药物时，更要特别慎重，严格控制剂量。临床用药时应防止两种片面性：一是使用所谓无毒性药时，盲目加大用量，忽视安全，以致引起中毒反应；二是使用所谓有毒药时，为了确保用药安全而过分小心，随意将用量降低到有效剂量之下，以致影响疗效。

从中药中毒的临床报道来看，产生中药中毒的主要原因有以下几个方面：一是剂量过大，如砒霜、胆矾、斑蝥、蟾酥、马钱子、附子、乌头等毒性较大的药物用量过大，或时间过长，可导致中毒；二是误服伪品，如误以华山参、商陆代替人参，独角莲代替天麻使用；三是炮制不当，如使用未经炮制的生附子、生川乌、生草乌等；四是煎服方法不当，如乌头、附子中毒，多因煎煮时间太短，或服后受寒、进食生冷；五是配伍不当，如甘遂与甘草同用，乌头与瓜蒌同用而致中毒。此外，还有药不对证、自行服药、乳母用药及个体差异等，也是引起中毒的原因。因此，使用中药时应从上述各个环节进行控制，做到采制严格，用量适当，用药合理，识别体质，避免中毒发生。同时掌握中药的毒性及其中毒的临床表现，便于诊断中毒原因，及时采取合理、有效的抢救治疗手段，这对搞好中药中毒的抢救工作具有重要意义。

### 思考与练习

1. 何谓中药的性能？其主要包括哪几个方面？
2. 什么是四气？简述四气的临床意义。
3. 什么是五味？简述五味的临床意义。
4. 什么是升降浮沉？简述升降浮沉的临床意义。
5. 何谓毒性？如何正确对待中药的毒性。

# 第四章　中药的配伍与用药禁忌

## 第一节　中药的配伍

　　根据病情需要和用药法度，有目的地将两种以上的药物配合应用，称为配伍。它是中医用药的主要形式，是组成方剂的基础。通过配伍，可以提高疗效，扩大治疗范围，降低毒副作用，以适应复杂多变的病情。前人经过长期医疗实践，把单味药的应用和药与药之间的配伍关系总结为七个方面，称为药物"七情"。其中除"单行"外，其余六个方面都是指配伍关系。现将七情扼要介绍如下：

### 一、单行

　　一般认为，单行是指用单味药物治病。如独参汤，单用人参大补元气，挽救虚脱；清金散，单用黄芩，清泄肺热，治肺热咳嗽。其他如马齿苋治疗痢疾、鹤草芽驱除绦虫。此类药物多可单用。

### 二、相须

　　即性能功效相类似的药物配合应用，使其相互协助，提高治疗效果。如大黄与芒硝配伍，能明显地增强泻下通便的效果；乳香与没药配伍，能明显地增强活血止痛的效果。

### 三、相使

　　即在性能功效方面有某种共性的药物配伍应用，而以一味药为主，另一味药为辅，辅药能提高主药的疗效。如补气药黄芪与利水渗湿药茯苓都能益气健脾利水，二药配伍治疗气虚水肿时，以黄芪为主，茯苓能提高黄芪补气利水的治疗效果。

### 四、相畏

　　即一味药的毒性反应或副作用，能被另一味药降低或消除。如生半夏和生南星的毒性能被生姜降低或消除，所以说生半夏和生南星畏生姜。

### 五、相杀

　　即一味药能降低或消除另一味药的毒性或副作用。如生姜能降低或消除生半夏和生南星的毒性或副作用，所以说生姜杀生半夏和生南星的毒。由此可见，相畏、相杀实际上是一种配伍的两种关系。

### 六、相恶

即两味药合用后，一味药的某种或某几种治疗效应会被另一味药削弱或消除。如莱菔子能削弱人参的补气作用，即人参恶莱菔子。

### 七、相反

即两味药合用后，能产生毒性反应或副作用。如"十八反"中的若干药物。

在临床上，相须、相使的配伍关系，能使药物产生协同作用而增强疗效，是临床用药时需要充分利用的一种方法；相畏、相杀的配伍关系，能降低或消除药物的毒性或副作用，在应用毒性药物或烈性药物时，是常须选用的一种方法；相恶的配伍关系，能削弱或消除原有药物功效，是用药时应注意的一种方法；相反的配伍关系，能使药物产生毒性反应或副作用，属于配伍禁忌，是原则上要避免应用的一种方法。

## 第二节　中药的用药禁忌

中药的用药禁忌主要包括配伍禁忌、妊娠用药禁忌和服药饮食禁忌三个方面。

### 一、配伍禁忌

配伍禁忌是指药物之间有相反的关系，不能相互配伍，否则就会降低药效或产生毒性反应，这就是七情中的"相恶"和"相反"。历代古籍中关于配伍禁忌的认识并不一致。金元以来，配伍禁忌被医家概括为"十八反"和"十九畏"。

十八反：乌头（川乌、草乌、附子）反半夏、瓜蒌（全瓜蒌、瓜蒌皮、瓜蒌仁、天花粉）、贝母（川贝、浙贝）、白蔹、白及。甘草反海藻、京大戟、甘遂、芫花。藜芦反人参、沙参、丹参、玄参、苦参、细辛、芍药（赤芍、白芍）。歌诀：本草明言十八反，半蒌贝蔹及攻乌，藻戟遂芫俱战草，诸参辛芍叛藜芦（《珍珠囊补遗药性赋》）。

十九畏：硫黄畏朴硝，水银畏砒霜，狼毒畏密陀僧，巴豆畏牵牛子，丁香畏郁金，牙硝畏三棱，川乌、草乌畏犀角，人参畏五灵脂，官桂畏赤石脂。歌诀：硫黄原是火中精，朴硝一见便相争，水银莫与砒霜见，狼毒最怕密陀僧，巴豆性烈最为上，偏于牵牛不顺情，丁香莫与郁金见，牙硝难合荆三棱，川乌草乌不顺犀，人参最怕五灵脂，官桂善能调冷气，若逢石脂便相欺，大凡修合看顺逆，炮爁炙煿莫相依（《珍珠囊补遗药性赋》）。

"十八反"和"十九畏"诸药，相沿皆为配伍禁忌，但其中部分药物同实际应用有些出入，古代也有不少反药同用的文献记载。如古方感应丸中的巴豆与牵牛同用；甘遂半夏汤以甘草与甘遂合用；散肿溃坚汤、海藻玉壶汤均以甘草与海藻同用；十香返魂丹以丁香、郁金同用；大活络丹是以乌头与犀角同用等等。现代对此亦有一些初步实验研究，如甘草、甘遂二药合用，毒性的大小主要取决于甘草的用量，甘草的用量若等于或大于甘遂，则毒性大；又如贝母和半夏分别与乌头配伍，未见明显毒性；而细辛配伍藜芦，则可导致实验动物中毒死亡等。

总之，"十八反""十九畏"从古至今，尚无一致结论，还有待于进一步作较深入的实验和观察。在未得出明确结论之前，对此应采取慎重态度。一般说来，对于其中一些药物，若无充分根据和应用经验，仍须避免盲目配用，以免发生意外。

## 二、妊娠用药禁忌

妇女在妊娠期间，除为了中止妊娠外，禁止使用某些药物，称为妊娠用药禁忌，主要包括对妊娠期的母亲和胎儿不安全以及不利于优生优育的药物。根据药物作用强度的不同，一般可分为禁用和慎用两类。禁用的大多是毒性较强或药性峻猛的药物，如斑蝥、麝香、水蛭、虻虫、巴豆、牵牛子、甘遂、芫花、三棱、莪术等；慎用的包括通经祛瘀、行气破滞以及攻下等药物，如桃仁、红花、枳实、大黄、附子、干姜、肉桂等。

凡禁用的药物，绝对不能使用。慎用的药物，可根据孕妇患病情况，酌情使用，但应掌握好剂量与疗程，并通过恰当的炮制和配伍，尽量减轻药物对妊娠的危害，以防发生事故。

## 三、服药饮食禁忌

服药期间禁忌进食某些食物，称为服药饮食禁忌，简称服药食忌，俗称忌口。服药食忌是药后调护的重要方面，其一般原则为：一是忌食可能妨碍脾胃消化吸收功能，影响药物吸收的食物，如油炸黏腻、寒冷坚硬、不易消化的食物；二是忌食对某些病证不利的食物，如水肿病宜忌盐、消渴病宜忌糖、下利慎油腻、寒证忌生冷等；三是忌食与所服药物之间存在类似相恶或相反配伍关系的食物。

古代文献上有常山忌葱，地黄、何首乌忌葱、蒜、萝卜，薄荷忌鳖肉，茯苓忌醋，鳖甲忌苋菜，以及蜜反生葱、柿反蟹等记载，可作服药禁忌的参考。

**思考与练习**

1. 何谓配伍？其包括哪几个方面？
2. 如何正确处理药物之间的配伍关系？
3. 用药禁忌主要包括哪几个方面？写出十八反歌诀并解释其内容。
4. 服药饮食禁忌的一般原则是什么？

# 第五章　方剂与治法

## 第一节　方剂与治法的关系

　　方剂，是在辨证审因确定治法之后，按照组成原则的要求，选择合适的药物，酌定用量，妥善配伍而成的。治法，是在辨清证候，审明病因、病机之后，有针对性地采取的治疗方法。

　　治法是指导遣药组方的依据，方剂是体现和完成治法的主要手段。方剂与治法的关系是辩证统一的关系，是理论与实践的关系，治法是方剂的理论根据，方剂是治法的具体体现。治法以辨证为依据，方剂以治法为指导，即"法随证立""方从法出""以法统方"。

　　从中医学的形成与发展来看，最初是先有方，后来才有法。方剂是实践的产物，是人们在总结单味药使用经验的基础上形成的。治法是理论的总结，是人们在长期医疗实践中，积累了相当方药运用经验的基础上总结出来的，是后于方剂形成的一种理论。但是，当治法已经由实践上升为理论之后，就成为遣药组方和运用成方的主要依据。

　　现在临床治病的过程是：望闻问切，辨证求因，审因论治，确定治法，遣药组方。例如，一个感冒病人，恶寒发热，头痛身疼，无汗而喘，舌苔薄白，脉浮而紧。经过辨证，为外感风寒表实证，确定以发散风寒法治疗，选用方剂麻黄汤，由麻黄、桂枝、杏仁、甘草四味药组成。如法煎服，就可使汗出表解。麻黄汤具有发汗解表、宣肺平喘的功效，主治外感风寒表实证。这样方剂的功效与治法相同，治法与病证相符，则能收到良好的治疗效果。

## 第二节　常用治法

　　中医学的治法极为丰富，目前一般将诸多治法概括为"八法"，即汗、吐、下、和、温、清、消、补八种治疗方法。清代医家程钟龄在《医学心悟·医门八法》中说："论病之源，以内伤、外感四字括之。论病之情，则以寒、热、虚、实、表、里、阴、阳八字统之。而论治病之方，则又以汗、和、下、消、吐、清、温、补八法尽之。"现将"八法"的内容简要介绍如下。

## 一、汗法

汗法是通过发汗解表、开泄腠理、宣发肺气等作用，使在肌表的邪气随汗而解的一种治法。适应病证主要为外感六淫之邪所致的表证。其他如麻疹初起，疹发不畅；水肿初起，腰以上肿甚；疮疡初起、痢疾初起、疟疾等有寒热表证者，均可应用汗法治疗。根据病邪之性质，体质之强弱，汗法又有发散风寒、发散风热、扶正解表等类别。使用汗法时应注意：辨清病邪的性质；中病即止，慎勿过量；兼顾兼夹病证；药物不宜久煎等事项。

## 二、吐法

吐法是通过涌吐的作用，使停留在咽喉、胸膈、胃脘的痰涎、宿食或毒物等从口中吐出的一种治法。适用于痰涎壅塞在咽喉，或顽痰蓄积在胸膈，或痰涎壅盛之癫狂，或宿食壅阻在胃脘，或误食毒物尚在胃中等病位居上，病势急暴，体质壮实，内蓄实邪者。使用吐法时应注意：吐法虽为祛邪捷径，但易伤胃气，故体虚气弱、妇人新产后、孕妇等均应慎用；吐后应调养脾胃；药后吐不止者可饮冷稀饭、冷开水、姜汁止吐。现今临床已较少使用。

## 三、下法

下法是通过荡涤肠胃、泻下通便的作用，使停留于胃肠的宿食、燥屎、冷积、瘀血、结痰、停水等从下窍而出，以祛邪除病的一种治法。适用于大便秘结，瘀血内停，宿食不消，结痰停饮等里实证。由于病情有寒热，正气有虚实，病邪有兼夹，所以下法有寒下、温下、润下、逐水、攻补兼施等类别，并常与其他治法结合运用。使用下法时应注意：辨清病情之属性；中病即止，切勿过剂，以防损伤正气。

## 四、和法

和法是通过和解与调和的作用，使半表半里之邪，或脏腑、阴阳、表里失和之证得以解除的一种治法。适用于邪犯少阳，肝脾不和，寒热错杂，表里同病等证。戴天章在《广温疫论》中说："寒热并用之谓和，补泻合剂之谓和，表里双解之谓和，平其亢厉之谓和。"可见，和法是一种既能祛除病邪，又能调整脏腑功能的治法，无明显寒热补泻之偏，性质平和，全面兼顾，应用范围较广。和法有和解少阳、调和肝脾、调和肠胃等类别。

## 五、温法

温法是通过温里祛寒、回阳通脉等作用，使在里之寒邪得以消散的一种治疗方法。适用于中焦虚寒，寒饮内停，阳气衰微，以及寒凝经脉等里寒证。外来之寒，温必兼散；内生之寒，温必兼补。因此，温法又常与补法结合运用。温法有温中祛寒、回阳救逆、温经散寒等类别。

## 六、清法

清法是通过清热泻火、凉血解毒等作用，使在里之热邪得以解除的一种治疗方法。适用于热在气分，热在营血，热在脏腑，以及虚热等里热证。由于里热证既有气分、营分、血分的不同阶段，病位也涉及不同的脏腑，性质又有虚实之分，因而清法有清气分热、清营凉血、清热解毒、清脏腑热、清虚热等类别。

## 七、消法

消法是通过消食导滞、行气活血、化痰利水、驱虫等作用，使气、血、痰、食、水、虫等逐渐形成的有形之邪渐消缓散的一种治疗方法。适用于饮食停滞，气滞血瘀，癥瘕积聚，水湿内停，痰饮不化，疳积虫积，痈肿疮疡等病证。消法与下法虽然都能治疗有形实邪，但下法所治病证，大多病势急迫，形症俱实，邪在肠胃，通过泻下以速除。消法所治病证，病位主要在脏腑、经络、肌肉之间，虽邪坚病固，但来势较缓，属于逐渐形成的有形实邪，且多为虚实夹杂，尤其是气血积聚而形成的癥瘕痞块、瘰疬痰核等，不可能迅速消除，必须渐消缓散。消法有消导食积、消痞化癥、消痰祛湿、行气化滞、活血化瘀、消疳杀虫、消疮散痈等类别。

## 八、补法

是通过补益人体阴阳气血，恢复人体正气，治疗各类虚弱证候的一种治疗方法。适用于各种虚证如气虚、血虚、阴虚、阳虚，以及五脏虚损等。补法不仅能扶虚助弱，增强脏腑功能，而且可以通过恢复和增强正气，促进机体的自我调整功能，或者与其他治法合用，达到扶正祛邪的效果。补法有补气、补血、气血双补、补阴、补阳、阴阳双补等类别。

上述八种治法，适用于表里、寒热、虚实、阴阳等不同的证候。然而临床上患者的病情往往是复杂的，不是单用一法就能奏效，常需数种治法配合运用，才能照顾全面。程钟龄在《医学心悟·医门八法》中说："一法之中，八法备焉，八法之中，百法备焉。"临证处方，应针对具体病情，灵活运用八法，使之切合病情，方能收到满意的疗效。

---

### 思考与练习

1. 方剂与治法的关系是什么？
2. 何谓八法？
3. 试述和法、消法的含义及适应证。

# 第六章　方剂的组成与变化

"药有个性之特长，方有合群之妙用"。药物的功用各有所长，也各有所偏，只有通过合理的组织，调其偏性，制其毒性，增强或改变原有功能，消除或缓解其对人体的不良因素，发挥其相辅相成或相反相成的综合作用，使各具特性的群药组合成一个有机整体，才能符合辨证论治的要求，体现出方剂配伍的优越性。方剂组药成方的目的，总体上不外增效、减毒两个方面。具体来说，有以下三个方面：一是增强药物的作用，如白虎汤中石膏与知母相须配伍能增强清热泻火作用、补中益气汤中黄芪与升、柴胡相伍以增强升阳举陷之功。二是扩大治疗范围，如四君子汤是治疗脾胃气虚的基础方，若兼见气滞，配伍陈皮以理气即异功散；兼痰湿者，再配半夏以化痰湿即六君子汤。三是降低药物的毒副作用，如生姜能减轻半夏的毒性、砂仁能减轻熟地滋腻碍胃的副作用等。

## 第一节　方剂的组成原则

方剂组成的基本结构要求能保证方剂主次分明、全面兼顾、扬长避短、提高疗效。前人以君、臣、佐、使这种等级设置来说明方剂中药物配伍的主次关系和用药原则。即以君、臣、佐、使作为方剂的组成原则。

君、臣、佐、使理论最早见于《内经》。《素问·至真要大论》说："主病之谓君，佐君之谓臣，应臣之谓使。"元代李东垣在《脾胃论》中说："君药分量最多，臣药次之，佐使药又次之，不可令臣过于君。君臣有序，相与宣摄，则可以御邪除病矣。"明代何伯斋说："大抵药之治病，各有所主。主治者，君也。辅治者，臣也。与君药相反而相助者，佐也。引经及治病之药至病所者，使也。"根据历代医家的论述，现将君、臣、佐、使药的含义归纳论述如下：

君药：即针对主病或主证而起主要治疗作用的药物，是方剂组成中不可缺少的主药。君药的味数较少，一般方剂只用一味君药，较复杂的方剂可用2~3味。但君药的药力居方中之首，用量较大（不是方中绝对用量，是指其作为君药时要比作为臣、佐、使药时用量要大），如补中益气汤中的黄芪。

臣药：有两种意义。一是辅助君药以加强治疗主病或主证的药物；二是针对重要的兼病或兼证起主要治疗作用的药物。一般臣药的药味较君药为多，药力与药量较君药小，如小青龙汤中的干姜、细辛。

佐药：有三种意义。一是佐助药，即协助君、臣药以加强治疗作用，或直接治疗次要兼证的药物；二是佐制药，即用以消除或减弱君、臣药的毒性，或能制约君、臣药峻烈之性的药物；三是反佐药，即根据病情需要，配用与君药性味相反而又能在治疗中起相成作用的药物。佐药一般用药味数稍多，药力小于臣药，用量较轻，如十枣汤中的大枣即为佐制药。

使药：有两种意义。一是引经药，即能引导方中诸药至特定病所的药物；二是调和药，即能调和方中诸药的性能。使药通常用量最小，药味数量很少。如甘草常作为调和药性的药物；牛膝常作为引药下行的引经药；桔梗常作为载药上行的引经药；柴胡常作为肝、胆经的引经药；白芷常作为阳明经的引经药。

以麻黄汤为例，进一步说明组成原则。麻黄汤出自《伤寒论》，主治外感风寒表实证。症见恶寒发热，头身疼痛，无汗而喘，舌苔薄白，脉浮紧等。病机为风寒束表，肺气失宣。组成是麻黄、桂枝、杏仁、甘草。具有发汗解表，宣肺平喘之功。分析如下：

麻黄——君药，发汗解表，宣肺平喘。

桂枝——臣药，发汗解肌，温经散寒。助麻黄加强发汗解表；兼治寒凝经脉的头身疼痛。

杏仁——佐药，宣降肺气，止咳平喘，治疗兼证咳喘。

甘草——使药，调和诸药。

应该注意的是：方剂的组成虽然有君臣佐使的典型结构，但在每一首方剂中，君药不可缺少，臣、佐、使药则不必全部具备。如当归补血汤只用两味药，以黄芪补气生血为君，当归补血为臣。方剂中一药可兼多职，君药或臣药有时可兼作佐药或使药。如桔梗汤中桔梗，既能清利咽喉为君药，又能载药上行而兼有使药的作用；小半夏汤中的生姜，既是臣药又是佐制药。药味较多的大方，或由多个基础方剂组成的复方，分析时只需按其组成方药的功用归类，分清主次即可。总之，每一方剂的药味多少，以及臣、佐、使药是否齐备，全视病情与治法的需要，并与所选药物的功效、药性密切相关。

# 第二节 方剂的组成变化

应用成方时，必须做到"师其法而不泥其方，师其方而不泥其药"。正如徐灵胎在《医学源流论·执方治病论》中说："欲用古方，必先审病者所患之证，悉与古方前所陈列之证皆合。更检方中所用之药，无一不与所现之证相合，然后施用。否则必须加减，无可加减，则另择一方。"临床根据病情的缓急与变化、体质强弱、年龄大小、四时气候、地域不同等情况而对方剂组成进行灵活变化。加减运用时，对于药物的选择、配伍关系的安排，药量大小以及剂型的确定，都要与辨证相吻合，才能切合病情。方剂的组成变化，有以下三种形式：

## 一、药味加减变化

指在主病、主证及君药不变的前提下，改变方中的臣、佐、使药，以适应兼证变化的需要，通常称"随证加减"。如桂枝汤由桂枝、芍药、生姜、大枣、炙甘草组成，具有解肌发表、调和营卫之功，主治外感风寒表虚证。症见头痛发热，汗出恶风，舌苔薄白，脉浮缓。若桂枝汤证兼有喘咳，则加厚朴、杏仁以降逆平喘，名桂枝加厚朴杏子汤；若桂枝汤证兼见胸满者，则当减去芍药，以专于解肌散邪，名桂枝去芍药汤。因芍药性凉、酸收，不利于胸满。须注意的是，当改变臣药时，有时会使方中主要药物的配伍关系发生变化，方剂的功效、主治同时发生根本改变。如麻黄汤与麻黄杏仁甘草石膏汤，二方均用麻黄、杏仁、甘草，且均以麻黄为君。其区别是二方在主要药物的配伍上不同，前者以辛温的桂枝为臣药，功能辛温解表，宣肺平喘，是一首发散风寒的方剂。后者则以辛甘大寒的石膏为臣药，功能辛凉宣泄，清肺平喘，是一首发散风热的方剂。虽然二方只有一药之差，就使辛温之剂变为辛凉之剂，这就是因为主要药物的配伍发生了变化，所以其功效与主治就截然不同。

## 二、药量增减变化

指组成方剂的药物不变，将方中药物的用量进行增减，可改变方剂功效的强弱或配伍关系。药量增减变化对方剂功效的影响有两种情况：一是由于药量的加减而使原方的药力增强或减弱。如四逆汤和通脉四逆汤均由附子、干姜、炙甘草三药组成，但四逆汤中姜、附用量相对较小，功能回阳救逆，主治阴盛阳微所致的四肢厥逆、恶寒蜷卧、下利清谷、脉沉微细的较轻证候；通脉四逆汤中姜、附用量相对较大，温里回阳之功增强，功能回阳通脉，主治阴盛格阳于外所致的四肢厥逆、身反不恶寒、面色红赤、下利清谷、脉微欲绝的较重证候（表 1-6-1）。二是由于药量增减导致原方君药的改变，从而使其配伍关系与功效、主治都随之发生变化。如小承气汤与厚朴三物汤均由大黄、枳实、厚朴组成。小承气汤以大黄四两为君，枳实三枚为臣，厚朴二两为佐，重在泻下热结以通便，主治阳明腑实轻证（热结）；厚朴三物汤以厚朴八两为君，用量为小承气汤的四倍，枳实用至五枚，为臣药，大黄用量不变为佐，重在行气除满以通便，主治气滞便秘证（表 1-6-2）。

表 1-6-1　四逆汤与通脉四逆汤比较表

| 方　名 | 君药 | 臣药 | 佐使药 | 功效 | 主治 |
| | 生附子 | 干姜 | 炙甘草 | | |
| 四逆汤 | 一枚 | 一两五钱 | 二两 | 回阳救逆 | 阴盛阳微证 |
| 通脉四逆汤 | 一枚（大者） | 三两 | 二两 | 回阳通脉 | 阴盛格阳证 |

表 1-6-2　小承气汤与厚朴三物汤比较表

| 方　名 | 君药 | 臣药 | 佐药 | 功效 | 主治 |
| 小承气汤 | 大黄四两 | 枳实三枚 | 厚朴二两 | 泻热通便 | 热结便秘证 |
| 厚朴三物汤 | 厚朴八两 | 枳实五枚 | 大黄四两 | 行气通便 | 气滞便秘证 |

由上可知，四逆汤与通脉四逆汤的药量虽有轻重的不同，但并没有影响两方的配伍关系，仅是方剂作用有强弱的差别，主治证候有轻重之异；小承气汤与厚朴三物汤由于主治证候和病机都有不同，所以通过药量的增减，致使方中君药及其配伍关系、功效发生了改变。可见，方剂中药物的用量变化也非常重要，既可改变药力，也可改变功效、主治。

### 三、剂型更换变化

同一方剂，用药、用量完全相同，但剂型不同，其功效、主治也有区别。所以临床上要根据病情的轻重缓急，将剂型加以改变，使其药力有强弱峻缓之异。一般汤剂的作用快而力强，用于病重势急者；丸剂的作用慢而力缓，用于病轻势缓者。如理中丸与人参汤两方均由人参、干姜、白术、炙甘草组成，用量也完全相同。但理中丸的剂型为丸剂，用治中焦虚寒证，症见脘腹疼痛、口不渴、或病后喜唾；而人参汤的剂型为汤剂，主治中上二焦虚寒之胸痹，症见心胸痞闷、气从胁下上逆抢心。前者虚寒较轻，病势较缓，选用丸剂以缓治；后者虚寒较重，病势较急，则用汤剂以速治（表1-6-3）。

**表 1-6-3　理中丸与人参汤比较表**

| 方　名 | 组成药物 | | | | 剂型 | 主治 |
|---|---|---|---|---|---|---|
| | 人参 | 干姜 | 白术 | 炙甘草 | | |
| 理中丸 | 三两 | 三两 | 三两 | 三两 | 丸剂 | 中焦虚寒证<br>（轻缓） |
| 人参汤 | 三两 | 三两 | 三两 | 三两 | 汤剂 | 中上二焦虚寒之胸痹<br>（重急） |

所以剂型更换的变化，多用于证候相同，只是病势轻重缓急不同的病证。但有时剂型更换的变化，也能改变方剂的功效和主治。如九味羌活汤主治外感风寒湿邪兼内有蕴热之感冒，而九味羌活丸则可治内伤杂病或痹证。

总之，方剂的运用，既要遵循方剂组成结构的基本原则，又要有灵活的变化。方剂药味、药量、剂型的三种变化形式，既可单独应用，也可以结合应用。临床运用成方，只有正确地理解原方的立法制方宗旨，弄清方中药物君臣佐使的配伍关系，掌握方剂变化运用的规律，才能知常达变，师古不泥。

---

**思考与练习**

1. 试述方剂的组成原则及君、臣、佐、使药的含义。
2. 举例说明方剂组成变化的三种形式。

# 第七章　中药与方剂的用法

## 第一节　剂量

中药剂量主要是指一味药在汤剂中成人的一日用量。用药治病，应注意用药剂量的大小，因为这与疗效有直接关系。如病重药轻，药力不够，则难以奏效；病轻药重，则易于伤正，并浪费药材。剂量的确定，应根据药物性质、应用方式及患者情况等综合考虑。

### 一、药物性质

**1.有毒无毒**　凡有毒药物，剂量宜小，应严格控制在安全范围内；无毒药物的用量可有较大幅度的变化。

**2.质量**　质优药材，药力较强，用量不必过大；质次药材，药力不足，可酌情增加用量以保证疗效。

**3.质地**　质地较轻，成分易于溶出的花、叶类等用量宜小；质地较重，成分难于溶出的矿物、贝壳类等，用量宜重。

**4.滋味**　苦味等浓烈之药，用量宜小；滋味淡薄者，用量可大。

**5.药性**　药性剧烈之药，用量宜小；药性平和之药，用量宜大。

### 二、应用方式

**1.配伍**　一般来说，使用单味药治病时，用量较入复方为重。在不同复方中，处方用药少时，用药量可稍大；同一药物作君药时，用量常大于作佐使药之用量。

**2.剂型**　药物入汤剂，比入丸、散剂用量宜大；作酒剂、浸膏剂用量可稍大。

### 三、患者情况

主要应考虑患者病情、体质、年龄、性别、职业特点及生活习惯等。

**1.病情**　一般重病、急性病剂量宜大；病轻、慢性病剂量宜小。新病患者正气损伤较小，用量可稍重；久病多伤正气，用量宜轻。

**2.体质**　体质壮实剂量宜大；年老体弱剂量宜小。以补虚为主时，脾胃强健者，用量宜稍大；脾胃虚弱者，用量宜小。

**3.年龄**　对不同年龄者，药物用量尚无严格规律可循。大体是：小儿1岁以下，用成人量的 1 / 6；1 ~ 5 岁，用成人量的 1 / 4；6 ~ 15 岁，用成人量的 1 / 2；16 岁以上，可用成人量。

**4. 性别** 一般说男女用量差别不大，但在妇女月经期、妊娠期，活血化瘀药宜慎用。

**5. 职业特点及生活习惯** 如以辛热药治疗疾病，平时不喜辛辣热物或常处高温下作业者，用量宜轻，反之则用量宜重。

此外，确定药物具体用量时，还应注意季节、气候、居住环境等自然条件，做到"因时制宜""因地制宜"。

明清以来，中药用量的计量单位，普遍采用 16 进位制，即：1 斤 = 16 两 = 160 钱。目前我国对中药用量的计量采用公制，即：lkg = 1000g。为了处方和配药，特别是配用古方时需要换算方便，故按规定以如下近似值进行换算：1 斤（16 进位制）= 500g；1 两 = 30g；1 钱 = 3g；1 分 = 0.3g；1 厘 = 0.03g。

单味中药的成人内服常用剂量，除毒性药、峻烈药和某些贵重药外，一般中药的常用内服剂量（即有效剂量）为 5 ~ 10g；部分药物的常用量较大，为 15 ~ 30g；新鲜药物的常用剂量为 30 ~ 60g。

# 第二节 剂 型

方剂组成以后，还需要根据药物性质、用药目的及给药途径，将药物制成适宜形式以供临床使用，这一适宜形式称为剂型。方剂的剂型历史悠久，早在《黄帝内经》中就有汤、丸、散、膏、丹、酒等剂型，其后历代医家又有很多发展，至明代《本草纲目》所载剂型已达 40 余种。新中国成立以来，随着制药工业的发展，又研制了许多新的剂型。目前临床主要使用的传统剂型有：汤剂、散剂、丸剂（含水丸、蜜丸、糊丸等）、膏剂（含煎膏、软膏、硬膏）、丹剂、酒剂等；现代剂型有：糖浆剂、片剂、颗粒剂、胶囊剂、注射剂等。每种剂型各有特点，临床应根据不同情况合理选用。现将常用剂型的主要特点简要介绍如下：

**1. 汤剂** 古称汤液，是将药物饮片加水浸泡后，再煎煮一定时间，去渣取汁而制成的液体剂型。它既可内服，亦可外用。其主要特点是：内服吸收快，疗效迅速；便于根据疾病的变化随证加减；能全面照顾到不同病人或各种病证的特殊性。

**2. 散剂** 是将药物粉碎、过筛、均匀混合而成的粉末状制剂。可分为内服与外用两类：内服散剂一般以温开水冲服，量小者亦可直接吞服。亦有制成粗末，以水煎取汁服用的，称为煮散。其主要特点是：内服散剂制作简便，节省药材，不易变质；较汤剂吸收慢，较丸、片剂吸收快。外用散剂用量少，可直接用于体表、官窍等，效果好。

**3. 丸剂** 是将药物细粉或药材提取物，以水、蜜或米糊、面糊、酒、醋、药汁等为赋形剂而制成的球形固体剂型。常用的丸剂有水丸、蜜丸、糊丸、浓缩丸等几种。其主要特点是：吸收缓慢，药力持久；体积小，服用、携带、贮存方便。

**4. 膏剂** 有内服与外用两类。内服膏剂包括流浸膏剂、浸膏剂和煎膏剂，外用膏剂包括软膏剂和硬膏剂。煎膏剂是药材经煎煮浓缩后，再加炼制过的蜜、冰糖或砂糖后熬制而成的稠厚状半流体制剂。软膏剂为半固体外用制剂，可涂于皮肤、黏膜，有效成分被缓慢吸收。硬膏剂为供贴敷皮肤的外用剂型。

**5. 丹剂**　亦称丹药，是汞及某些矿物类药经高温烧炼制成的不同结晶形状的无机化合物。仅供外用。常研成粉末涂撒疮面，治疗疮疡痈疽，亦可制成药条、药线应用。

**6. 酒剂**　又称药酒，是将药物用白酒或黄酒浸提制成的澄清液体剂型。可内服或外用。其主要特点是：有活血通络，易于发散和助长药效的特性。

**7. 糖浆剂**　是将药物煎煮去渣取汁浓缩后，加入适量蔗糖溶解制成的浓蔗糖水溶液。其主要特点是：味甜量小，服用方便，吸收较快，尤适用于儿童服用。

**8. 片剂**　是将药物细粉或药材提取物与适宜辅料混合压制而成的片状制剂。其主要特点是：用量准确，体积小；味很苦或具恶臭的药物压片后再包糖衣，使之易于服用；需在肠道吸收的药物，可包肠溶衣，使之在肠道中崩解。

**9. 颗粒剂**　是将药材提取物加适量赋形剂或部分药物细粉而制成的干燥颗粒状制剂。其主要特点是：作用迅速，味道可口，体积较小，服用方便等。

**10. 胶囊剂**　是将药物填充于硬胶囊或软胶囊中制成的制剂。其主要特点是：剂量准确，能掩盖药物不良气味，生物利用度高，并可制成肠溶胶囊。

**11. 注射剂**　亦称针剂，是将药物经过提取、精制、配制等步骤而制成的灭菌溶液、无菌混悬液或供临用前配制成液体的无菌粉末，供皮下、肌肉、静脉注射的一种制剂。其主要特点是：剂量准确，药效迅速，适宜急救，不受消化系统影响，对于神志昏迷、难于口服用药的病人尤为适宜。

# 第三节　用　法

中药与方剂的用法主要是指煎药法与服药法。

## 一、煎药法

汤剂是临床最常用的剂型，根据药物性质及病情的差异，应采取不同的煎药方法。煎法是否适宜，对疗效有一定的影响。因此，中药调配人员应将汤剂的正确煎煮方法向病家交待清楚。

**1. 煎药器具**　一般以砂罐、砂锅等陶瓷器皿为好，搪瓷器具或不锈钢制品亦可。忌用铁、铜等金属器具，因为有些药物与铁、铜等一起加热之后，会起化学变化，可使疗效降低，甚至产生毒副作用。煎具的容量宜大些，以利于药物的翻动，并可避免外溢损耗药液。

**2. 煎药用水**　宜用洁净澄清，无异味，含杂质及矿物质少的水，如自来水、井水、蒸馏水等均可。用水量可视药量、药物质地及煎药时间而定，一般以浸没药物 3 ~ 5cm 为宜。目前，每剂药多煎煮 2 次，有的煎煮 3 次，第一煎水量可适当多些，第二、三煎则可略少。每次以煎得药液 100 ~ 150mL 为宜。

**3. 煎药火候**　前人将急火煎者，称"武火"；慢火煎者，称"文火"。一般先用武火煎沸，沸后改用文火。同时，要根据药物性质以确定适当的煎煮时间。

**4. 煎药方法**　煎药前，先将药物浸泡 20 ~ 30 分钟后再煎煮（一般以水浸至药物透心为度），使其有效成分易于煎出。对某些特殊性质的药物，应区别对待，分别处理。

（1）先煎　介壳与矿物类药物，因质地坚实，药物成分难于煎出，应打碎先煎，煮沸后 30 分钟左右，再下其他浸泡好的药物。有些药物可通过煎煮降低毒性，亦应先煎，如川乌、草乌等。

（2）后下　气味芳香的药物，以其挥发性成分取效的，只煎 5 ~ 10 分钟左右即可。药物有效成分不耐热的，一般煎 10 ~ 15 分钟即可。对所有后下药物，都应先进行浸泡再加入锅内与其他药物同煎。

（3）包煎　某些煎后药液混浊，或含绒毛对咽喉有刺激作用以及易于粘锅的药物，如赤石脂、旋覆花、车前子等，要用纱布包好，再放入锅内与其他药同煎。

（4）另煎　某些贵重药物，如羚羊角、西洋参等，为了避免其有效成分被其他药渣吸附，造成贵重药材的浪费，可切片另煎取汁，再与其他药液和服，亦可单独服用。

（5）烊化　胶类如阿胶、龟甲胶等，应单独将其放入热水中溶化，趁热与煎好的药液混合均匀，顿服或分服；或直接加入已煎好的药液中加热溶化服用。

（6）冲服　入水即化的药（如芒硝等）、液体类药（如蜂蜜、饴糖等）及某些芳香或贵重药物（如麝香、牛黄、琥珀等）不需入煎，可直接用热水或药汁冲服。

此外，汤剂煎取药液后，应对药渣进行适当压榨，避免药渣吸附药液，造成浪费。

## 二、服药法

服药方法是否恰当，对疗效亦有一定的影响。其包括服药时间、服用方法以及药后调护三个方面。

**1. 服药时间**　一般说来，病在上焦，宜饭后服；病在下焦，宜饭前服；补益药与泻下药，宜空腹服；安神药宜临睡前服；对胃肠有刺激的，应饭后服。急性重病则不拘时服，慢性病应按时服，治疟药宜在发作前 2 小时服。

**2. 服用方法**　服用汤剂，一般一日 1 剂，分 2 ~ 3 次温服。根据病情需要，有的一日只服 1 次，有的可以一日数服，有的又可煎汤代茶服，甚至一日连服 2 剂。对于服药呕吐者，宜加入少量姜汁，或先服少许姜汁，然后服药，亦可采取冷服、频饮少进的方法。对于昏迷及吞咽困难者，可用鼻饲法给药。使用峻烈药与毒性药时，宜从小量开始，逐渐加量，取效即止，慎勿过量，以免发生中毒和损伤正气。此外，尚有热服、冷服之分。通常是治疗热证可以寒药冷服，治疗寒证可以热药热服，这样可以辅助药力。总之，应根据病情、病位、病性和药物的特点来决定不同的服用方法。

**3. 药后调护**　服药后的调养与护理是用法的内容之一，它不仅直接影响药效，而且关系到病体的康复。一般服解表药时，应取微汗，既不可大汗，亦不能汗出不彻。服泻下剂后，应注意饮食，不宜进生冷难消化的食物，以免影响脾胃的健运；同时，应注意服药期间的饮食禁忌。

### 思考与练习

1. 中药剂量的确定原则是什么？
2. 常用的中药剂型有哪些？
3. 简述中药汤剂的煎煮方法。
4. 中药如何服用？

# 中篇　常用中药

## 第一章　解表药

凡以发散表邪，解除表证为主要功效的药物，称为解表药。

解表药大多味辛，性能发散，能促进肌体发汗，使肌表之邪从汗而解。主要适用于恶寒发热，头身疼痛，无汗或汗出不畅，脉浮之外感表证。部分解表药还可用于咳喘、水肿、疹发不畅、风湿痹痛、疮疡初起等兼有上述表证者。

由于表证有风寒和风热之分，故解表药根据其药性及功效主治的不同，可分为发散风寒药与发散风热药，又称辛温解表药与辛凉解表药。

使用解表药时，常根据具体情况进行配伍。如对表证而体虚患者，可视其阳虚、气虚、阴虚之不同，分别配伍必要的助阳、益气、养阴等扶正之品，以扶正祛邪；温病初起，邪在卫分，除选用发散风热药外，应同时配伍清热解毒药。

使用发汗力较强的解表药时，应注意掌握用量，中病即止，以免出汗过多，损伤阳气和津液；解表药忌用于表虚自汗、阴虚盗汗及热病后期的津液亏耗者；对久患疮痈、淋病及失血患者，虽有外感表证，亦应慎重使用。

解表药多为辛散轻扬之品，入汤剂不宜久煎，以免有效成分挥发而降低药效。

### 第一节　发散风寒药

发散风寒药性味多辛温，其性发散，发汗力强，以发散风寒为主要作用。适用于风寒表证，症见恶寒发热、无汗或汗出不畅、头身疼痛、鼻塞流涕、口不渴、舌苔薄白、脉浮紧等。部分发散风寒药分别兼有祛风止痒、止痛、止咳平喘、利水消肿等功效，治风疹瘙痒、风湿痹证、咳喘及水肿等兼有风寒表证者。

# 麻　黄

本品为麻黄科植物草麻黄 *Ephedra sinica* Stapf、中麻黄 *Ephedra intermedia* Schrenk et C.A.Mey. 或木贼麻黄 *Ephedra equisetina* Bge. 的干燥草质茎。主产于河北、山西、内蒙古、甘肃等地。秋季采割绿色草质茎晒干，除去木质茎、残根及杂质，切段。生用、蜜炙或捣绒用。

【性味归经】辛、微苦，温。归肺、膀胱经。

【功效】发汗解表，宣肺平喘，利水消肿。

【应用】

1. 用于风寒感冒，见恶寒发热、头身疼痛、无汗等。常与桂枝相须为用以增强发汗之力，如麻黄汤。

2. 用于胸闷喘咳。为治邪气壅肺，肺气不宣所致咳喘的要药，常与杏仁同用。

3. 用于风水浮肿。治风寒袭表，肺失宣降所致水肿、小便不利而兼有表证者，常与甘草等同用。

【性能特点】本品质地轻扬，性温辛散，入肺、膀胱经。其重在宣肺，外能开腠理，透毛窍，散风寒，以发汗解表，其辛散、发汗力较强，被称为"发汗解表第一药"。既能开宣肺气，通畅气机而平喘；又能在其宣肺作用基础上，通调水道，下输膀胱而利水消肿，以治风水浮肿。

【用量用法】2～10g，煎服。本品有生用和蜜炙用之分。蜜炙后发汗力减弱，略有润肺止咳之功。发汗解表多生用，平喘多蜜炙用。

【使用注意】本品发汗力较强，故表虚自汗、阴虚盗汗及肾虚喘咳者慎用。

# 桂　枝

本品为樟科植物肉桂 *Cinnamomum cassia* Presl 的干燥嫩枝。主产于广东、广西及云南等地。春、夏二季采收，除去叶，晒干，或切片晒干。生用。

【性味归经】辛、甘，温。归心、肺、膀胱经。

【功效】发汗解肌，温通经脉，助阳化气，平冲降气。

【应用】

1. 用于风寒感冒。无论有汗、无汗皆可应用。有汗表虚者，常与白芍同用，如桂枝汤；无汗表实者，常与麻黄同用，如麻黄汤。

2. 用于寒凝血滞诸证。治脘腹冷痛，血寒经闭、痛经，关节痹痛。

3. 用于痰饮，水肿。为治心脾阳虚，阳气不行，水湿内停而致痰饮证和膀胱蓄水证的常用药。

4. 用于心悸，奔豚。治心阳不振所致心悸动，脉结代；阴寒内盛，引动下焦冲气，上凌心胸所致奔豚。

【性能特点】本品辛温发散，但因味甘而力缓，发汗解表不如麻黄力强，故无论表虚有汗或表实无汗皆宜；其辛温行散，善能散寒行血、温通经脉，故能治寒凝血滞诸证；又具有助阳化气、平冲降气之功，故可用治痰饮、水肿、心悸、奔豚等。

【用量用法】3～10g，煎服。

【使用注意】本品辛温助热，易伤阴动血，凡外感热病、阴虚火旺、血热妄行等证均当忌用。孕妇及月经过多者慎用。

## 紫 苏 叶

本品为唇形科植物紫苏 *Perilla frutescens*（L.）Britt. 的干燥叶（或带嫩枝）。我国南北均产。夏季枝叶茂盛时采收，除去杂质，晒干。生用。

【性味归经】辛，温。归肺、脾经。

【功效】解表散寒，行气和胃，解鱼蟹毒。

【应用】

1.用于风寒感冒。本品发汗解表散寒之力较为缓和，若风寒表证兼气喘咳嗽者，常与前胡、杏仁等同用，如杏苏散；若风寒表证兼气滞胸闷不舒者，常与香附、陈皮等同用，如香苏散。

2.用于脾胃气滞，胸闷呕吐。治脾胃气滞所致脘腹胀满，食欲减退，恶心呕吐等。亦用于妊娠呕吐。

3.用于进食鱼蟹而引起的腹痛、吐泻等。

【性能特点】本品辛温行散，既能发散表寒，又能行气宽中、和胃止呕，尤其适用于治疗外感风寒兼脾胃气滞者。此外，尚可解鱼蟹毒，治因进食鱼蟹中毒而引起的腹痛吐泻。

【用量用法】5～10g，煎服，不宜久煎。

### 附：紫苏梗

本品为紫苏的干燥茎。味辛，性温。归肺、脾经。功能理气宽中，止痛，安胎。用于胸膈痞闷，胃脘疼痛，嗳气呕吐，胎动不安。用量5～10g，煎服。

## 荆 芥

本品为唇形科植物荆芥 *Schizonepeta tenuifolia* Briq. 的干燥地上部分。主产于江苏、浙江、江西、河北、河南等地。夏、秋二季花开到顶，穗绿时采割，除去杂质，晒干。

【性味归经】辛，微温。归肺、肝经。

【功效】解表散风，透疹，消疮。

【应用】

1.用于外感表证，见恶寒发热、无汗头痛等。因本品性较平和，故风寒、风热表证均可应用。

2. 用于麻疹透发不畅，风疹瘙痒。治表邪外束，麻疹初起，疹出不畅，常与蝉蜕、薄荷、紫草等同用；治风疹瘙痒，常与苦参、防风、白蒺藜等同用。

3. 用于疮疡初起兼有表证。偏于风寒者，常与羌活、川芎、独活等同用；偏于风热者，常与金银花、连翘、柴胡等同用。

4. 炒炭用于吐血、衄血、便血、崩漏、产后血晕等。

【性能特点】本品性微温而不燥，味辛而不烈，轻扬疏散，药性平和，作用重在祛散风邪，经配伍可用治风寒、风热表证。本品祛风之中，又可透疹消疮，用于麻疹透发不畅、风疹瘙痒及疮疡初起兼有表证者。炒炭后，性变收敛而止血。

【用量用法】4.5～10g，煎服，不宜久煎。用于止血，须炒炭用。

---

#### 附：荆芥穗

本品为荆芥的干燥花穗。味辛，性微温。归肺、肝经。功能解表散风，透疹，消疮。用于感冒，头痛，麻疹，风疹，疮疡初起。用量5～10g，煎服。

---

### 防　风

本品为伞形科植物防风 *Saposhnikovia divaricata*（Turcz.）Schischk. 的干燥根。主产于东北及内蒙古东部。春、秋二季采挖未抽花茎植株的根，除去须根及泥沙，晒干。

【性味归经】辛、甘，微温。归膀胱、肝、脾经。

【功效】祛风解表，胜湿止痛，止痉。

【应用】

1. 用于外感表证。本品性微温而不燥，甘缓而不峻，外感表证不论寒热虚实均可配伍应用。

2. 用于风疹瘙痒。本品以祛风见长，药性平和，风寒、风热所致瘾疹瘙痒均可配伍使用。

3. 用于风湿痹痛。为常用祛风湿、止痹痛药。治风寒湿痹，肢节疼痛，筋脉挛急者，常与羌活、独活、桂枝等祛风湿、止痹痛药同用。

4. 用于破伤风。治风毒侵犯经络，引动内风而致角弓反张、牙关紧闭、痉挛抽搐等。

【性能特点】本品辛散微温，甘缓不峻，既走膀胱，又入肝脾，功善祛风胜湿而发表、止痛、解痉。性虽辛温而不燥烈，祛风之力较强，为"风药之润剂""治风之通用药"。

【用量用法】4.5～10g，煎服。

### 白　芷

本品为伞形科植物白芷 *Angelica dahurica*（Fisch.ex Hoffm.）Benth.et Hook.f. 或杭白芷 *Angelica dahurica*（Fisch.ex Hoffm.）Benth.Et Hook.f.var.*formosana*（Boiss.）Shan et

Yuan 的干燥根。主产于四川、浙江、河南、河北、安徽等地。夏、秋间叶黄时采挖，除去须根及泥沙，晒干或低温干燥。

【性味归经】辛，温。归胃、大肠、肺经。

【功效】解表散寒，祛风止痛，宣通鼻窍，燥湿止带，消肿排脓。

【应用】

1. 用于风寒感冒，头痛。尤宜治外感风寒或表证夹湿兼见头痛、鼻塞者，常与羌活、防风等同用，如九味羌活汤。

2. 用于眉棱骨痛、鼻塞、鼻渊及牙痛。属外感风寒者，常与防风、细辛、川芎等祛风止痛药同用，如川芎茶调散；属外感风热者，常与薄荷、菊花、蔓荆子等同用。

3. 用于带下病。善除阳明经湿邪而能燥湿止带。

4. 用于疮疡肿痛。治疮疡初起，红肿热痛者，常与金银花、当归等同用；若脓成难溃者，常与人参、黄芪、当归等益气补血药同用。

此外，本品还有祛风止痒、祛斑等作用，外用可治多种皮肤病，如隐疹、湿疹、面部色斑等。

【性能特点】本品辛温燥散，芳香走窜，善祛肺胃二经之邪。外散风寒而解表，上通鼻窍而止痛，为治鼻渊之常用药。走肌肤消肿排脓而疗疮，又能燥湿散寒而止带。

【用量用法】3~10g，煎服。外用适量。

【使用注意】本品辛香温燥，阴虚血热者忌服。

## 羌　活

本品为伞形科植物羌活 *Notopterygium incisum* Ting ex H.T.Chang 或宽叶羌活 *Notopterygium forbesii* Boiss. 的干燥根茎及根。羌活主产于四川、云南、青海、甘肃等地；宽叶羌活主产于四川、青海、陕西、河南等地。春、秋二季采挖，除去须根及泥沙，晒干。切片，生用。

【性味归经】辛、苦，温。归膀胱、肾经。

【功效】解表散寒，祛风除湿，止痛。

【应用】

1. 用于风寒感冒。以外感风寒夹湿所致恶寒发热、肌表无汗、头痛项痛、肌体酸痛较甚者尤宜，常与防风、细辛、川芎等祛风解表止痛药同用，如九味羌活汤。

2. 用于风寒湿痹。以祛头项肩背之痛见长，故上半身风寒湿痹、肩背肢节疼痛者尤为适宜。

【性能特点】本品辛散苦燥温通，气味雄烈，入膀胱、肾经。其性升散通行，既善发散表邪，为祛风散寒发表常用药，以治风寒感冒夹湿见头痛、身痛者疗效最佳。又长于祛风湿、散寒邪、通利关节而止痛，善治腰以上风寒湿痹，尤以肩背肢节疼痛者为佳。

【用量用法】3~10g，煎服。

【使用注意】本品辛香温燥之性较烈，阴虚、燥热、脾胃虚弱者忌服。用量过大，易致呕吐。

## 细 辛

本品为马兜铃科植物北细辛 *Asarum heterotropoides* Fr.Schmldt var.*mandshuricum* (Maxim.) Kitag.、汉城细辛 *Asarum sieboldii* Miq.var.*seoulense* Nakai 或华细辛 *Asarum sieboldii* Miq. 的根及根茎。前二种习称"辽细辛"，主产于东北地区；华细辛主产于陕西、河南、山东、浙江等地。夏季果熟期或初秋采挖，除净地上部分和泥沙，阴干。切段，生用。

【性味归经】辛，温；有小毒。归心、肺、肾经。

【功效】祛风散寒，祛风止痛，通窍，温肺化饮。

【应用】

1.用于风寒感冒，见发热恶寒、头身疼痛较甚者尤宜。常与羌活、防风、白芷等祛风止痛药同用。

2.用于头痛、牙痛、风湿痹痛。尤宜治风寒所致多种寒痛证。

3.用于鼻塞鼻渊。为治鼻渊常用药，常与白芷、苍耳子、辛夷等散风寒，通鼻窍药同用。

4.用于肺寒咳喘。常与散寒宣肺、温化痰饮药同用，以治风寒咳喘证或寒饮咳喘证。

【性能特点】本品为治风寒、风湿之多种痛证及鼻渊鼻塞头痛之良药；又为治寒饮伏肺之要药。

【用量用法】1～3g，煎服。外用适量。

【使用注意】不宜与藜芦同用。阴虚阳亢头痛，肺燥伤阴干咳者忌用。"辛不过钱"，细辛用量过大或煎煮时间过短，易引起中毒。中毒症状有头痛、呕吐等；严重者牙关紧闭、抽搐等，最后可因呼吸麻痹而死亡。

## 生 姜

本品为姜科植物姜 *Zingiber officinale* Rosc. 的新鲜根茎。全国各地均产。秋、冬二季采挖，除去须根及泥沙。生用。

【性味归经】辛，微温。归肺、脾、胃经。

【功效】解表散寒，温中止呕，化痰止咳。

【应用】

1.用于风寒感冒。本品能发汗解表，但作用较弱，多用于风寒感冒轻证，可单味煎汤服，或配红糖、葱白煎服；重者，则入发散风寒剂，以增强发汗解表之力。

2.用于胃寒呕吐。本品善温胃散寒、和中降逆止呕，为止呕良药，适用于多种呕吐，尤宜于胃寒呕吐。

3.用于寒痰咳嗽。不论有无外感风寒，或痰多痰少，皆可选用。

此外，生姜对生半夏、生南星等药物之毒，以及食鱼蟹中毒吐泻者，均有一定的解毒作用。

【用量用法】3～10g，煎服或捣汁冲服。

## 香　薷

本品为唇形科植物石香薷 *Mosla chinensis* Maxim. 或江香薷 *Mosla chinensis* "Jiangxiangru" 的干燥地上部分。前者习称"青香薷"，后者习称"江香薷"。主产于江西、安徽、河北、河南等地。夏季茎叶茂盛、花盛时择晴天采割，除去杂质，阴干。切段，生用。

【性味归经】辛，微温。归肺、胃经。

【功效】发汗解表，化湿和中，利水消肿。

【应用】

1. 用于暑湿感冒。治夏季乘凉、饮冷，外伤于寒、内伤于湿而致的发热恶寒、头痛无汗、腹痛吐泻等，常与厚朴、扁豆等同用。

2. 用于水肿，小便不利。本品多用于水肿而有表证者，治水肿、小便不利及脚气浮肿，可单用或与健脾利水的白术同用。

【用量用法】3～10g，煎服。用于发汗解表，量不宜过大，且不宜久煎；用于利水消肿，量宜稍大，且需浓煎。

【使用注意】本品发汗力较强，表虚有汗者忌用。

## 藁　本

本品为伞形科植物藁本 *Ligusticum sinense* Oliv. 或辽藁本 *Ligusticum jeholense* Nakai et Kitag. 的干燥根茎及根。藁本主产于陕西、甘肃、河南、四川、湖南、湖北等地；辽藁本主产于辽宁、吉林、河北等地。秋季茎叶枯萎或次春出苗时采挖，除去泥沙，晒干或烘干。切片，生用。

【性味归经】辛，温。归膀胱经。

【功效】祛风，散寒，除湿，止痛。

【应用】

1. 用于风寒感冒，巅顶疼痛。以发散太阳经风寒湿邪见长，并有较好的止痛作用，常与白芷、川芎等祛风止痛药同用。

2. 用于风寒湿痹，肢节痹痛。常与羌活、防风等祛风湿药同用。

【用量用法】3～10g，煎服。

【使用注意】阴虚血亏、肝阳上亢、火热内盛之头痛者忌用。

## 苍　耳　子

本品为菊科植物苍耳 *Xanthium sibiricum* Patr. 的干燥成熟带总苞的果实。产于全国各地。秋季果实成熟时采收，干燥，除去梗、叶等杂质。炒去硬刺，生用。

【性味归经】辛、苦，温；有毒。归肺经。

【功效】散风寒，通鼻窍，祛风湿。

【应用】

1. 用于风寒头痛，鼻渊流涕。常与防风、白芷、羌活等发散风寒药同用。因其发汗解表之力较弱，故一般风寒感冒少用。

2. 用于风湿痹痛，四肢拘挛。可单用，或与羌活、威灵仙、木瓜等同用。

3. 用于风疹瘙痒。常与地肤子、白鲜皮、白蒺藜等同用。

【用量用法】3～10g，煎服。或入丸散剂。

【使用注意】血虚头痛不宜用。过量易致中毒，引起呕吐、腹痛、腹泻等。

## 辛　夷

本品为木兰科植物望春花 *Magnolia biondii* Pamp.、玉兰 *Magnolia denudata* Desr. 或武当玉兰 *Magnolia sprengeri* Pamp. 的干燥花蕾。主产于河南、安徽、四川、湖北等地。冬末春初花未开放时采收，除去枝梗，阴干。

【性味归经】辛，温。归肺、胃经。

【功效】散风寒，通鼻窍。

【应用】

1. 用于风寒感冒，头痛鼻塞。常与防风、白芷、细辛等发散风寒药同用。

2. 用于鼻渊。为治鼻渊头痛、鼻塞流涕等要药。偏风寒者，常与白芷、苍耳子、细辛等散风寒，通鼻窍药同用；偏风热者，常与薄荷、连翘、黄芩等疏风热，清肺热药同用。

【用量用法】3～10g，煎服。本品有毛，易刺激咽喉，入汤剂时宜用纱布包煎。外用适量。

# 第二节　发散风热药

发散风热药性味多为辛凉，其发散作用较发散风寒药缓和，以发散风热为主要作用，适用于风热表证以及温病初起，症见发热、微恶风寒、咽干口渴、头痛目赤、舌尖红、苔薄黄、脉浮数等。部分发散风热药分别兼有清头目、利咽喉、透疹、止痒、止咳等功效，治风热所致目赤多泪、咽喉肿痛、麻疹不透、风疹瘙痒及风热咳嗽等证。

## 薄　荷

本品为唇形科植物薄荷 *Mentha haplocalyx* Briq. 的干燥地上部分。全国各地均有种植，尤以江苏产者质量为佳。夏、秋二季茎叶茂盛或花开至三轮时，选晴天，分次采割，晒干或阴干。切段，生用。

【性味归经】辛，凉。归肺、肝经。

【功效】发散风热，清利头目，利咽透疹，疏肝解郁。

【应用】

1.用于风热感冒，温病初起，见头痛、发热、微恶风寒者。常与金银花、牛蒡子、连翘等同用，如银翘散。

2.用于风热头痛，目赤多泪，咽喉肿痛。治风热上攻所致者，常与菊花、牛蒡子等明目利咽药同用。

3.用于麻疹不透，风疹瘙痒。治风热束表，麻疹不透，常与蝉蜕、牛蒡子等同用；治风疹瘙痒，常与荆芥、防风、僵蚕等祛风止痒药同用。

4.用于肝气郁滞，胸胁胀闷。常与柴胡、白芍、当归等疏肝理气调经之品同用，如逍遥散。

【性能特点】本品辛凉，气味芳香，质轻上浮，性能疏泄，善散上焦风热之邪而清利头目、利咽喉、透疹毒。本品又入肝经，辛凉疏泄，有疏肝解郁之功。

【用量用法】3～6g，煎服，宜后下。

【使用注意】体虚多汗者不宜。

## 牛　蒡　子

本品为菊科植物牛蒡 *Arctium lappa* L. 的干燥成熟果实。全国各地均产。秋季果实成熟时采收果序，晒干，打下果实，除去杂质，再晒干。生用或炒用，用时捣碎。

【性味归经】辛、苦，寒。归肺、胃经。

【功效】疏散风热，宣肺透疹，利咽散结，解毒消肿。

【应用】

1.用于风热感冒，温病初起。咽喉红肿疼痛、咳嗽痰多不利者尤宜，常与银花、桔梗等同用，如银翘散。

2.用于麻疹不透，风疹瘙痒。常与薄荷、蝉蜕等同用。

3.用于喉痹，痄腮，丹毒，痈肿疮毒。

【性能特点】本品辛苦寒，能散能泄，能升能降，可疏散风热、宣肺透疹、利咽散结、解毒消肿，治风热表证、肺热咳嗽、咽喉肿痛、麻疹不透及痈疮肿毒等。因其性滑利，兼能滑肠通便，故上述诸证兼大便秘结者，用之尤宜。

【用量用法】6～12g，煎服。炒用可使其苦寒及滑肠之性略减。

【使用注意】本品能滑肠，脾虚腹泻者慎用。

## 蝉　蜕

本品为蝉科昆虫黑蚱 *Cryptotympana pustulata* Fabricius 的若虫羽化时脱落的皮壳。主产于山东、河北、河南、江苏等地，全国大部分地区亦产。夏、秋二季收集，除去泥沙，晒干。生用。

【性味归经】甘，寒。归肺、肝经。

【功效】疏散风热，利咽，透疹，明目退翳，息风止痉。

【应用】

1. 用于风热感冒，温病初起，咽痛音哑。治风热感冒，温病初起所致发热、头痛等，常与薄荷、连翘等同用；治咽痛音哑，常与胖大海等同用。

2. 用于麻疹不透，风疹瘙痒。治风热外束，麻疹不透，常与荆芥、牛蒡子等同用；治风湿热浸淫肌肤所致风疹湿疹、皮肤瘙痒，常与防风、苦参、荆芥等同用。

3. 用于目赤翳障。常与菊花、决明子等同用。

4. 用于惊风抽搐，破伤风。治小儿急惊风，常与天竺黄、栀子、僵蚕等同用；用于小儿慢惊风，常与全蝎、天南星等同用。

【性能特点】本品甘寒质轻，疏散清透解痉，功在肺、肝二经。发汗不如薄荷，清热不如牛蒡，长于祛风解痉与明目开音。

【用量用法】3～10g，煎服或作丸、散服。一般病证用量宜小，止痉则需大剂量。

## 菊 花

本品为菊科植物菊 Chrysanthemun morifolium Ramat. 的干燥头状花序。主产于安徽、浙江、河南等地，四川、山东、河北等地亦产。9～11 月花盛开时分批采收，阴干或焙干，或熏、蒸后晒干。药材按产地和加工方法不同，分为"亳菊""滁菊""贡菊""杭菊"。

【性味归经】辛、甘、苦，微寒。归肺、肝经。

【功效】疏散风热，平抑肝阳，清肝明目。

【应用】

1. 用于风热感冒，温病初起。见发热、头痛、咳嗽等，常与桑叶、杏仁、连翘等同用，如桑菊饮。

2. 用于肝阳上亢，头痛眩晕。常与石决明、白芍、钩藤等同用。

3. 用于目赤肿痛，两目昏花。治肝经风热或肝火上攻所致目赤肿痛，常与桑叶、夏枯草等清肝热药同用；治肝肾精血不足所致两目昏花、视物不清，常与枸杞子、熟地黄、山茱萸等同用，如杞菊地黄丸。

【性能特点】本品辛香轻散，甘寒清润，苦寒清解，能升能降，泻中有补。入肺经，疏散风热而清利头目。入肝经，既能泻热益阴而清肝明目，又善平抑肝阳，治肝阳上亢、头痛眩晕。

【用量用法】5～10g，煎服或入丸散剂。疏散风热多用黄菊花（杭菊花），平肝、清肝明目多用白菊花（滁菊花）。

## 桑 叶

本品为桑科植物桑 Morus alba L. 的干燥叶。我国大部分地区均产，以江南居多。初霜后采收，除去杂质，晒干。生用或蜜炙用。

【性味归经】甘、苦，寒。归肺、肝经。

【功效】疏散风热，清肺润燥，清肝明目。

【应用】

1. 用于风热感冒，温病初起。见发热、咳嗽、头痛，常与菊花相须为用，如桑菊饮。

2. 用于肺热燥咳。见咳嗽痰少，色黄而黏稠，或干咳、咽痒等症。轻者常与杏仁、沙参、贝母等同用，如桑杏汤；重者常与生石膏、麦冬、阿胶等同用，如清燥救肺汤。

3. 用于头晕头痛，目赤昏花。治肝阳上亢、肝经实热或风热所致者，常与菊花、蝉蜕、石决明等同用。

【性能特点】本品轻清宣散，甘寒清润。入肺经，能透毛窍、散风热、宣肺气、清肺热、润肺燥、止咳嗽，常治风热、肺热、燥热所致诸症；入肝经，能清肝热、平肝阳、凉血明目，治肝阳上亢及肝经实热之头晕目眩、目赤涩痛等。

【用量用法】5～10g，煎服或入丸散剂。外用煎水洗眼。桑叶蜜制能增强润肺止咳的作用，故肺燥咳嗽时常用蜜制桑叶。

## 柴　胡

本品为伞形科植物柴胡 *Bupleurum chinense* DC. 或狭叶柴胡 *Bupleurum scorzonerifolium* Willd. 的干燥根。按性状不同，分别习称"北柴胡"及"南柴胡"。北柴胡主产于河北、河南、辽宁、陕西等地；南柴胡主产于湖北、四川、安徽等地。春、秋二季采挖，除去茎叶及泥沙，干燥。切段，生用或醋炙用。

【性味归经】苦、辛，微寒。归肝、胆经。

【功效】和解表里，疏肝解郁，升举阳气。

【应用】

1. 用于感冒发热，寒热往来。本品善于疏散少阳半表半里之邪，为治邪在少阳、寒热往来、胸胁苦满、口苦、咽干、目眩之少阳证要药。常与黄芩等同用，如小柴胡汤。

2. 用于肝郁气滞，胸胁胀痛，月经不调。常与香附、川芎、白芍等同用。

3. 用于脱肛，子宫脱垂。治中气不足，气虚下陷所致者，常与人参、黄芪、升麻等同用，如补中益气汤。

【性能特点】本品苦辛微寒，芳香疏泄升散，主入肝、胆经，善散少阳半表半里之邪，和解退热，疏泄肝气郁结；同时，本品又能升发清阳之气而有升阳举陷之功。

【用量用法】3～10g，煎服。和解表里宜生用，且用量宜稍重；疏肝解郁宜醋炙，升举阳气可生用或酒炙，用量均宜稍轻。

【使用注意】本品性升散，古人有"柴胡劫肝阴"之说，故肝阳上亢、肝风内动、阴虚火旺及气机上逆者忌用或慎用。

## 葛　根

本品为豆科植物野葛 *Pueraria lobata*（willd.）Ohwi 的干燥根。习称野葛。主产于浙江、四川、湖南、河南等地。秋、冬二季采挖，趁鲜切成厚片或小块，干燥。生用或煨用。

【性味归经】甘、辛，凉。归脾、胃经。

【功效】解肌退热，生津，透疹，升阳止泻。

【应用】

1. 用于外感发热头痛，项背强痛。无论风寒与风热，均可选用本品。

2. 用于热病口渴，阴虚消渴。治热病津伤口渴，常与芦根、天花粉、知母等清热生津止渴药同用；治消渴证属阴津不足者，常与天花粉、鲜地黄、麦冬等养阴清热生津药同用。

3. 用于麻疹不透。治麻疹初期，疹出不畅，常与升麻、蝉蜕等同用。

4. 用于热泄热痢，脾虚泄泻。治湿热泻痢，常与黄连、黄芩等清热燥湿解毒药同用，如葛根黄芩黄连汤；治脾虚泄泻，常与党参、白术、茯苓等补气健脾药同用。

此外，葛根能直接扩张血管，使外周阻力下降而有明显降压作用，能较好地缓解高血压患者的"项紧"症状，故临床常用治高血压病见颈项强痛者。

【性能特点】本品辛甘而凉，性善升散，功在脾胃。既长于疏散肌腠经络之邪气而解肌发表退热，为治项背强痛之要药；又善鼓舞脾胃清阳之气上行，具生津止渴、升阳止泻及透发疹毒之功。

【用量用法】9～15g，煎服或入丸散剂。退热、生津、透疹宜生用，止泻宜煨用。

## 蔓 荆 子

本品为马鞭草科植物单叶蔓荆 *Vitex trifolia* L.var.*simplicifolia* Cham. 或蔓荆 *Vitex trifolia* L. 的干燥成熟果实。主产于山东、浙江、江西、福建等地。秋季果实成熟时采收，除去杂质，晒干。生用或炒用。

【性味归经】辛、苦，微寒。归膀胱、肝、胃经。

【功效】疏散风热，清利头目。

【应用】

1. 用于风热感冒，头昏头痛，齿龈肿痛。治外感风热，头昏头痛，常与菊花、薄荷等同用；治偏头痛，常与菊花、防风、川芎等同用。

2. 用于目赤多泪，目暗不明，头晕目眩。治风热上扰所致者，常与菊花、蝉蜕、白蒺藜等同用。

【用量用法】5～10g，煎服。

## 升 麻

本品为毛茛科植物大三叶升麻 *Cimicifuga heracleifolia* Kom.、兴安升麻 *Cimicifuga dahurica*（Turcz.）Maxim. 或升麻 *Cimicifuga foetida* L. 的干燥根茎。主产于辽宁、吉林、黑龙江，四川、青海、陕西等地亦产。秋季采挖，洗净泥土，晒至须根干时，燎去或除去须根，晒干。切片，生用或蜜炙用。

【性味归经】辛、微甘，微寒。归肺、脾、胃、大肠经。

【功效】发表透疹，清热解毒，升举阳气。

【应用】

1. 用于风热头痛，麻疹不透。治风热感冒、发热、头痛等，常与桑叶、菊花、薄荷等同用；治麻疹初期、疹发不畅时，常与葛根、甘草等同用。

2. 用于齿痛，口疮，咽喉肿痛，温毒发斑。本品为清热解毒之良药，可用治热毒所致多种病证。

3. 用于脱肛，子宫下垂，胃下垂，为升阳举陷要药。治气虚下陷所致者，常与黄芪、人参、柴胡等同用，如补中益气汤。

【用量用法】3～10g，煎服。发表透疹、清热解毒宜生用，升举阳气宜蜜炙用。

【使用注意】本品具升浮之性，凡阴虚火旺、肝阳上亢、气逆不降及麻疹已透者，均当忌用。

## 附：其他解表药（表2-1-1）

表 2-1-1　其他解表药

| 分类 | 药名 | 性味归经 | 功效与应用 | 用量用法 |
|---|---|---|---|---|
| 发散风寒 | 西河柳 | 甘、辛，平 归心、肺、胃经 | 发表透疹，祛风除湿 用于麻疹不透，风湿痹痛 | 3～6g，煎服 外用适量，煎汤浸洗 |
| 发散风热 | 淡豆豉 | 苦、辛，凉 归肺、胃经 | 解表，除烦，宣发郁热 用于外感表证，热病烦闷 | 6～12g，煎服 |
| | 浮萍 | 辛，寒 归肺、膀胱经 | 发汗解表，透疹止痒，利尿消肿 用于外感风热，麻疹不透，风疹瘙痒，水肿尿少 | 3～10g，煎服 外用适量，煎汤浸洗 |
| | 木贼 | 甘、苦，平 归肺、肝经 | 疏散风热，明目退翳 用于风热目赤，翳障多泪，出血证 | 3～10g，煎服 |

**思考与练习**

1. 解表药的含义、作用、适应证各是什么？
2. 解表药分为哪几类？各适用于何种病证？
3. 鉴别下列各组药物功用的异同点：
　麻黄与桂枝　荆芥、防风与白芷　薄荷与蝉蜕　柴胡与葛根
4. 叙述麻黄、薄荷的用量用法。
5. 治疗项背强痛的要药是什么？被称为"治风通用药"的药物是什么？

# 第二章　清热药

凡以清解里热为主要功效的药物，称为清热药。

清热药性多寒凉，具有清热泻火、燥湿、凉血、解毒及清虚热等功效。主要适用于里热证，如外感热病，高热烦渴，痈肿疮毒，温病发斑以及阴虚发热等。

由于里热证发病原因不同、病变阶段不同、体质强弱不同、邪正盛衰不同，故常表现有多种证型。针对里热证不同证型，并根据清热药的功效，可将其分为以下五类：清热泻火药、清热燥湿药、清热凉血药、清热解毒药、清虚热药。

使用清热药首先要辨明热证虚实。实热证有热在气分、热入营血、热极为毒及湿热之分，应分别予以清热泻火、清热凉血、清热解毒、清热燥湿；虚热证又有邪热伤阴、阴虚发热之异，则须清热养阴透热或滋阴退热除蒸。其次，还应根据兼证不同，灵活配伍相应药物。若兼表证者，治宜先解表后治里，或与解表药同用；气血两燔者，宜清热泻火药与清热凉血药同用；热盛者，则以泻火药与解毒药同用；如兼积滞者，则应配伍泻下药。

本类药物，其性寒凉，易伤脾胃，故脾胃虚弱，食少便溏者慎用；苦寒药易化燥伤阴，故热证伤阴及阴虚患者亦须慎用。对于阴盛格阳、真寒假热之证，禁用清热药。此外，使用本类药物应中病即止，不可过剂，以免克伐太过，损伤正气。

## 第一节　清热泻火药

凡以清泄气分热邪为主要功效，用以治疗各种气分实热病证的药物，称为清热泻火药。本类药物性味多属苦寒或甘寒，清热作用较强，以清解气分热邪为主要作用，适用于热病邪入气分所致高热、汗出、烦渴、舌红苔黄、脉洪大有力者。此外，由于各种药物归经不同，还可分别用于肺热、胃热、心火、肝火等脏腑火热证。对于里热炽盛而正气亏虚者，宜适当配伍补虚药，以扶正祛邪。

### 石　膏

本品为硫酸盐类矿物硬石膏族石膏，主含含水硫酸钙（$CaSO_4 \cdot 2H_2O$）。分布极广，几乎全国各省区均有蕴藏。主产于湖北、甘肃、四川、安徽等地，以湖北应城产者最佳。全年可采。采挖后，除去泥沙及杂石，研细生用或煅用。

【性味归经】甘、辛，大寒。归肺、胃经。

【功效】生用：清热泻火，除烦止渴；煅用：收湿，生肌，敛疮，止血。

【应用】

1. 用于温病气分热盛证。见壮热、烦渴、汗出、脉洪大有力。本品味辛甘而性大寒，性寒可清热泻火，辛寒可解肌透热，甘寒可清胃热、生津液、除烦渴，为清泻肺胃气分实热之要药。常与知母相须为用，以增强清热除烦之力，如白虎汤。

2. 用于热邪犯肺所致肺热咳喘证，见咳喘气逆、发热口渴、脉数。常与麻黄、杏仁等同用，如麻黄杏仁甘草石膏汤。

3. 用于胃火牙痛，实热消渴。本品善清胃火，治胃火上攻之牙龈肿痛，常与黄连、升麻等同用，如清胃散；治胃热上蒸，津液耗伤之消渴，常与知母、生地黄、麦冬等同用，如玉女煎。

4. 煅石膏可用于疮溃不敛，湿疹瘙痒，水火烫伤，外伤出血等。本品火煅外用，有敛疮生肌、收湿、止血等功效。对于上述病证，既可单用，也常与青黛、黄连等同用。

【性能特点】本品生用味辛甘而性大寒。归肺、胃二经。辛能散能透，以解肌透热；寒能清能泻，以清热泻火；甘能生津止渴。故能外解肌肤之热，内清肺胃之火，且善生津止渴。可使邪热退而烦躁除，津液复而口渴止，为清泻肺胃气分实热之要药。主要用于温病气分热盛证及肺热咳喘、胃火牙痛等证。石膏煅用清热之力锐减而性善收敛，研末外敷，有收湿生肌敛疮之效，故为外科所常用。

【用量用法】15～60g，生石膏煎服，宜打碎先煎。煅石膏外用适量，研末撒敷患处。

【使用注意】脾胃虚寒及阴虚内热者忌用。

## 知　母

本品为百合科植物知母 *Anemarrhena asphodeloides* Bge. 的干燥根茎。主产于河北、山西及东北等地。春、秋二季采挖，除去须根与泥沙，晒干，习称"毛知母"。剥去外皮，晒干者，习称"知母肉"。切片入药，生用或盐水炙用。

【性味归经】苦、甘，寒。归肺、胃、肾经。

【功效】清热泻火，滋阴润燥。

【应用】

1. 用于温热病高热烦渴。本品甘寒质润，善清肺胃气分实热而生津止渴除烦，常与石膏相须为用，如白虎汤。

2. 用于肺热咳嗽及阴虚燥咳。本品主入肺经而长于泻肺热、润肺燥。用于肺热咳嗽、痰黄黏稠者，常与瓜蒌、贝母、黄芩等同用；用于阴虚燥咳、干咳少痰者，常与贝母同用。

3. 用于阴虚火旺所致骨蒸潮热、盗汗、心烦等。本品滋肾阴，泻肾火而退骨蒸，故有滋阴降火之功。常与黄柏相须为用，并配入养阴药中，如知柏地黄丸。

4. 用于阴虚内热所致消渴证，常与天花粉、葛根等同用。

5. 用于阴虚肠燥便秘证，常与生地黄、玄参、麦冬等同用。

【性能特点】本品苦甘寒而质柔润，入肺、胃、肾三经。能上清肺热而滋阴，下滋肾阴而降火，中泻胃火而除烦渴。既能清热泻火以治实火，又能滋阴润燥以治虚火，尤以"清润"见长。可用治热病烦渴，肺热咳嗽，阴虚燥咳，骨蒸潮热，内热消渴等证。然寒润之性尤善润燥滑肠，故对阴虚便秘之证甚为适宜。

【用量用法】6～12g，煎服。清热泻火宜生用，滋阴降火宜盐水炙用。

【使用注意】本品性寒质润，有滑肠之弊，故脾虚便溏者不宜。

## 天 花 粉

本品为葫芦科植物栝楼 *Trichosanthes kirilowii* Maxim. 或双边栝楼 *Trichosanthes rosthornii* Herms 的干燥根。全国南北各地均产。秋、冬二季采挖，洗净，除去外皮，切厚片。鲜用或干燥用。

【性味归经】甘、微苦，微寒。归肺、胃经。

【功效】清热泻火，生津止渴，消肿排脓。

【应用】

1. 用于热病伤津，心烦口渴及消渴证。本品既能清肺胃之热，又能生津止渴。治热病口渴，常与芦根、麦冬等同用；治阴虚内热，消渴多饮，常与葛根、山药等同用。

2. 用于燥热伤肺，干咳少痰，痰中带血等肺热燥咳证。本品能泻火以清肺热，生津以润肺燥，治肺热燥咳证，常与天冬、麦冬、生地黄等同用。

3. 用于疮疡肿毒。治疮疡初起，热毒炽盛，脓未成者，可使其消散；脓已成者，可溃疮排脓。常与金银花、白芷、穿山甲等同用，如仙方活命饮。

【性能特点】本品既能清肺胃之炽热，又善于滋阴生津，还可入血分，散结热，能清能补，是滋阴生津的要品。

【用量用法】10～15g，煎服。

【使用注意】不宜与乌头类药材同用。

## 栀 子

本品为茜草科植物栀子 *Gardenia jasminoides* Ellis 的干燥成熟果实。产于我国长江以南各省。9～11 月果实成熟呈红黄色时采收。生用、炒焦或炒炭用。

【性味归经】苦，寒。归心、肺、三焦经。

【功效】泻火除烦，清热利湿，凉血解毒；凉血止血（焦栀子）。

【应用】

1. 用于热病心烦。本品苦寒清降，能泻心火而除烦躁，为治热病心烦，躁扰不宁之要药，常与淡豆豉同用。

2. 用于肝胆湿热所致黄疸证。常与茵陈、大黄等同用，如茵陈蒿汤。

3. 用于湿热下注所致热淋或血淋证。常与木通、车前子、滑石等同用，如八正散。

4. 用于血热妄行所致吐血、衄血、尿血等。常与白茅根、生地黄、黄芩等同用。

5.用于火毒疮疡，红肿热痛。常与金银花、连翘、蒲公英等同用。

6.用于肝胆火热上攻所致目赤肿痛。

【性能特点】本品苦寒清降，入心、肺、三焦经。本品既能上清心肺之火而除烦躁，又能下泻三焦之火而利小便，故有泻火除烦、清利湿热之功，为治疗热病心烦、湿热黄疸、淋证之佳品。本品又能入心经，走血分，有凉血解毒之效，常用于血热吐衄及热毒疮疡等证。

【用量用法】5～10g，煎服。栀子皮（果皮）偏于达表而去肌肤之热；栀子仁（种子）偏于走里而清内热。生栀子走气分而清热泻火；焦栀子入血分而凉血止血。

【使用注意】本品苦寒伤胃，脾虚便溏者不宜用。

## 芦　根

本品为禾本科植物芦苇 *Phragmites communis* Trin. 的新鲜或干燥根茎。全国各地均有分布。全年均可采挖，除去芽、须根及膜状叶。鲜用或晒干用。

【性味归经】甘，寒。归肺、胃经。

【功效】清热泻火，生津止渴，除烦，止呕，利尿。

【应用】

1.用于热病烦渴。本品甘寒质轻，既能清透肺胃气分实热，又能生津止渴除烦，且无恋邪之弊。治热病伤津，烦热口渴，舌燥少津者，常与麦冬、天花粉等同用。

2.用于胃热呕逆。本品能清胃热而止呕逆，常与竹茹、姜汁等同用。

3.用于肺热或风热咳嗽，肺痈吐脓。本品善清透肺热，祛痰排脓。用于肺热咳嗽，常与瓜蒌、贝母、黄芩等同用；用于风热咳嗽，常与桑叶、菊花、桔梗等同用，如桑菊饮；用于肺痈吐脓，常与薏苡仁、冬瓜仁等同用，如苇茎汤。

4.用于热淋涩痛，小便短赤。常与白茅根、车前子等同用。

【用量用法】干品15～30g，煎服；鲜品用量加倍，或捣汁用。

【使用注意】脾胃虚寒者忌服。

## 夏　枯　草

本品为唇形科植物夏枯草 *Prunella vulgaris* L. 的干燥果穗。我国各地均产，主产于江苏、浙江、安徽、河南等地。夏季果穗呈棕红色时采收，除去杂质，晒干。生用。

【性味归经】辛、苦，寒。归肝、胆经。

【功效】清热泻火，明目，散结消肿。

【应用】

1.用于肝火上炎所致目赤肿痛，头痛眩晕等证。常与菊花、决明子等同用。本品清肝明目之中略兼养肝之效，对于肝阴不足之目珠疼痛，至夜尤甚者，常与当归、枸杞子同用。

2.用于痰火郁结所致瘰疬、瘿瘤。治瘰疬，常与浙贝母、玄参、牡蛎等同用；治瘿瘤，常与昆布、海蛤壳、海藻等同用。

此外，本品有清肝降压作用，现代常用于高血压病属肝热、阳亢之证者。

【用量用法】10～15g，煎服。或熬膏服。

【使用注意】脾胃虚弱者慎用。

## 决 明 子

本品为豆科植物决明 *Cassia obtusifolia* L. 或小决明 *Cassia tora* L. 的干燥成熟种子。全国各地均有栽培，主产于安徽、广西、四川、浙江、广东等地，秋季采收成熟果实，晒干，打下种子。生用或炒用。

【性味归经】甘、苦、咸，微寒。归肝、大肠经。

【功效】清热明目，润肠通便。

【应用】

1. 用于肝热或风热所致目赤肿痛，羞明多泪。属肝热者，常与夏枯草、栀子等同用；属风热者，常与桑叶、菊花等同用。本品有益肝阴之功，配山茱萸、生地黄等药，可用治肝肾阴虚，视物昏花，目暗不明等。

2. 用于肝阳上亢所致头痛、眩晕。本品兼能平抑肝阳，常与菊花、钩藤、夏枯草等同用。

3. 用于肠燥便秘，常与火麻仁、瓜蒌仁等同用。

此外，本品有降低血清胆固醇与降血压功效，对于防治血管硬化与高血压病有一定疗效。

【用量用法】10～15g，煎服。用于润肠通便时，不宜久煎。

【使用注意】气虚便溏者不宜使用。

## 第二节　清热燥湿药

凡以清热燥湿为主要功效，用以治疗湿热证的药物，称为清热燥湿药。本类药物性味苦寒。苦能燥湿，寒能清热，故以清热燥湿为主要功效，并能泻火解毒。主要适用于湿热证及火毒证。由于湿热侵犯人体部位不同，临床表现各有所异。如湿热蕴结脾胃，则脘腹胀满、呕吐、泻痢；湿热蕴结肝胆，则见黄疸尿赤、胁肋胀痛、耳肿流脓；湿热壅滞大肠，可见泄泻痢疾、痔瘘肿痛；湿热下注，则见带下色黄、或热淋灼痛；湿热流注关节，则见关节红肿热痛；湿热浸淫肌肤，则见湿疹湿疮。

本类药物苦寒之力较甚，易伐胃伤阴，故用量一般不宜过大。凡脾胃虚弱和津伤阴亏者当慎用。必要时常与健脾或养阴药同用。用于治疗脏腑火毒证及疮疡肿毒时，常与清热泻火、清热解毒药配伍使用。

## 黄　芩

本品为唇形科植物黄芩 *Scutellaria baicalensis* Georgi 的干燥根。主产于河北、山西、内蒙古、河南、陕西等地。春、秋两季采挖，去除须根及泥沙，晒后撞去粗皮，蒸透或开水润透切片，晒干。生用、酒炙或炒炭用。

【性味归经】苦，寒。归肺、胆、脾、胃、大肠、小肠经。

【功效】清热燥湿，泻火解毒，止血，安胎。

【应用】

1.用于湿热所致多种病证。治湿温发热、胸脘痞闷，常与滑石、白豆蔻、通草等同用；治湿热泻痢，常与葛根、黄连等同用，如葛根黄芩黄连汤；治湿热黄疸，常与茵陈、栀子等同用。

2.用于肺热咳嗽，高热烦渴。常与桑白皮、知母、麦冬等同用。本品兼入少阳经，与柴胡同用，有和解少阳之功，善治少阳证，如小柴胡汤。

3.用于火毒炽盛，迫血妄行所致吐血、衄血、便血、血崩等。常与生地黄、白茅根、三七等同用。

4.用于火毒炽盛所致疮疡肿毒、咽喉肿痛。常与金银花、连翘、牛蒡子、板蓝根等同用。

5.用于胎动不安。本品有清热安胎之功，治血热胎动不安，常与生地黄同用；治气虚血热胎动不安，常与白术同用；治肾虚有热胎动不安，常与熟地黄、续断、人参等同用。

【性能特点】本品性味苦寒，入肺、胆、脾、胃、大肠、小肠经。苦以燥湿，寒以清热，故以清热燥湿为专长，能祛肺、大肠、胆、胃等诸经之湿热。尤善清上焦之火而泄肺热，且有泻火解毒之效，常用于湿热、火毒所致多种病证。本品虽以清肺为主，但经巧妙配伍，又能清诸经之热。若得柴胡，清少阳以退寒热；得芍药，清大肠以治泻痢；得木通，导小肠以通热淋；得黄连，泻火毒以消痈疮；得桑白皮，清肺热以止咳嗽；得生地黄，清血热以安胎动等。

【用量用法】3～10g，煎服。清热多生用，安胎多炒用，止血多炒炭用。清上焦热多酒炙用。黄芩又分枯芩与子芩。枯芩为生长年久的宿根，中空而枯，体轻主浮，善清上焦肺火；子芩为生长年少的子根，体实而坚，质重主降，善泻大肠湿热，治湿热泻痢腹痛。

【使用注意】本品苦寒伐胃，脾胃虚弱者不宜使用。

## 黄　连

本品为毛茛科植物黄连 *Coptis chinensis* Franch.、三角叶黄连 *Coptis deltoidea* C.Y.Cheng et Hsiao 或云连 *Coptis teeta* Wall. 的干燥根茎。以上三种分别可称为"味连""雅连""云连"。多系栽培，主产于四川、云南、湖北。秋季采挖，除去须根及泥沙，干燥，撞去残留须根。生用或清炒、姜汁炙、酒炙、吴茱萸水炙用。

【性味归经】苦，寒。归心、脾、胃、肝、胆、大肠经。

【功效】清热燥湿，泻火解毒。

【应用】

1.用于肠胃湿热所致泻痢腹痛。本品大苦大寒，清热燥湿之力胜于黄芩，尤长于清脾胃大肠湿热，为治疗湿热泻痢之要药。若湿热泻痢，腹痛里急，常与木香同用，如香连丸；若湿热痢疾，下利脓血，常与当归、肉桂、白芍、木香等同用，如芍药汤。

2. 用于脏腑火毒证。本品泻火解毒，尤善泻心胃火毒。治心火亢盛，烦躁不眠，常与朱砂、生地黄、当归等同用，如朱砂安神丸；治热毒炽盛，神昏谵语，常与黄芩、黄柏、栀子同用，如黄连解毒汤；治胃火炽盛，消谷善饥之消渴，常与麦冬同用，如消渴丸；治胃火上攻，牙痛龈肿，常与生地黄、升麻、丹皮等同用，如清胃散；治肝火犯胃，胁肋胀痛，呕吐吞酸，常与吴茱萸同用，如左金丸。

3. 用于痈疽疔毒，皮肤湿疹、湿疮，耳道流脓。常与黄芩、栀子、连翘等泻火解毒药同用。

【性能特点】本品大苦大寒。苦能燥湿，寒能清热，故以清热燥湿，泻火解毒为主要功效，为祛湿热、泻火毒之要药。尤以除中焦湿热，泻心胃火毒见长，为治疗中焦湿热、心胃火盛所致多种病证的必备佳品。本品既善泻心火，又善解热毒，亦为治疗火毒蕴结肌肤之痈疽疔毒的常用药物。

【用量用法】2～5g，煎服。外用适量。本品除生用外，还有酒炙、姜汁炙、吴茱萸水炙等不同炮制品，功效各有区别。酒黄连善清上焦火热；姜黄连善清胃止呕；萸黄连善舒肝和胃止呕。

【使用注意】本品大苦大寒，过服久服易伤脾胃，脾胃虚寒者忌用；苦燥易伤阴津，阴虚津伤者慎用。

## 黄　柏

本品为芸香科植物黄皮树 *Phellodendron chinense* Schneid. 的干燥树皮。习称"川黄柏"。主产于四川、贵州、湖北、云南等地。清明之后剥取树皮，刮去粗皮、晒干压平，润透，切片或切丝。生用或盐水炙、炒炭用。

【性味归经】苦，寒。归肾、膀胱、大肠经。

【功效】清热燥湿，泻火除蒸，解毒疗疮。

【应用】

1. 用于湿热所致多种病证。本品苦寒沉降，清热燥湿，善祛下焦湿热。治湿热泻痢，常与白头翁、黄连、秦皮同用，如白头翁汤；治湿热黄疸，常与栀子同用，如栀子柏皮汤；治湿热带下，常与山药、芡实、车前子等同用；治湿热淋证，常与车前子、木通、滑石等同用；治湿热下注之脚气肿痛、痿证，常与苍术、牛膝同用，如三妙丸。

2. 用于阴虚发热，骨蒸盗汗，遗精。常与知母、熟地、山茱萸等滋阴降火药同用，如知柏地黄丸。

3. 用于热毒疮疡，湿疹湿疮。

【性能特点】本品苦寒清降，入肾、膀胱、大肠经。长于清下焦湿热，泻肾中虚火。故为治疗湿热所致泻痢、黄疸、带下、热淋、脚气等下焦疾患，以及肾阴亏虚，骨蒸劳热之要药。此外，本品既能清湿热，又能泻火毒而善疗疮，故亦是治热毒疮疡、湿疹湿疮的常用之品。

【用量用法】3～12g，煎服。外用适量。清热燥湿解毒多生用；泻火除蒸退热多盐水炙用。

【使用注意】本品苦寒伐胃，脾胃虚寒者忌用。

## 龙 胆

本品为龙胆科植物条叶龙胆 *Gentiana manshurica* Kitag.、龙胆 *Gentiana scabra* Bge.、三花龙胆 *Gentiana triflora* Pall. 或坚龙胆 *Gentiana rigescens* Franch. 的干燥根及根茎。前三种习称"龙胆"，后一种习称"坚龙胆"。全国各地均有分布。以东北产量最大，故习称"关龙胆"。春、秋二季采挖，洗净，晒干，切段。生用。

【性味归经】苦，寒。归肝、胆经。

【功效】清热燥湿，泻肝胆火。

【应用】

1. 用于湿热黄疸，带下，阴肿阴痒及湿疹。本品大苦大寒，清热燥湿之中，尤善祛下焦湿热。治湿热黄疸，常与茵陈、栀子、黄柏等同用；治湿热下注之阴肿阴痒、女子带下黄稠、男子阴囊肿痛、湿疹瘙痒等，常与黄柏、苦参、车前子等同用。

2. 用于肝火头痛，目赤耳聋，胁痛，口苦。常与柴胡、黄芩、栀子等同用，如龙胆泻肝汤。

3. 用于肝经热盛、热极动风所致高热惊风抽搐证。常与牛黄、钩藤、黄连等同用。

【性能特点】本品大苦大寒，性善沉降，主泻肝胆之实火，又能清利肝胆及下焦湿热。

【用量用法】3～6g，煎服。

【使用注意】脾胃虚寒者忌用，阴虚津伤者慎用。

## 苦 参

本品为豆科植物苦参 *Sophora flavescens* Ait. 的干燥根。我国各地均产。春、秋二季采挖，除去根头及小支根，洗净，干燥，或趁鲜切片，干燥。生用。

【性味归经】苦，寒。归心、肝、胃、大肠、膀胱经。

【功效】清热燥湿，杀虫，利尿。

【应用】

1. 用于湿热所致黄疸、泻痢、带下、阴痒湿疹。治湿热黄疸，常与茵陈、栀子等同用；治湿热泻痢，可单用，也常与木香等同用；治湿热带下、阴肿阴痒及湿疹，常与黄柏、蛇床子等同用，内服外用均可。

2. 用于皮肤瘙痒，脓疱疮，疥癣麻风。内服外洗均可。

3. 用于湿热蕴结，小便不利，灼热涩痛之证。常与石韦、车前子、栀子等同用。

【用量用法】5～10g，煎服。外用适量。

【使用注意】脾胃虚寒者忌用。反藜芦。

## 白 鲜 皮

本品为芸香科植物白鲜 *Dictamnus dasycarpus* Turcz. 的干燥根皮。主产于辽宁、河北、四川、江苏等地。春、秋二季采挖根部，除去泥沙及粗皮，剥取根皮，干燥。

【性味归经】苦，寒。归脾、胃、膀胱经。

【功效】清热燥湿，祛风解毒。

【应用】

1. 用于湿热疮毒、风疹疥癣、皮肤瘙痒。常与苦参、蝉蜕、荆芥、防风、地肤子同用，也可与苦参、黄柏、蛇床子、川椒煎汤熏洗。

2. 用于湿热黄疸及湿热痹痛。

【用量用法】5～10g，煎服。外用适量，煎汤洗或研粉敷。

## 第三节　清热解毒药

凡以清热解毒为主要功效，用以治疗热毒病证的药物，称为清热解毒药。本类药物其性寒凉，清热之中更善解毒，以清解火热邪毒见长。主要适用于疮疡肿毒、丹毒、瘟毒发斑、痄腮、咽喉肿痛、热毒下痢、虫蛇咬伤、癌肿以及其他热毒病证等。在临床应用时，既要根据各种证候及兼证不同，有针对性地选择药物，还要进行合理配伍。如热毒深陷血分，应配伍清热凉血药；火热炽盛者，应配伍清热泻火药；夹有湿邪者，应配伍利湿、化湿、燥湿药；疮痈肿毒、咽喉肿痛者，应配伍活血消肿及软坚散结药；热毒血痢、里急后重者，应配伍活血行气药等。

本类药物性寒凉，易伤脾胃，宜中病即止，不可过服。

## 金 银 花

本品为忍冬科植物忍冬 *Lonicera japonica* Thunb. 的干燥花蕾或初开的花。我国南北各地均有分布。夏初花开放前采收，阴干。生用，炒用或制成露剂使用。

【性味归经】甘，寒。归肺、心、胃经。

【功效】清热解毒，疏散风热。

【应用】

1. 用于热毒所致痈肿疔疮。本品甘寒，清热解毒，散痈消肿，为治疗一切阳证痈肿疔疮之要药。治疗痈疮初起，红肿热痛者，可单用本品煎服，并用药渣外敷患处，亦常与皂角刺、穿山甲、白芷等同用，如仙方活命饮；治疗疔疮肿毒，红肿热痛，坚硬根深，常与紫花地丁、蒲公英、野菊花同用，如五味消毒饮；治疗肠痈腹痛，常与当归、地榆、黄芩同用；治疗肺痈咳吐脓血，常与鱼腥草、芦根、桃仁同用。

2. 用于外感风热，温病初起，见发热、微恶风寒、头痛、口渴、咳嗽、咽喉肿痛、脉浮数。本品甘寒，芳香疏散，解毒之中有透热达表之效，常与连翘、薄荷、牛蒡子等同用，以清热解毒，疏散风热，如银翘散。

3. 用于热毒血痢。常与黄芩、黄连、白头翁等同用。

【性能特点】本品性味甘寒，芳香疏散，既能清里热而解热毒，又能透肌表而散邪热。对于各种阳证痈肿疔疮及温病初起，邪在卫分，或邪热内陷营血者，皆为常用之药。炒炭则入血分，有凉血止痢之能，亦为治疗热毒血痢之佳品。

【用量用法】6 ~ 15g，煎服。疏散风热、清热解毒宜生用；凉血止痢宜炒炭用。

【使用注意】脾胃虚寒及气虚疮疡脓清者忌用。

---

**附：忍冬藤**

本品为忍冬的干燥茎枝。性味甘，寒。归肺、胃经。功能清热解毒，疏风通络。用于温病发热，热毒血痢，疮痈肿毒，风湿热痹，关节红肿热痛。用量 9 ~ 30g，煎服。

---

## 连 翘

本品为木犀科植物连翘 *Forsythia suspensa*（Thunb.）Vahl 的干燥果实。产于我国东北、华北、长江流域至云南。野生家种均有。秋季果实初熟尚带绿色时采收，除去杂质，蒸熟，晒干，习称"青翘"；果实熟透时采收，晒干，除去杂质，习称"老翘"。青翘采收后即蒸熟晒干，筛取籽实作"连翘心"用。生用。

【性味归经】苦，微寒。归肺、心、小肠经。

【功效】清热解毒，消肿散结，疏散风热。

【应用】

1. 用于痈肿疮毒，瘰疬痰核。本品苦寒，主入心经，既能清心火，解疮毒，又能消肿散结。治痈肿疮毒，常与金银花、蒲公英、野菊花等同用；治瘰疬痰核，常与夏枯草、浙贝母、玄参、牡蛎等同用。

2. 用于温病初起。见头痛发热、口渴咽痛等，常与金银花、薄荷、牛蒡子等同用，如银翘散。本品又能透热转气，对于温病热入营分，常与水牛角、生地黄、金银花、竹叶等同用，如清营汤。

此外，本品苦寒通降，兼有清心利尿之功。用于热淋涩痛，常与竹叶、木通、白茅根等利水通淋药同用。

【性能特点】本品苦寒，主入心经。苦能泻火，寒能清热，故能清心火，解疮毒；又能散气血，疏凝聚，更有消痈散结之功，故有"疮家圣药"之称，为阳证疮痈之首选。本品又气寒质轻，其性升浮，内以清热解毒，外以疏散风热，故有"内清外透"之妙。为治疗温病初起，头痛发热，口渴咽痛所常用。

【用量用法】6 ~ 15g，煎服。

【使用注意】脾胃虚寒及气虚疮疡脓清者不宜用。

# 大 青 叶

本品为十字花科植物菘蓝 *Isatis indigotica* Fort. 的干燥叶。主产于江苏、安徽、河北、河南、浙江等地。冬季栽培，夏、秋二季分 2～3 次采收，除去杂质，鲜用或晒干，生用。

【性味归经】苦，寒。归心、胃经。

【功效】清热解毒，凉血消斑。

【应用】

1. 用于温热病热入营血。见发斑、神昏、壮热、烦躁等，常与水牛角、玄参、栀子等同用。本品还可治温病初起，发热头痛、口渴咽痛，常与金银花、连翘、牛蒡子等同用。

2. 用于热毒所致丹毒、痄腮、痈肿、口疮、咽喉肿痛。本品苦寒，既能清心胃实火，又善解瘟疫时毒，有解毒利咽之效。可单独应用，或与其他清热解毒药同用。

【性能特点】本品能清热凉血，兼行肌表，为解毒凉血散热要药，用于外感热病及心胃火毒炽盛者，内服外敷皆可。

【用量用法】10～15g，鲜品 30～60g，煎服。外用适量。

【使用注意】脾胃虚寒者忌用。

# 板 蓝 根

本品为十字花科植物菘蓝 *Isatis indigotica* Fort. 的干燥根。主产于江苏、安徽、河北、河南、浙江等地。秋季采挖，除去泥沙，晒干。切片，生用。

【性味归经】苦，寒。归心、胃经。

【功效】清热解毒，凉血利咽。

【应用】

1. 用于温病初起，咽喉肿痛。可单味使用，或与金银花、连翘、荆芥等同用。

2. 用于多种瘟疫热毒之证。治温毒发斑，舌绛紫暗，常与生地黄、紫草、黄芩等同用；治丹毒、痄腮、大头瘟疫、头面红肿、咽喉不利，常与玄参、连翘、牛蒡子等同用，如普济消毒饮。

【性能特点】本品苦寒，归心、胃二经。善于清解实热火毒，更以利咽散结，凉血消肿见长，故为治疗温病初起、咽喉肿痛以及温毒发斑、痄腮、丹毒、痈肿疮毒、大头瘟疫等多种瘟疫热毒之佳品。

【用量用法】10～15g，煎服。

【使用注意】脾胃虚寒者忌用。

# 绵马贯众

本品为鳞毛蕨科植物粗茎鳞毛蕨 *Dryopteris crassirhizoma* Nakai 的干燥根茎及叶柄残基。主产于黑龙江、吉林、辽宁等地。秋季采挖，削去叶柄、须根，除去泥沙，晒干。切片生用或炒炭用。

【性味归经】苦，微寒；有小毒。归肝、胃经。

【功效】清热解毒，止血，杀虫。

【应用】

1. 用于风热感冒，温毒发斑。本品既能清气分之实热，又能解血分之热毒，凡温热火毒所致之证皆可用之。用于防治风热感冒，常与桑叶、金银花等同用；治温毒发斑、痄腮、麻疹等，常与板蓝根、大青叶、紫草等同用。

2. 用于血热出血。治血热衄血者，可单味药研末调服；治血热吐血、便血，常与侧柏叶、白茅根等同用；治血热崩漏，常与五灵脂同用。

3. 用于绦虫、钩虫、蛲虫、蛔虫等多种寄生虫病。常与驱虫药配伍使用。

【性能特点】本品苦，微寒，善长解毒，除蕴热湿秽之疾。又能止血，用于血热出血。并可用于杀虫。

【用量用法】4.5～10g，煎服。杀虫及清热解毒宜生用；止血宜炒炭用。外用适量。

【使用注意】本品有毒，用量不宜过大。脾胃虚寒者及孕妇慎用。

# 蒲 公 英

本品为菊科植物蒲公英 *Taraxacum mongolicum* Hand.–Mazz.、碱地蒲公英 *Taraxacum sinicum* Kitag. 或同属数种植物的干燥全草。全国各地均有分布。春至秋季花初开时采挖，除去杂质，洗净，晒干。鲜用或生用。

【性味归经】苦、甘，寒。归肝、胃经。

【功效】清热解毒，消肿散结，利湿通淋。

【应用】

1. 用于热毒所致内外痈疡诸证。本品苦寒降泄，清热解毒之中兼散滞气，有清热解毒、消痈散结之效，又为治疗乳痈之要药。治乳痈肿痛者，既可单用本品浓煎内服；又可用鲜品捣汁内服，渣敷患处；还常与全瓜蒌、金银花、牛蒡子等同用。治痈肿疔毒，常与野菊花、紫花地丁、金银花等同用，如五味消毒饮；治肠痈腹痛，常与大黄、牡丹皮、桃仁等同用；治肺痈吐脓，常与鱼腥草、冬瓜仁、芦根等同用。

2. 用于湿热所致热淋及黄疸。治热淋涩痛，常与白茅根、金钱草、车前子等同用；治湿热黄疸，常与茵陈、栀子、大黄等同用。

此外，本品还有清肝明目的作用，治肝火上炎所致目赤肿痛。可单用取汁点眼，或浓煎内服；亦常与菊花、夏枯草、黄芩等配伍应用。

【性能特点】本品味苦、甘而性寒，归肺、胃经。苦散滞气，甘以解毒，寒能清热，故为清热解毒，消痈散结之佳品，主治内外热毒疮痈诸证。并能解毒消痈，为治疗乳痈之要药。还能清利湿热，利尿通淋，亦为"通淋妙品"。

【用量用法】10～15g，煎服。外用鲜品适量，捣敷或煎汤熏洗患处。

【使用注意】用量过大，可致缓泻。

## 鱼 腥 草

本品为三白草科植物蕺菜 *Houttuynia cordata* Thunb. 的新鲜全草或干燥地上部分。分布于长江流域以南各省。夏季茎叶茂盛花穗多时采割，除去杂质，洗净，晒干。生用。

【性味归经】辛，微寒。归肺经。

【功效】清热解毒，消痈排脓，利尿通淋。

【应用】

1. 用于肺痈吐脓，肺热咳嗽。本品有清热解毒、消痈排脓之效，为治疗肺痈之要药。治痰热壅肺，胸痛，咳吐脓血，常与桔梗、芦根、瓜蒌等同用；治肺热咳嗽，痰黄气急，常与黄芩、知母、贝母等同用。

2. 用于热毒疮痈。为外痈疮毒常用之品，既可单用鲜品捣烂外敷，也常与野菊花、蒲公英、金银花相伍，煎汤内服。

3. 用于湿热下注所致淋证。常与车前子、白茅根、海金沙等同用。

此外，本品还能清热止痢，用治湿热泻痢。

【性能特点】本品味辛性寒，寒能泄降，辛以散结，主入肺经，以清解肺热见长，有清热解毒，消痈排脓之效，既为肺痈之要药，亦为外痈疮毒之佳品。本品还有清热除湿、利水通淋之效，可用于湿热淋证。

【用量用法】15~25g，煎服，不宜久煎。鲜品用量加倍，水煎或捣汁服。外用适量，捣敷或煎汤熏洗患处。

## 射 干

本品为鸢尾科植物射干 *Belamcanda chinensis* (L.) DC. 的干燥根茎。主产于湖北、河南、江苏、安徽等地。春初刚发芽或秋末茎叶枯萎时采挖。除去须根及泥沙，洗净，晒干。切片，生用。

【性味归经】苦，寒。归肺经。

【功效】清热解毒，消痰，利咽。

【应用】

1. 用于咽喉肿痛。对于热毒痰火郁结所致咽喉肿痛者尤为适宜，常与黄芩、桔梗、甘草等同用。若治外感风热，咽痛音哑，常与荆芥、连翘、牛蒡子等同用。

2. 用于痰盛咳喘。无论寒热痰喘均可应用。肺热咳喘，痰多色黄者，常与桑白皮、马兜铃、桔梗等清热化痰药同用；寒痰咳喘，痰多清稀者，常与麻黄、细辛、生姜、半夏等温肺化痰药同用，如射干麻黄汤。

【性能特点】本品苦寒降泄，清热解毒，专入肺经，以清肺泻火见长。且善利咽消肿，为治咽喉肿痛之要药，尤以热毒痰火郁结所致咽喉肿痛更为适宜。本品又能降气消痰，止咳平喘，为治痰盛咳喘之佳品，且无论寒热痰喘均可应用。

【用量用法】3~10g，煎服。

【使用注意】脾虚便溏者不宜使用。孕妇禁用或慎用。

## 败 酱 草

本品为败酱草科植物黄花败酱 *Patrinia scabiosaefolia* Fisch.、白花败酱 *Patrinia villosa* Juss. 的干燥全草。主产于长江下游各省。夏、秋二季采挖，洗净，晒干，切碎用。

【性味归经】辛、苦，微寒。归胃、大肠、肝经。

【功效】清热解毒，消痈排脓，祛瘀止痛。

【应用】

1. 用于肠痈，肺痈吐脓，痈肿疮毒。为治肠痈的要药。

2. 用于血瘀所致胸腹疼痛，产后瘀阻腹痛。

【性能特点】本品辛苦微寒，清解行散，既入胃与大肠经，又入肝经血分。主清热解毒、消痈排脓，兼祛瘀止痛。主治肠痈腹痛，兼治血瘀胸腹疼痛。

【用量用法】6~15g，或入丸散，煎服。外用适量。

【使用注意】本品易伤脾胃，故脾虚食少便溏者忌服。

## 白 头 翁

本品为毛茛科植物白头翁 *Pulsatilla chinensis*（Bge.）Regel 的干燥根。主产于我国东北、内蒙古及华北等地。春、秋二季采挖，除去叶及残留的花茎和须根，保留根头白绒毛，晒干。切薄片，生用。

【性味归经】苦，寒。归胃、大肠经。

【功效】清热解毒，凉血止痢。

【应用】

1. 用于热毒血痢。为治热毒血痢之良药，可单用；或与黄连、黄柏、秦皮同用，如白头翁汤。

2. 用于热毒所致疮痈肿毒、痄腮、瘰疬等。常与蒲公英、连翘等同用，以清热解毒，消痈散结。

此外，本品与秦皮等同用，煎汤外洗，可治疗阴痒（滴虫性阴道炎）。

【性能特点】本品苦寒降泄，入胃、大肠二经。能清热解毒，凉血止痢，尤善清胃肠湿热及血分热毒，故为治热毒血痢之良药。现代常用于细菌性痢疾和阿米巴痢疾，尤以治疗后者为擅长。

【用量用法】10~15g，鲜品15~30g，煎服。外用适量。

【使用注意】虚寒泻痢者忌服。

## 穿 心 莲

本品为爵床科植物穿心莲 *Andrographis paniculata*（Burm.f.）Nees 的干燥地上部分。主产于华南、华东及西南等地。秋初茎叶茂盛时采割，除去杂质，洗净，切段，晒干生用或鲜用。

【性味归经】苦，寒。归心、肺、大肠、膀胱经。

【功效】清热解毒，凉血，消肿，燥湿。

【应用】

1. 用于温病初起，发热头痛。常与金银花、连翘、薄荷等同用。

2. 用于肺经火热诸证。本品苦寒降泄，主入肺经，善清肺经火热邪毒，故凡肺经火热诸证皆可应用。治肺热咳喘，常与黄芩、桑白皮、地骨皮等同用；治肺痈咳吐脓痰，常与鱼腥草、桔梗、冬瓜仁等同用；治咽喉肿痛，常与玄参、牛蒡子、板蓝根等同用。

3. 用于湿热所致泻痢、热淋、湿疹。治湿热泻痢，可单用或与马齿苋、黄连等同用；治湿热淋证，常与车前子、白茅根、黄柏等同用；治湿疹瘙痒，可以本品为末，甘油调涂患处。

4. 用于痈肿疮毒，蛇虫咬伤。可单用或与金银花、野菊花、蚤休等同用，并用鲜品捣烂外敷。

【用量用法】6～10g，煎服。煎剂易致呕吐，故多作丸、散、片剂。外用适量。

【使用注意】脾胃虚寒者不宜。

## 青　黛

本品为爵床科植物马蓝 *Baphicacanthus cusia*（Nees）Bremek.、蓼科植物蓼蓝 *Polygonum tinctorium* Ait. 或十字花科植物菘蓝 *Isatis indigotica* Fort. 的叶或茎叶经加工制得的干燥粉末或团块。主产于浙江、江苏、安徽、河北等地。秋季采收以上植物的落叶，加水浸泡，至叶腐烂，叶落脱皮时，捞去落叶，加适量石灰乳，充分搅拌至浸液由乌绿色转为深红色时，捞取液面泡沫，晒干而成。研细用。

【性味归经】咸，寒。归肝、肺经。

【功效】清热解毒，凉血消斑，清肝泻火，定惊。

【应用】

1. 用于温毒发斑，血热吐衄。本品寒能清热，咸以入血，故有清热解毒、凉血消斑之效。治温毒发斑，常与生地黄、石膏、栀子等同用；治血热吐衄，常与生地黄、牡丹皮、白茅根等同用。

2. 用于痄腮喉痹，火毒疮疡。治痄腮喉痹，可单用本品或配冰片调敷，或与黄芩、板蓝根、玄参同用；治火毒疮疡，常与蒲公英、紫花地丁、金银花等解毒消疮药同用。

3. 用于肝火犯肺所致咳嗽胸痛、痰中带血。常与瓜蒌仁、栀子等同用，如咳血方。

4. 用于小儿惊风抽搐。常与钩藤、牛黄等同用。

【用量用法】1.5～3g，煎服。本品难溶于水，一般入丸散剂服用。外用适量。

【使用注意】胃寒者慎用。

## 重　楼

本品为百合科植物云南重楼 *Paris polyphylla* Smith var. *yunnanensis*（Franch.）Hand.–Mazz. 或七叶一枝花 *Paris polyphylla* Smith var. *chinensis*（Franch.）Hara 的干燥根茎。主产

于云南、四川、广西、陕西等地。秋季采挖，除去须根，洗净，晒干。

【性味归经】苦，微寒；有小毒。归肝经。

【功效】清热解毒，消肿止痛，凉肝定惊。

【应用】

1. 用于痈肿疔疮，咽喉肿痛，毒蛇咬伤。用治痈肿疔毒，可单用为末，醋调外敷，亦可与黄连、赤芍、金银花等同用；用治咽喉肿痛，痄腮，喉痹，常与牛蒡子、连翘、板蓝根等同用。

2. 用于惊风抽搐。可单用本品研末冲服，或与钩藤、菊花、蝉蜕等同用。

3. 用于跌打损伤。可单用研末冲服，治疗外伤出血，跌打损伤，瘀血肿痛，也可与三七、血竭、自然铜等同用。

【用量用法】3～9g，煎服。外用适量，研末调敷。

## 紫花地丁

本品为堇菜科植物紫花地丁 *Viola yedoensis* Makino 的干燥全草。主产于我国长江下游南部各省。春、秋二季采收，除去杂质，晒干。

【性味归经】苦、辛，寒。归心、肝经。

【功效】清热解毒，凉血消肿。

【应用】

1. 用于各种痈疮肿毒及目赤肿痛等，尤宜于疔疮与丹毒。常与金银花、蒲公英、野菊花等清热解毒药同用。

2. 用于毒蛇咬伤。可用鲜品与雄黄少许，捣烂外敷。

【用量用法】15～30g，煎服。外用鲜品适量，捣汁敷患处。

## 野 菊 花

本品为菊科植物野菊 *Chrysanthemum indicum* L. 的干燥头状花序。全国各地均有分布，主产于江苏、四川、安徽、广东、山东等地。秋、冬二季花初开放时采摘，晒干，生用。

【性味归经】苦、辛，微寒。归肝、心经。

【功效】清热解毒。

【应用】

1. 用于热毒蕴结所致痈疽疔疖，咽喉肿痛。本品泻火解毒，利咽消肿力盛，为治外科疔痈之良药。常与蒲公英、紫花地丁、金银花等同用，如五味消毒饮。

2. 用于风火上攻所致目赤肿痛。常与金银花、密蒙花、夏枯草等同用。

此外，本品内服并煎汤外洗也可治湿疹、湿疮、风疹瘙痒等。

【用量用法】10～15g，煎服。外用适量。

## 土茯苓

本品为百合科植物光叶菝葜 *Smilax glabra* Roxb. 的干燥根茎。长江流域及南部各省均有分布。夏、秋二季采挖，除去须根，洗净，干燥；或趁鲜切成薄片，干燥。生用。

【性味归经】甘、淡，平。归肝、胃经。

【功效】解毒，除湿，通利关节。

【应用】

1.用于湿热所致杨梅毒疮，肢体拘挛。本品能解毒利湿，通利关节，又解汞毒，故对梅毒或因梅毒服汞剂中毒而致肢体拘挛、筋骨疼痛者疗效尤佳，为治梅毒之要药。治梅毒，可单味用水煎服，也常与金银花、白鲜皮、威灵仙、甘草同用；若治汞中毒而致肢体拘挛，常与薏苡仁、防风、木瓜等同用。

2.用于湿热所致热淋，带下，湿疹瘙痒。治热淋，常与木通、萹蓄、蒲公英、车前子同用；治阴痒带下，常与苍术、黄柏、苦参同用；治湿疹瘙痒，常与生地黄、赤芍、地肤子、白鲜皮、茵陈等同用。

【用量用法】15～60g，煎服。

## 山豆根

本品为豆科植物越南槐 *Sophora tonkinensis* Gapnep. 的干燥根及根茎。主产于广西、广东、江西、贵州等地。秋季采挖。除去杂质，洗净，干燥。切片生用。

【性味归经】苦，寒；有毒。归肺、胃经。

【功效】清热解毒，利咽消肿。

【应用】

1.用于热毒蕴结，咽喉肿痛。本品大苦大寒，功能清热解毒，利咽消肿，为治咽喉肿痛之要药。凡热毒蕴结之咽喉肿痛均可用之。轻者可单用本品水煎服或含漱；重者常与玄参、射干、板蓝根等同用。

2.用于胃火上炎所致牙龈肿痛、口舌生疮。可单用煎汤漱口，或与石膏、黄连、升麻、牡丹皮等同用。

此外，本品还可用于湿热黄疸，肺热咳嗽，痈肿疮毒等。

【用量用法】3～6g，煎服。外用适量。

【使用注意】本品苦寒有毒，过量服用易引起呕吐、腹泻、胸闷、心悸等，故用量不宜过大。脾胃虚寒者慎用。

## 白花蛇舌草

本品为茜草科植物白花蛇舌草 *Oldenlandia diffusa* ( Willd. )Roxb 的全草。产于福建、广西、广东、云南、浙江、江苏、安徽等地。夏、秋二季采收，洗净，晒干，切段，生用。

【性味归经】微苦、甘，寒。归胃、大肠、小肠经。

【功效】清热解毒，利湿通淋。

【应用】

1.用于痈肿疮毒，咽喉肿痛，毒蛇咬伤。治痈肿疮毒，常与金银花、连翘、野菊花等同用；治咽喉肿痛，常与黄芩、玄参、板蓝根等同用；治毒蛇咬伤，常与半枝莲、紫花地丁、蚤休等同用。

2.用于热淋涩痛。常与白茅根、车前子、石韦等同用。

【用量用法】15～60g，煎服。外用适量。

【使用注意】阴疽及脾胃虚寒者忌用。

## 熊 胆

本品为脊椎动物熊科棕熊 *Ursus arctos* Linnaeus、黑熊 *Selenarctos thibetanus* Cuvier 的干燥胆汁。棕熊胆主产于东北、华北地区，陕西、四川、云南、青海、新疆、甘肃等地亦有分布；黑熊胆主产于东北及华北地区。夏秋季猎取为宜，迅速取出胆囊，干燥。去净胆囊皮膜，研细用。现多以活熊导管引流的熊胆汁干燥后入药，称为"熊胆粉"，用法相同。

【性味归经】苦，寒。归肝、胆、心经。

【功效】清热解毒，息风止痉，清肝明目。

【应用】

1.用于肝经热盛，热极动风所致高热惊痫、手足抽搐。

2.用于热毒蕴结所致疮疡痈疽、痔疮肿痛。本品能清热解毒，消散痈肿，可用水调化涂于患部；或加入少许冰片，涂于患处。

3.用于肝热所致目赤肿痛、目生翳障。可外用滴眼或内服。

此外，本品还可用于热毒壅结之咽喉肿痛。

【用量用法】0.25～0.5g，内服多入丸散剂，不入汤剂。外用适量。

【使用注意】脾胃虚寒者忌用。

## 马 勃

本品为灰包科真菌脱皮马勃 *Lasiosphaera fenzlii* Reich.、大马勃 *Calvatia gigantea* ( Batsch ex Pers. )Lloyd 或紫色马勃 *Calvatia lilacina* ( Mont. et Berk. )Lloyd 的干燥子实体。脱皮马勃主产于辽宁、江苏、安徽等地；大马勃主产于青海、内蒙古、河北等地；紫色马勃主产于广西、广东、湖北、江苏等地。夏、秋二季子实体成熟时及时采收，除去泥沙，干燥。

【性味归经】辛，平。归肺经。

【功效】清肺利咽，止血。

【应用】

1.用于风热郁肺咽痛，咳嗽，音哑。

2.用于外治鼻衄，创伤出血。

【用量用法】2~6g，煎服。外用适量，敷患处。

## 马 齿 苋

本品为马齿苋科植物马齿苋 *Portulaca oleracea* L. 的干燥地上部分。我国南北各地均产。夏、秋二季采收，除去残根及杂质，洗净，略蒸或烫后晒干。

【性味归经】酸，寒。归肝、大肠经。

【功效】清热解毒，凉血止血。

【应用】

用于热毒血痢，痈肿疔疮，湿疹，丹毒，蛇虫咬伤，便血，痔血，崩漏下血。

【用量用法】9~15g；鲜品 30~60g，煎服。外用适量捣敷患处。

## 第四节　清热凉血药

凡以清热凉血为主要功效，用以治疗热入营血病证的药物，称为清热凉血药。本类药物多为甘苦咸寒之品。咸能入血，寒能清热。多归心、肝二经。因心主血，营气通于心，肝藏血，故本类药物具有清解营分、血分热毒的功效。主要用于热入营血证。如温病热入营分，热灼营阴，症见身热夜甚、心烦不寐、或斑疹隐隐、舌绛而干、脉细数；热入血分，症见神昏谵语、斑疹紫黑、舌绛起刺以及热盛动血之吐血、衄血、便血、尿血等。亦可用于其他疾病所致血热出血证。

应用本类药物时，应根据病证不同灵活配伍相应药物。如热入营血，耗伤阴液者，可选用既能清热凉血，又能滋阴养液的生地黄、玄参等药，以标本兼顾；气血两燔者，可配伍清热泻火药，以气血两清；血热而火毒炽盛者，可配伍清热解毒药，以凉血解毒等。

## 地 黄

本品为玄参科植物地黄 *Rehmannia glutinosa* Libosch. 的新鲜或干燥块根。主产于河南、河北、内蒙古及东北。全国大部分地区有栽培。秋季采挖，除去芦头、须根及泥沙，鲜用；或将地黄缓缓烘焙至约八成干。前者习称"鲜地黄"，后者习称"生地黄"。切片，生用或鲜用。

【性味归经】甘、苦，寒。归心、肝、肾经。

【功效】清热凉血，养阴生津。

【应用】

1.用于温病热入营血证。为清热凉血、养阴生津之要药。治温病热入营分之身热夜甚、时有谵语、或斑疹隐隐、舌绛而干，常与玄参、金银花、丹参等同用，如清营汤；治温病热入血分之神昏谵语、斑疹紫黑、舌绛起刺以及血热妄行之吐血、衄血、便血、尿血等，常与赤芍、丹皮、水牛角等同用；治温病后期，余热未尽，阴液大伤，邪伏阴分之夜热早凉、热退无汗、舌红脉细数，常与青蒿、鳖甲、知母同用，如青蒿鳖甲汤。

2. 用于阴虚内热，骨蒸劳热。本品甘寒养阴，苦寒泄热，入肾经而滋阴降火，常与知母、地骨皮等同用。

3. 用于津伤口渴，内热消渴，肠燥便秘。治热病伤阴，烦渴多饮，常与麦冬、沙参、玉竹等同用，如益胃汤；治阴虚内热消渴，常与山药、黄芪、山茱萸等同用；治肠燥便秘，常与玄参、麦冬同用，如增液汤。

【性能特点】本品甘寒质润，入肾经，能滋肾阴而润燥；苦寒入心肝，走营血，能清营血而泄热；故为清热凉血、养阴生津之要药。凡温热病，热入营血、热伤阴津、血热妄行以及阴虚劳热所致各种病证皆可用之。然生地黄有鲜生地与干生地两种，均以清热、凉血、养阴见长。但鲜生地苦重于甘，其气大寒，清热凉血效尤；干生地甘重于苦，滋阴凉血功良。故凡急性热病以鲜者为佳；慢性阴虚劳热者以干者为佳。

【用量用法】鲜地黄 12 ~ 30g，生地黄 10 ~ 15g，煎服。或以鲜品捣汁入药。

【使用注意】本品性寒滋腻，故脾虚湿滞、腹满便溏者不宜使用。

## 玄 参

本品为玄参科植物玄参 *Scrophularia ningpoensis* Hemsl. 的干燥根。产于我国长江流域及陕西、福建等地，野生、家种均有。冬季茎叶枯萎时采挖。除去根茎、幼芽、须根及泥沙，晒或烘至半干，堆放 3 ~ 6 天，反复数次至干燥。生用。

【性味归经】甘、苦、咸，微寒。归肺、胃、肾经。

【功效】清热凉血，泻火解毒，滋阴。

【应用】

1. 用于温病热入营分，内陷心包，温毒发斑。治温病热入营分，身热夜甚、心烦口渴、舌绛脉数，常与生地黄、丹参、麦冬等同用，如清营汤；治温病邪陷心包，神昏谵语，常与麦冬、连翘心等同用；治温热病气血两燔，发斑发疹，常与石膏、知母等同用。

2. 用于热病伤阴，津伤便秘，骨蒸劳嗽。治热病伤阴，津伤便秘，常与生地黄、麦冬同用，如增液汤；治肺肾阴虚，骨蒸劳嗽，痰中带血，常与百合、生地黄、贝母等同用，如百合固金汤。

3. 用于多种热毒病证。本品咸寒，能凉血解毒，消肿散结。治外感瘟毒，上攻头面所致头面红肿焮痛、咽喉肿痛之大头瘟疫，常与薄荷、连翘、板蓝根等同用，如普济消毒饮；治痰火蕴结之瘰疬，常与浙贝母、牡蛎等同用，如消瘰丸；治热毒蕴结之痈肿疮毒，常与金银花、连翘、蒲公英等同用；治热毒炽盛之脱疽，常与金银花、当归、甘草同用，如四妙勇安汤。

【性能特点】本品苦甘咸寒而质润。咸寒能入营血，以清热凉血，软坚散结；苦寒以泻火解毒；甘寒质润，主入肾经，以滋阴降火。既能解热毒以泄营血之实火，又能滋肾阴以降浮游之虚火，以达清热凉血，泻火解毒，滋阴降火之效。并能软坚散结，故凡温病热入营血、热毒疮痈、热病伤阴、骨蒸劳嗽等皆可应用。尤以邪热内盛，耗伤阴液，更为适宜。

【用量用法】10～15g，煎服。

【使用注意】本品性寒而滞，故脾胃虚寒、食少便溏者不宜使用。反藜芦。

## 牡 丹 皮

本品为毛茛科植物牡丹 *Paeonia suffruticosa* Andr. 的干燥根皮。主产于安徽、山东等地。秋季采挖根部，除去细根，剥取根皮，晒干。生用或酒炙用。

【性味归经】苦、辛，微寒。归心、肝、肾经。

【功效】清热凉血，活血化瘀。

【应用】

1. 用于温病热入营血，迫血妄行所致发斑发疹、吐血衄血。常与生地黄、赤芍等同用。

2. 用于温病后期，阴津大伤，邪伏阴分，夜热早凉，热退无汗之证。本品辛寒，入血分而善于清透阴分伏热，常与鳖甲、知母、生地黄同用，如青蒿鳖甲汤。

3. 用于血滞经闭，痛经癥瘕。常与桃仁、赤芍、桂枝等同用，如桂枝茯苓丸。亦可用于跌打损伤，常与桃仁、乳香、当归等活血止痛药同用。

4. 用于痈肿疮毒。本品苦寒，清热凉血之中善于散瘀消痈。治火毒炽盛之痈肿疮毒，常与金银花、连翘、蒲公英等同用；治瘀热互结之肠痈初起，常与大黄、桃仁、芒硝等同用，如大黄牡丹皮汤。

【性能特点】本品味苦辛而性微寒，善入营血。寒以清热，辛以散瘀。功能清热凉血，活血化瘀，更具凉血而不滞血，散瘀而不妄行的特点，凡血热及血瘀之证均可应用，而对血热兼血瘀者尤为适宜。常用治温病热入营血之斑疹，血热妄行之吐衄，血滞经闭或痛经等。本品又善透阴分之伏热，退虚热而除骨蒸，亦常用治温病后期，邪伏阴分，夜热早凉或阴虚骨蒸潮热等。

【用量用法】6～12g，煎服。清热凉血宜生用；活血化瘀宜酒炙用。

【使用注意】血虚有寒、月经过多及孕妇不宜使用。

## 赤 芍

本品为毛茛科植物赤芍 *Paeonia lactiflora* Pall. 或川赤芍 *paeonia veitchii* Lynch 的干燥根。全国大部分地区均产。春、秋二季采挖，除去根茎、须根及泥沙，晒干，切片。生用或炒用。

【性味归经】苦，微寒。归肝经。

【功效】清热凉血，散瘀止痛。

【应用】

1. 用于温病热入营血，斑疹紫暗，以及血热吐衄。常与生地黄、牡丹皮等清热凉血药同用。

2. 用于经闭癥瘕，跌打损伤，痈肿疮毒。治血热瘀滞，闭经痛经，常与益母草、丹参、泽兰同用；治血瘀癥瘕，常与牡丹皮、桃仁、桂枝等同用，如桂枝茯苓丸；治跌打损伤，瘀肿疼痛，常与桃仁、红花、当归等同用；治热毒壅盛，痈肿疮毒，常与金银花、连翘、栀子等同用。

3.用于肝火上炎之目赤肿痛。常与菊花、夏枯草、石决明等同用。

【性能特点】本品苦寒，入肝经，走血分。能清血分之实热，泄肝经之郁火，散滞留之瘀血，为凉血、散瘀、清肝之要药。可用治温病热入营血，斑疹吐衄；经闭癥瘕，跌打损伤，痈肿疮毒，以及肝火上炎之目赤肿痛。总之，凡血热、血瘀、肝火诸证，皆可应用。

【用量用法】6～12g，煎服。

【使用注意】血寒经闭不宜用。反藜芦。

## 紫　草

本品为紫草科植物新疆紫草 *Arnebia euchroma*（Royle）Johnst. 或内蒙紫草 *Arnebia guttata* Bunge 的干燥根。主产于辽宁、湖北、河北、新疆等地。春、秋二季采挖，除去泥沙，干燥。生用。

【性味归经】甘、咸，寒。归心、肝经。

【功效】清热凉血，活血，解毒透疹。

【应用】

1.用于温毒发斑或麻疹不透。治温毒发斑，血热毒盛，斑疹紫黑，常与赤芍、蝉蜕、甘草等同用；治麻疹不透，疹色紫暗，兼咽喉肿痛，常与牛蒡子、山豆根、连翘等同用。

2.用于痈疽疮疡，湿疹，水火烫伤。可单用或与白芷、当归、血竭等同用，熬膏外敷。

【用量用法】5～10g，煎服。外用适量。

【使用注意】本品性寒而滑利，脾虚便溏者忌用。

## 水　牛　角

本品为牛科动物水牛 *Bubalus bubalis* Linnaeus 的角。主产于华南、华东地区。取角后，水煮，除去角塞，干燥，镑片或锉成粗粉。生用或制为浓缩粉用。

【性味归经】苦，寒。归心、肝经。

【功效】清热凉血，解毒，定惊。

【应用】

1.用于温病热入营血，壮热不退，神昏谵语。常与生地黄、玄参、金银花、连翘等同用；治高热烦躁、惊厥抽搐，常与羚羊角、石膏等同用。

2.用于血热妄行所致斑疹，吐衄。常与生地黄、牡丹皮、赤芍等同用。

【用量用法】15～30g，镑片或粗粉煎服，宜先煎3小时以上。亦可锉末冲服。

【使用注意】脾胃虚寒者不宜用。

# 第五节 清虚热药

凡以清虚热、退骨蒸为主要功效，常用以治疗阴虚内热证的药物，称为清虚热药。本类药物其性寒凉，主要用于肝肾阴虚，虚火内扰所致骨蒸潮热、手足心热、午后发热、虚烦不寐、盗汗遗精、舌红少苔、脉细数等阴虚火旺证。亦可用于温病后期，津液大伤，余热未尽，邪伏阴分而致的夜热早凉。

使用本类药物时，常与清热凉血及清热养阴药同用，如生地黄、玄参、麦冬、鳖甲、龟甲等以标本兼顾。

## 青 蒿

本品为菊科植物黄花蒿 *Artemisia annua* L. 的干燥地上部分。全国大部分地区均有分布。秋季花盛开时采割，除去老茎。鲜用或阴干，切段生用。

【性味归经】苦、辛，寒。归肝、胆经。

【功效】清透虚热，凉血除蒸，解暑，截疟。

【应用】

1. 用于温病后期，阴液大伤，余热未尽，邪伏阴分所致夜热早凉或热病后期低热不退。常与鳖甲、知母、丹皮、生地黄等同用，如青蒿鳖甲汤。

2. 用于阴虚发热，劳热骨蒸，潮热盗汗。常与银柴胡、胡黄连、知母、鳖甲等同用，如清骨散。

3. 用于感受暑热，发热口渴。常与连翘、滑石、西瓜翠衣等同用。

4. 用于疟疾寒热。可单用大剂量鲜品捣汁服，或与黄芩、滑石、青黛等同用。

【性能特点】本品苦辛性寒，其气芳香，入肝、胆经。苦寒以清热，辛香以透散，长于清泄肝胆和血分之热，透阴分之伏热于阳分而解，故有清透虚热、凉血退蒸之效。为治疗温邪伤阴，邪伏阴分发热和阴虚劳热第一要药。又因其芳香疏达，能清透解肌，有祛暑截疟之效，亦常用于暑热口渴及疟疾寒热。

【用量用法】6～12g，煎服，不宜久煎；或鲜用绞汁服。

【使用注意】脾胃虚弱，肠滑泄泻者忌服。

## 地 骨 皮

本品为茄科植物枸杞 *Lycium chinense* Mill. 或宁夏枸杞 *Lycium barbarum* L. 的干燥根皮。我国南北各地均有分布。初春或秋后采挖根部，洗净，剥取根皮，晒干，润透切段。生用。

【性味归经】甘，寒。归肺、肝、肾经。

【功效】凉血除蒸，清肺降火。

【应用】

1. 用于阴虚潮热，骨蒸盗汗。常与知母、鳖甲、银柴胡等同用。

2. 用于肺热咳嗽。常与桑白皮、甘草等同用，如泻白散。

3. 用于血热妄行所致吐血、衄血、尿血等。可单用本品加酒煎服，亦常与白茅根、侧柏叶等凉血止血药同用。

此外，本品于清热除蒸降火之中尚有生津止渴的作用，故与生地黄、天花粉、五味子等同用，可治疗内热消渴。

【性能特点】本品甘寒清润，能退肝肾之虚热，除有汗之骨蒸，为退虚热、除骨蒸之佳品。对于阴虚发热，有汗骨蒸者尤为适宜。此外，本品还有清肺降火、凉血止血之功效，既可治疗肺火郁结之咳喘证，又可治疗血热妄行之吐衄证。

【用量用法】10 ~ 15g，煎服。

## 胡　黄　连

本品为玄参科植物胡黄连 *Picrorhiza scrophulariiflora* Pennell 的干燥根茎。主产于云南、西藏。秋季采挖，除去须根及泥沙，晒干。切片，或用时捣烂。生用。

【性味归经】苦，寒。归肝、胃、大肠经。

【功效】退虚热，除疳热，清湿热。

【应用】

1. 用于阴虚骨蒸，潮热盗汗。常与银柴胡、地骨皮等同用，如清骨散。

2. 用于小儿疳热，消化不良，腹胀体瘦，低热不退。常与党参、白术、山楂等同用。

3. 用于湿热泻痢。常与黄芩、黄柏、白头翁等同用。

【用量用法】1.5 ~ 10g，煎服。

【使用注意】脾胃虚寒者慎用。

## 白　薇

本品为萝藦科植物白薇 *Cynanchum atratum* Bge. 或蔓生白薇 *Cynanchum versicolor* Bge. 的干燥根及根茎。主产于湖北、辽宁等地。春、秋二季采挖，洗净，干燥。

【性味归经】苦、咸，寒。归胃、肝、肾经。

【功效】清热凉血，利尿通淋，解毒疗疮。

【应用】

1. 用于阴虚发热，产后虚热。治热病后期，余邪未尽，夜热早凉，或阴虚发热，骨蒸潮热，常与地骨皮、知母、青蒿等同用；若治产后血虚发热，低热不退及昏厥等症，常与当归、人参、甘草同用。

2. 用于热淋，血淋。常与木通、滑石及石韦等同用。

3. 用于疮痈肿毒，毒蛇咬伤，咽喉肿痛。治血热毒盛的疮痈肿毒、毒蛇咬伤，常与天花粉、赤芍、甘草等同用；若治咽喉红肿疼痛，常与金银花、桔梗、山豆根同用。

【用量用法】5 ~ 10g，煎服。

附：其他清热药（表2-2-1）

表 2-2-1　其他清热药

| 分类 | 药名 | 性味归经 | 功效与应用 | 用量用法 |
|---|---|---|---|---|
| 清热泻火 | 淡竹叶 | 甘、淡，寒 归心、胃、小肠经 | 清热泻火，除烦，利尿 用于热病伤阴，烦热口渴；小便赤涩淋痛，口舌生疮 | 6～10g，煎服 |
| | 谷精草 | 辛、甘，平 归肝、肺经 | 疏散风热，明目退翳 用于风热目赤，肿痛羞明，眼生翳膜，风热头痛 | 4.5～9g，煎服 |
| | 密蒙花 | 甘，微寒 归肝、胆经 | 清热泻火，养肝明目，退翳 用于目赤肿痛、多泪羞明、目生翳膜、肝虚目暗、视物昏花 | 3～9g，煎服 |
| | 青葙子 | 苦，寒 归肝、脾经 | 清热泻火，明目退翳 用于肝热目赤、眼生翳膜、视物昏花、肝火眩晕 | 9～15g，煎服 |
| 清热燥湿 | 秦皮 | 苦、涩，寒 归肝、胆、大肠经 | 清热燥湿，收涩止痢，止带，明目 用于湿热泻痢，带下阴痒，肝热目赤肿痛，目生翳膜 | 6～12g，煎服 外用适量，煎洗患处 |
| 清热解毒 | 拳参 | 苦、涩，微寒 归肺、肝、大肠经 | 清热解毒，凉血止血，镇肝息风 用于赤痢热泻，肺热咳嗽，口舌生疮，血热出血，痈肿瘰疬，毒蛇咬伤 | 5～10g，煎服 外用适量 |
| | 漏芦 | 苦，寒 归胃经 | 清热解毒，消痈，下乳，舒筋通脉 用于乳痈肿痛，痈疽发背，瘰疬疮毒，乳汁不通，湿痹拘挛 | 5～9g，煎服 孕妇慎用 |
| | 金果榄 | 苦，寒 归肺、大肠经 | 清热解毒，利咽，止痛 用于咽喉肿痛，痈疽疔毒，泄泻，痢疾，脘腹疼痛 | 3～9g，煎服 外用适量，研末调敷 |
| | 锦灯笼 | 苦，寒 归肺经 | 清热解毒，利咽化痰，利尿通淋 用于咽痛音哑，痰热咳嗽，小便不利，热淋涩痛；外治天疱疮，湿疹 | 5～9g，煎服 外用适量，捣敷患处 |
| | 金荞麦 | 微辛、涩，凉 归肺经 | 清热解毒，排脓祛瘀 用于肺痈，肺热咳嗽；瘰疬疮疖，咽喉肿痛 | 15～45g，煎服 |
| | 北豆根 | 苦，寒；有小毒 归肺、胃、大肠经 | 清热解毒，祛风止痛 用于热毒壅盛，咽喉肿痛，泄泻痢疾，风湿痹痛 | 3～10g，煎服 |
| | 木蝴蝶 | 苦、甘，凉 归肺、肝、胃经 | 清肺利咽，疏肝和胃 用于邪热伤阴之喉痹、音哑，肝胃气滞之脘腹、胁肋胀痛 | 1.5～3g，煎服 |

续表

| 分类 | 药名 | 性味归经 | 功效与应用 | 用量用法 |
|------|------|----------|------------|----------|
| 清热解毒 | 大血藤 | 苦，平<br>归大肠、肝经 | 清热解毒，活血，祛风止痛<br>用于肠痈腹痛，热毒疮疡，经闭，痛经，跌扑肿痛，风湿痹痛 | 9～15g，煎服 |
| | 鸦胆子 | 苦、寒；有小毒<br>归大肠、肝经 | 清热解毒，截疟，止痢，腐蚀赘疣<br>用于热毒血痢，冷积久痢，各型疟疾，外治鸡眼、赘疣 | 0.5～2g，用龙眼肉包裹或装入胶囊吞服，不宜入煎剂，外用适量 |
| | 半边莲 | 辛，平<br>归心、小肠、肺经 | 清热解毒，利尿消肿<br>用于热毒疮疡，蛇虫咬伤，腹胀水肿，湿疹湿疮 | 10～15g，鲜品30～60g 煎服<br>外用适量 |
| | 山慈菇 | 甘、微辛，凉<br>归肝、脾经 | 清热解毒，化痰散结<br>用于痈肿疔毒，瘰疬痰核，蛇虫咬伤，癥瘕痞块 | 3～9g，煎服<br>外用适量 |
| | 白蔹 | 苦、辛，微寒<br>归心、胃经 | 清热解毒，消痈散结，敛疮生肌<br>用于热毒疮疡，痰火瘰疬，水火烫伤，手足皲裂，血热咯血 | 5～10g，煎服<br>外用适量 |
| 清虚热药 | 银柴胡 | 甘，微寒<br>归肝、胃经 | 清虚热，除疳热。<br>用于阴虚发热，骨蒸劳热，小儿疳热 | 3～10g，煎服 |

## 思考与练习

1. 清热药的含义、功效、适应证各是什么？
2. 清热药分哪几类？各适用于何种病证？
3. 石膏、生地黄、栀子的功效及应用分别是什么？
4. 夏枯草有哪些功效？用于哪些病证？
5. 清热药中，治疗肺痈、乳痈的要药是什么？被称为"疮家圣药"的药物是什么？
6. 鉴别下列各组药物在性味、功效、应用方面的异同点：
　　石膏与知母　芦根与天花粉　金银花与连翘　黄芩、黄连与黄柏
　　生地黄与玄参　牡丹皮与赤芍
7. 试述大青叶、板蓝根、青黛在功效方面的异同点。
8. 清虚热药有哪些？各药的功效是什么？

# 第三章 泻下药

凡能引起腹泻，或润滑大肠，促进排便的药物，称为泻下药。

泻下药的主要作用是通过泻下通便，以排除胃肠积滞（如宿食、燥屎等）及其他有害物质（如毒、瘀、虫等），使胃肠之腑"以通为用"；或能清热泻火，使火热之邪通过泻下而解，起到"釜底抽薪"的效果；或能攻逐水饮，使水湿痰饮之邪随二便排出，达到祛除停饮，消除水肿的目的。适用于胃肠积滞、实热内结及水肿停饮等里实证。

泻下药根据作用特点和适应证的不同，分为攻下药、润下药和峻下逐水药三类。峻下逐水药作用最为峻猛；攻下药亦较峻猛；润下药则润肠通便，作用缓和。

使用泻下药常根据患者的病情、体质不同，进行适当的配伍。里实兼表邪者，当先解表后攻里，必要时则表里双解，以免表邪陷里；里实而正虚者，应与补益药同用，攻补兼施，使攻下而不伤正；腹满胀痛者，则配行气药；热积者常配伍清热药；寒积者则应与温里药配伍。

使用泻下药应注意：攻下药、峻下逐水药作用峻猛，有的还具有毒性，易伤正气及脾胃，应奏效即止，慎勿过剂；年老体虚，久病体弱及脾胃虚弱者应慎用；妇女胎前产后及月经期均当忌用。应用作用峻猛而有毒性的泻下药时，一定要严格炮制法度，严格控制剂量，避免中毒，确保用药安全。病情较缓，只需缓下者，可用润下药，并常制成丸剂内服。

## 第一节 攻下药

本类药物大多苦寒沉降，主入胃、大肠经，具有较强的泻下通便、清热泻火的作用。主要适用于胃肠积滞、里热炽盛所致里实证，症见大便秘结、腹满急痛等。

攻下药的清热泻火作用，对热病所致高热神昏、谵语发狂；或火热上炎所致头痛、目赤、咽痛、牙龈肿痛；或火毒疮痛；或火热炽盛之吐血、衄血、咯血等上部出血证，无论有无便秘，均可用之，以清除实热，导热下行。湿热泻痢，里急后重，或饮食积滞，泻而不畅之证，常配用本类药。肠道寄生虫病，使用驱虫药配用本类药，可促进虫体的排出。

目前临床上常以攻下药为主，配伍清热解毒药、活血祛瘀药、行气药等，用以治疗胆石症、胆道蛔虫症、胆囊炎、急性胰腺炎、肠梗阻等多种急腹症，取得了良好疗效。

## 大　黄

本品为蓼科植物掌叶大黄 *Rheum palmatum* L.、唐古特大黄 *Rheum tanguticum* Maxim.ex Balf. 或药用大黄 *Rheum officinale* Baill. 的干燥根及根茎。掌叶大黄和唐古特大黄药材称"北大黄"，主产于甘肃、青海等地；药用大黄药材称"南大黄"，主产于四川。秋末茎叶枯萎或次春发芽前采挖，除去细根，刮去外皮，切块干燥。生用，酒炒，酒蒸，或炒炭用。

【性味归经】苦，寒。归脾、胃、大肠、肝、心包经。

【功效】泻下攻积，清热泻火，凉血解毒，逐瘀通经，清泄湿热。

【应用】

1.用于胃肠积滞，大便秘结。本品泻下通便力强，为治疗积滞便秘之要药，因其苦寒泄热，尤宜于热结便秘。治热结便秘，高热不退，腹痛胀满，常与芒硝、枳实、厚朴同用，如大承气汤；治热结便秘兼气血虚，常与人参、当归等同用，如黄龙汤；治热结伤阴，常与生地、玄参、麦冬等同用，以"增水行舟"，如增液承气汤；治疗脾阳不足，寒积便秘，常与附子、干姜等同用，如温脾汤；治湿热泻痢初起，腹痛里急后重，常与黄连、木香等同用，如芍药汤；治食积湿热内阻肠胃证，大便不爽，常与枳实、黄芩、黄连等同用，如枳实导滞丸。

2.用于目赤咽痛，血热吐衄。治火热上炎之目赤、咽痛、口舌生疮、牙龈肿痛等，常与黄芩、栀子等同用，如凉膈散；治血热妄行之吐血、衄血、咯血，常与黄连、黄芩等同用，如泻心汤。

3.用于热毒疮疡，烧烫伤。治疮痈初起，红肿热痛，常与金银花、连翘、白芷等同用，内服、外用均可；治瘀热壅滞之肠痈，常与牡丹皮、桃仁等同用，如大黄牡丹汤；治烧烫伤，用大黄粉，以蜂蜜或鸡蛋清调敷，或与地榆粉同用，以麻油调敷。

4.用于瘀血证。不论新瘀、宿瘀均可应用，多用酒大黄。治蓄血证，瘀热结聚下焦，少腹急结或硬满，常与桃仁等同用，如桃核承气汤；治妇女产后瘀滞腹痛，恶露不尽，常与桃仁、土鳖虫等同用；治跌打损伤，瘀血肿痛，常与红花、穿山甲等同用。

5.用于湿热黄疸，淋证。治湿热黄疸，常与茵陈蒿、栀子同用，如茵陈蒿汤；治湿热淋证，常与木通、车前子等同用，如八正散。

【性能特点】本品苦寒沉降，归脾、胃、大肠、肝、心包经。泻下通便作用强，能荡涤胃肠积滞，素有"将军"之称，为治积滞便秘之要药，尤宜于热结便秘；又能清泄上炎之火，引火、引血下行，清热解毒，对火热上炎诸证、血热出血、热毒疮痈等效佳；并能活血祛瘀，治疗多种瘀血证；且能清泄湿热，用于湿热黄疸、淋证等。

【用量用法】3~30g，煎服。外用适量，研末调敷患处。生大黄泻下力较强，欲攻下者宜生用，入汤剂宜后下，或用开水泡服，久煎则泻下力减弱；酒制大黄泻下力较弱，活血作用较好，用于瘀血证及不宜峻下者；大黄炭泻下作用轻微，有凉血化瘀止血的作用，多用于出血证。

【使用注意】脾胃虚弱者慎用，妇女妊娠期、月经期及哺乳期应禁用。

## 芒 硝

本品为硫酸盐类矿物芒硝族芒硝，经加工精制而成的结晶体。主含含水硫酸钠（$Na_2SO_4 \cdot 10H_2O$）。主产于河北、河南、山东、江苏、安徽等地。将天然产品用热水溶解，滤过，放冷析出结晶，通称"皮硝"。再取萝卜洗净切片，置锅内加水与皮硝共煮，取上层液，放冷析出结晶，即"芒硝"。以青白色、透明块状结晶、清洁无杂质者为佳。芒硝经风化失去结晶水而成的白色粉末称"玄明粉"（元明粉）。

【性味归经】咸、苦，寒。归胃、大肠经。

【功效】泻下攻积，软坚润燥，清热泻火。

【应用】

1. 用于实热积滞，燥结便秘。本品苦咸性寒，长于润燥软坚泻下，善除大便硬结，为治燥结便秘的要药。治胃肠实热积滞，大便燥结，腹满胀痛，常与大黄等同用，如大承气汤。

2. 用于咽痛，口疮，目赤及疮疡肿痛。有清热泻火，消肿止痛之功，多外用。治咽喉肿痛、口舌生疮，常与硼砂、冰片等同用，研末吹敷患处，如冰硼散，或以芒硝置于西瓜中制成西瓜霜外用；治目赤肿痛，可用玄明粉化水滴眼；治疮疡之红肿热痛，未溃者，可用本品外敷；已溃者，可用本品化水外洗；治乳痈初起，及哺乳妇女断乳，乳房胀痛者，外敷可收消肿回乳之功；肠痈初起，常与大黄等同用，如大黄牡丹汤。

【性能特点】本品性味咸苦寒。归胃、大肠经。咸以软坚，苦则降下，寒可泻热。软坚润燥泻下力强，为治燥结便秘之要药。外用有较好的清热泻火，软坚消肿之功，治咽痛、口疮、目赤、疮疡肿痛等。

【用量用法】6～12g，一般不入煎剂，待汤剂煎得后，溶入汤剂中服用。外用适量。

【使用注意】孕妇及哺乳期妇女禁用或慎用。不宜与三棱同用。

**附：玄明粉**

本品为芒硝经风化干燥制得。主含硫酸钠（$Na_2SO_4$）。味咸、苦，性寒。归胃、大肠经。功能泻热通便，润燥软坚，清火消肿。用于实热便秘，大便燥结，积滞腹痛；外治咽喉肿痛，口舌生疮，牙龈肿痛，目赤，痈肿，丹毒。3～9g，溶入煎好的汤液中服用；外用适量，水化洗敷，或研末吹敷患处。孕妇慎用；不宜与硫黄、三棱同用。

## 芦 荟

本品为百合科肉质草本植物库拉索芦荟 *Aloe barbadensis* Miller、好望角芦荟 *Aloe ferox* Miller 或其他同属近缘植物叶的汁液经浓缩的干燥物。库拉索芦荟习称"老芦荟"，主产于非洲及我国广东、福建、广西等地；好望角芦荟习称"新芦荟"，主产于非洲南部。全年可采收加工。割取植物的叶片，收集流出的液汁，置锅内熬成稠膏，倾入容器，冷却凝固后即得。切成小块，生用。

【性味归经】苦，寒。归肝、胃、大肠经。

【功效】泻下通便，清泄肝火，杀虫疗癣。

【应用】

1. 用于热结便秘。尤宜于兼有心肝火旺，烦躁失眠者，常与朱砂同用。

2. 用于肝经实火证。治肝经火盛所致头晕头痛，烦躁易怒等，常与龙胆草、栀子、当归等同用，如当归芦荟丸。

3. 用于小儿蛔虫病，疳积。治虫积腹痛、面色萎黄、形瘦体弱的小儿疳积之证，常与人参、使君子等健脾、驱虫药同用。

此外，可外用治疗癣疮。

【用量用法】2～5g，入丸散剂；外用适量，研末敷患处。

【使用注意】脾胃虚弱，食少便溏及孕妇禁用。

## 番 泻 叶

本品为豆科植物狭叶番泻 *Cassia angustifolia* Vahl 或尖叶番泻 *Cassia acutifolia* Delile 的干燥小叶。前者主产于印度、埃及和苏丹，后者主产于埃及。我国广东、海南及云南亦有栽培。狭叶番泻叶于花开前采摘，阴干；尖叶番泻叶于 9 月间果实将成熟时采摘，晒干。生用。

【性味归经】甘、苦，寒。归大肠经。

【功效】泻下通便，利水消肿。

【应用】

1. 用于便秘。本品苦寒降泄，有泻下导滞，清导实热作用。小剂量缓泻，大剂量则峻下。治热结便秘、习惯性便秘及老年便秘，大多单味泡服。

2. 用于腹水胀满。可单味泡服，或与牵牛子、大腹皮等同用。

【用量用法】2～6g，入煎剂宜后下，或开水泡服。

【使用注意】妇女哺乳期、月经期及孕妇慎用。剂量过大，可引起恶心、呕吐、腹痛等副作用。

# 第二节　润下药

本类药多为植物的种子或种仁，富含油脂，味甘质润，具有润肠通便的作用。适用于肠燥便秘。如年老、体弱、久病、产后所致津枯、阴虚、血虚便秘等。治热盛津伤之便秘，常配清热养阴药；治血虚便秘，常配补血药；治气滞便秘，常配行气药。此外，其他章节亦有润下作用的药物，如瓜蒌仁、柏子仁、杏仁、桃仁、决明子、蜂蜜、当归、肉苁蓉、生首乌、黑芝麻、胡桃仁、紫苏子、桑椹等。

## 火 麻 仁

本品为桑科植物大麻 *Cannabis sativa* L. 的干燥成熟果实。主产于东北、山东、江苏等地。秋季果实成熟时采收，除去杂质，晒干。生用或炒用，用时打碎。

【性味归经】甘，平。归脾、胃、大肠经。

【功效】润肠通便。

【应用】

用于肠燥便秘。治老人、产妇及体弱津血亏虚之肠燥便秘，常与当归、熟地黄等同用；兼肠胃燥热，常与大黄、枳实等同用，如麻子仁丸；兼气滞，常与紫苏子煮粥食用；兼气虚，常与黄芪等同用。

【性能特点】本品甘平质润，为润肠通便的要药，又兼有补虚滋养作用，对于老人、产妇及体弱津血亏虚的肠燥便秘，用之最宜。

【用量用法】10～15g，煎服，打碎入煎。炒后入煎其有效成分更易煎出。

【使用注意】本品用量不可过大，每次内服 60～120g 以上可致中毒，出现吐泻、四肢麻木，甚至昏睡。

## 郁 李 仁

本品为蔷薇科植物欧李 *Prunus humilis* Bge.、郁李 *Prunus japonica* Thunb. 或长柄扁桃 *Prunus pedunculata* Maxim. 的干燥成熟种子。前二种习称"小李仁"，主产于东北、河北、山西等地；后一种习称"大李仁"，主产于内蒙古。夏、秋季采收成熟果实，除去果肉及核壳，取出种子，晒干。生用或炒用。

【性味归经】辛、苦、甘，平。归脾、大肠、小肠经。

【功效】润肠通便，下气利水。

【应用】

1. 用于肠燥便秘。本品润肠通便作用类似火麻仁而作用稍强，且润中兼行肠中气滞，多用于大肠气滞，肠燥便秘，常与柏子仁、杏仁等同用，如五仁丸。

2. 用于水肿胀满，脚气浮肿。常与桑白皮、赤小豆等同用。

【用量用法】6～10g，煎服；打碎入煎剂。

【使用注意】孕妇慎用。

## 松 子 仁

为松科植物红松 *Pinus koraiensis* Sieb. *et* Zucc 等的种仁。主产于东北。于果实成熟后采收，晒干，去硬壳取出种子。

【性味归经】甘，温。归肺、肝、大肠经。

【功效】润肠通便，润肺止咳。

【应用】

1. 用于肠燥便秘。本品气香甘润，有润肠通便作用，宜用于津枯肠燥便秘之证。如老人虚秘，可以本品配火麻仁、柏子仁等分同研，溶白醋为丸，黄芪汤送服。

2. 用于肺燥干咳。本品质润，有润肺止咳之功。用治肺燥咳嗽，可与胡桃仁共捣成膏状，加熟蜜，饭后米汤送服。现代可用于治疗慢性支气管炎等。为食疗佳品。

【用量用法】煎服，5~10g。或入膏、丸。

【使用注意】脾虚便溏，湿痰者禁用。

## 第三节　峻下逐水药

峻下逐水药大多苦寒有毒，作用峻猛，能引起剧烈的腹泻，使体内潴留的水饮从二便排出。适用于水肿、胸腹积水及痰饮喘满等邪实而正气未衰之证。

本类药物有毒而力猛，易伤正气，使用时应中病即止，不可久服。体虚者慎用，孕妇禁用。对体虚而邪实者，可根据病情缓急，采用先攻后补，或攻补兼施的方法，慎重施治。还应注意炮制、配伍、剂量、用法及禁忌等，以确保用药安全有效。

### 甘　遂

本品为大戟科植物甘遂 *Euphorbia kansui* T.N.Liou ex T.P.Wang 的干燥块根。主产于陕西、山西、河南、宁夏等地。春季开花前或秋末茎叶枯萎后采挖，撞去外皮，晒干。生用或醋炙用。

【性味归经】苦，寒；有毒。归肺、肾、大肠经。

【功效】泻水逐饮，消肿散结。

【应用】

1. 用于水肿，鼓胀，胸胁停饮。泻水逐饮峻猛，可单用研末服，或与牵牛子同用；或与大戟、芫花为末，枣汤送服，如十枣汤；治水热互结之大结胸证，常与大黄、芒硝同用，如大陷胸汤。

2. 用于风痰癫痫。甘遂为末，入猪心煨后，与朱砂末为丸服。

3. 用于疮痈肿毒。本品外用能消肿散结，可用甘遂末水调外敷患处。

现代治重型肠梗阻、肠腔积液较多者，配大黄、厚朴等同用。

【性能特点】本品苦寒，有毒，归肺、肾、大肠经。苦能降泄，寒能清热，能通利二便，为泻水逐饮之峻药。适用于水肿胀满，痰饮积聚等证。外用消肿散结，可治疮痈肿毒。因有毒，生品宜外用，内服多醋炙用。

【用量用法】0.5~1.5g，炮制后多入丸散剂用；生品外用适量。醋炙可减低毒性。

【使用注意】孕妇禁用。不宜与甘草同用。

### 巴　豆

本品为大戟科植物巴豆 *Croton tiglium* L. 的干燥成熟果实。主产于四川、广西、云南、贵州等地。秋季果实成熟，果壳尚未开裂时采收。晒干，破开果壳，取出种子。用仁或制霜。将巴豆用米汤浸泡，置日光下曝晒或烘裂，去皮取净仁，炒焦黑用，为巴豆仁；将净巴豆仁碾碎，用多层吸油纸包裹，加热微烘，压榨去油后，碾细过筛用，为巴豆霜。

【性味归经】辛，热；有大毒。归胃、大肠经。

【功效】峻下冷积，逐水消肿，祛痰利咽，外用蚀疮。

【应用】

1. 用于寒积便秘。本品辛热，能峻下冷积，开通肠道闭塞，用于寒积便秘，可单用巴豆霜装入胶囊服，或与大黄、干姜制丸服。

2. 用于腹水鼓胀。有较强的逐水退肿之功。治腹水鼓胀，可用巴豆、杏仁为丸服。近代用本品配绛矾、神曲为丸，名含巴绛矾丸，治疗晚期血吸虫病肝硬化腹水。

3. 用于寒实结胸及喉痹痰阻。治痰涎壅盛，肢冷汗出之寒实结胸证，常与贝母、桔梗同用；治喉痹痰涎壅塞咽喉，气急喘促，窒息欲死者，可用巴豆霜少量灌服，或用巴豆去皮，线穿纳入喉中，牵出即苏。现代用巴豆霜吹喉，引起呕吐，排出痰涎，治疗白喉和喉炎引起的急性喉梗阻，能使梗阻得以缓解。

4. 用于痈疽，疥癣，恶疮。外用有之功。治痈疽脓成未溃，常与乳香、没药等制成膏剂，外贴患处；痈疽溃后，腐肉不脱，可炒至烟尽研末外敷；疥癣，可用巴豆仁捣泥，加雄黄和匀，外擦患处。

【性能特点】本品辛热，有大毒。能峻下冷积，用于寒积便秘。逐水消肿力强，用于腹水鼓胀。祛痰利咽，用于寒实结胸及喉痹痰阻。外用祛疮毒，蚀腐肉。

【用量用法】每次 0.1～0.3g，入丸散剂；内服宜用巴豆霜，毒性减低，缓和峻下之力。外用适量，研末涂患处，或捣烂以纱布包擦患处。

【使用注意】孕妇及体弱者禁用。不宜与牵牛子同用。内服制用。服后泻下不止者，用黄连、绿豆煎汤冷服解之。服后欲泻不泻者，可服热粥以助药力。巴豆油外用，对皮肤有强烈刺激作用。

# 京 大 戟

为大戟科多年生草本大戟 Euphorbia pekinensis Rupr. 的干燥根。主产于江苏、四川、江西、广西等地。秋末或初春采挖。晒干。

【性味归经】苦，寒；有毒。归肺、肾、大肠经。

【功效】泻水逐饮，消肿散结。

【应用】

1. 用于水肿，鼓胀，胸胁停饮。其泻水逐饮功似甘遂而力稍逊，以泻脏腑之水湿见长。治水肿、鼓胀，正气未衰者，与大枣同煮，食枣；或与甘遂、芫花同用，如十枣汤；胸胁停饮，胁痛痰稠者，多配甘遂、白芥子同用，如控涎丹。

2. 用于疮痈肿毒，瘰疬痰核。前者，用鲜品捣敷；后者，与鸡蛋同煮，食鸡蛋。

【用量用法】煎服，1.5～3g。入丸、散服，每次 1g。外用适量。生用，毒性强，一般仅供外用；醋制大戟，毒性及泻下作用均减弱。

【使用注意】体弱及孕妇忌用。反甘草。

## 芫　花

为瑞香科落叶灌木芫花 *Daphne genkwa Sieb.et* Zucc. 的干燥花蕾。主产于河南、安徽、江苏、四川、山东等地。春季花未开放前采摘。晒干或烘干。

【性味归经】苦、辛，温；有毒。归肺、肾、大肠经。

【功效】泻水逐饮，祛痰止咳；外用：解毒杀虫疗疮。

【应用】

1. 用于胸胁停饮，水肿，鼓胀。其泻水逐饮之功与甘遂、京大戟相似而力稍逊，以泻胸胁水饮见长，并能祛痰止咳。常与甘遂、京大戟相须为用，如十枣汤、舟车丸。

2. 用于咳嗽痰喘。治肺气壅实，寒饮内停之咳嗽有痰、气喘息粗者，多配桑白皮、葶苈子等同用；若久咳寒饮不化，则需与干姜、细辛等配伍。近代有用醋炙芫花的粉剂及苯制芫花制成的胶囊或水泛丸，防治慢性支气管炎有良效。

3. 用于痈疽肿毒，秃疮，顽癣。单用研末，或加雄黄研末，猪脂调膏外涂。

【用量用法】煎服，1.5～3g；入丸散剂，每次 0.6～0.9g；外用适量。内服宜醋炙，以减低毒性。

【使用注意】体虚及孕妇忌用。反甘草。

## 牵　牛　子

为旋花科一年生攀援草质藤本裂叶牵牛 *Pharbitis nil*（L.）Choisy 或圆叶牵牛 *Pharbitis purpurea*（L.）Voigt 的干燥成熟种子。主产于辽宁省。秋末果实成熟、果壳未开裂时采收。晒干。生用或炒用。

【药性】苦，寒；有毒。归肺、肾、大肠经。

【功效】泻下逐水，去积杀虫。

【应用】

1. 用于水肿，鼓胀。既泻下，又利尿，通利二便，使水湿从二便排出，宜于实证。其逐水作用虽较甘遂、京大戟稍缓，但仍属峻下逐水之品。可单用研末服，或与茴香为末，姜汁调服；较重者，多配甘遂、京大戟等同用，如舟车丸。

2. 用于痰壅咳喘。能泻肺气，逐痰饮。常配葶苈子、杏仁等，如牵牛子散。

3. 用于热结便秘，食积。治肠胃实热积滞，便秘腹胀，单用研末服，或配槟榔、大黄等同用；食积便秘，可与山楂、麦芽等配伍，如山楂化滞丸。

4. 用于虫积腹痛。可借其泻下通便作用以排除虫体，常配槟榔、使君子等同用，以治蛔虫、绦虫。

【用量用法】3～6g，煎服；入丸散服，每次 1.5～3g。生牵牛子毒性较大，多外用；炒牵牛子药性缓和，毒性降低，多内服。

【使用注意】孕妇忌用。畏巴豆。大量使用后，除能直接引起呕吐、腹痛、腹泻及黏液血便外，还可刺激肾脏，引起血尿，严重者可损及神经系统，发生语言障碍、昏迷等。

附：其他泻下药（表 2-3-1）

**表 2-3-1 其他泻下药**

| 分类 | 药名 | 性味归经 | 功效与应用 | 用量用法 |
|------|------|----------|-----------|----------|
| 峻下逐水 | 红大戟 | 苦，寒；有毒 归肺、脾、肾经 | 泻水逐饮，消肿散结 用于水肿，鼓胀，胸胁停饮，痈疽肿毒，瘰疬痰核。功用与京大戟相似，但京大戟偏于泻水逐饮，红大戟偏于消肿散结 | 1.5 ~ 3g，煎服 入丸散剂，每次 1g；外用适量 |
| | 商陆 | 苦，寒；有毒 归肺、脾、肾、大肠经 | 泻下利水，消肿散结 用于水肿，鼓胀，大便秘结，小便不利，疮痈肿毒 | 5~10g，煎服 外用适量 |
| | 千金子 | 苦，温；有毒 归肝、肾、大肠经 | 逐水消肿，破血消癥；外用疗癣蚀疣 用于二便不通，水肿，痰饮，积滞胀满，血瘀经闭；外治顽癣，赘疣 | 1 ~ 2g，去壳、去油用，多入丸散服。外用适量，捣敷患处。孕妇禁用 |

**思考与练习**

1. 泻下药的含义、作用、适应证和使用注意各是什么？
2. 泻下药分为哪几类？各适用于何种病证？
3. 鉴别下列各组药物功用的异同：
   大黄与芒硝　火麻仁与郁李仁　甘遂、京大戟与芫花
4. 峻下逐水药毒性较强，使用时如何保证用药安全？
5. 试述大黄、芒硝、甘遂、巴豆的用量用法及使用注意。

# 第四章　祛风湿药

凡以祛风寒湿邪，解除痹痛为主要功效的药物，称为祛风湿药。

祛风湿药主要具有祛风、散寒、除湿、清热的功效，适用于风寒湿邪侵袭人体，留滞肌肉、经络、筋骨及关节等处，闭塞气血，继而引起肢体疼痛、重着、麻木及关节屈伸不利，甚至肿大变形等症。部分药物还具有舒筋活络、强筋健骨、止痛等作用，适用于风湿日久累及肝肾所致腰膝酸软无力、疼痛等风湿痹证。

根据其药性及功效特点，祛风湿药可分为祛风寒湿药、祛风湿热药、祛风湿强筋骨药三类。

应用祛风湿药时，常根据痹证的类型、病程新久，或病邪所犯部位的不同，选择适宜的药物，并作相应的配伍。

祛风湿药多辛温香燥，易伤阴血，故阴虚血亏津少者应慎用。

痹证多属慢性疾病，为服用方便，祛风湿药可作酒剂或丸散剂常服，酒剂还能增强祛风湿药的功效。

## 第一节　祛风寒湿药

祛风寒湿药性味多辛苦温，入肝脾肾经。具有祛风除湿，散寒止痛，舒筋通络等作用，适用于风寒湿痹。症见肢节疼痛，痛有定处，遇寒加剧等。若配伍清热药，亦可用于风湿热痹。

### 独　活

本品为伞形科植物重齿毛当归 *Angelica pubescens* Maxim.f.*biserrata* Shan et Yuan 的干燥根。主产于四川、湖北、安徽等地。秋末或春初采挖，除去须根及泥沙，炕至半干，堆置 2～3 天，发软后再炕至全干。切片，生用。

【性味归经】辛、苦，微温。归肾、膀胱经。

【功效】祛风除湿，通痹止痛。

【应用】

1. 用于风寒湿痹。本品功善祛风湿，止痹痛，为治风湿痹痛的主要药物。其性善下行，故以下半身的肌肉关节疼痛最为适宜，常与当归、白术、牛膝等同用。

2. 用于风寒表证夹湿。常与羌活、藁本、防风等同用。

此外，本品也可治少阴头痛、皮肤瘙痒等。

【性能特点】本品辛散苦燥，微温能通，故能祛风胜湿，通经活络，通痹止痛。长于治疗在下、在里之风寒湿痹，适用于下肢湿痹、腰膝酸重疼痛以及风寒表证夹湿、皮肤瘙痒等。

【用量用法】3~10g，煎服。外用适量。

## 威 灵 仙

本品为毛茛科植物威灵仙 *Clematis chinensis* Osbeck、棉团铁线莲 *Clematis hexapetala* Pall. 或东北铁线莲 *Clematis manshurica* Rupr. 的干燥根及根茎。前一种主产于江苏、安徽、浙江等地，应用较广。后两种部分地区应用。秋季采挖，除去泥沙，晒干。切段，生用。

【性味归经】辛、咸，温。归膀胱经。

【功效】祛风除湿，通络止痛，治骨鲠。

【应用】

1. 用于风湿痹痛。凡风湿痹痛，麻木拘挛，无论上下皆可应用。可单用为末，温酒调服，或制成蜜丸服。

2. 用于骨鲠咽喉。可单用或加砂糖、醋煎汤，慢慢咽下。

此外，现代还用于治疗扁桃体炎、咽喉炎、乳腺炎等。

【性能特点】本品辛散善走，性温通利，通行十二经，既能祛在表之风邪，又能化在里之湿邪，通经络止痹痛，为治疗风湿痹痛要药。味咸能软坚散结，治骨鲠。

【用量用法】6~10g，煎服。治扁桃体炎、诸骨鲠喉，可用至30g。

【使用注意】本品辛散走窜，气血虚弱者慎用。

## 木 瓜

本品为蔷薇科植物贴梗海棠 *Chaenomeles speciosa*（Sweet）Nakai 的干燥近成熟果实。主产于安徽、四川、湖北、浙江等地。安徽宣城产者称"宣木瓜"，质量较好。夏、秋二季果实绿黄时采摘。水中烫后晒干。切片，生用。

【性味归经】酸，温。归肝、脾经。

【功效】舒筋活络，和胃化湿。

【应用】

1. 用于风湿痹痛，筋脉拘挛，脚气肿痛。本品有较好的舒筋活络作用，又能除湿止痹痛，为治湿痹、筋脉拘急之要药。常与乳香、没药等同用。

2. 用于湿阻中焦之腹痛，吐泻转筋。本品能除湿和中，舒筋活络以缓挛急，为治吐泻转筋的要药。

此外，本品尚有消食作用，可用于消化不良；并能生津止渴，可治津伤口渴。

【性能特点】本品味酸入肝，既益筋血而平肝舒筋，又生津止渴开胃；性温入脾，能祛湿和中。并具酸不收敛湿邪、温不燥烈伤阴之长。为治风湿痹证酸重拘挛麻木及吐泻转筋常用药。

【用量用法】6~10g，煎服。

## 蕲 蛇

本品为蝰科动物五步蛇 *Agkisrrodon acutus*（Guenther）的干燥体。产于蕲春蕲州龙峰山，两湖、三角山一带。多于夏、秋二季捕捉，剖开蛇腹，除去内脏，洗净，用竹片撑开腹部，盘成圆盘状，干燥后拆除竹片。

【性味归经】甘、咸，温；有毒。归肝经。

【功效】祛风，通络，止痉。

【应用】

1.用于风湿顽痹，麻木拘挛。

2.用于中风口眼㖞斜，半身不遂，抽搐痉挛。

3.用于麻风疥癣，破伤风等。

【性能特点】本品有较强的祛风通络作用，尤擅治病深日久之风湿顽痹。既能祛外风，又能息内风，为治抽搐痉挛常用药。

【用量用法】3~9g，煎服；研末吞服，一次 1~1.5g。

## 徐 长 卿

本品为萝藦科植物徐长卿 *Cynanchum paniculatum*（Bge.）Kitag. 的干燥根及根茎。全国大部分地区均有分布，主产于江苏、安徽、河南、湖南等地。秋季采挖，除去杂质，阴干。切碎生用。

【性味归经】辛，温。归肝、胃经。

【功效】祛风除湿，止痛，止痒。

【应用】

1.用于风湿痹痛，牙痛，胃痛及外科手术后疼痛。本品止痛作用显著，可单味应用，或随证配伍应用。

2.用于湿疹，风疹，顽癣及皮肤瘙痒。可单用内服或煎汤外洗，亦常与苦参、地肤子、白鲜皮等同用。

此外，本品还能解蛇毒，治毒蛇咬伤，常与半边莲等同用，内服外用均可。

【用量用法】3~12g，煎服，宜后下。入丸散剂，每次 1.5~3g。

## 川 乌

本品为毛茛科植物乌头 *Aconitum carmichaeli* Debx. 的干燥母根。主产于四川、云南、陕西、湖南等地。夏、秋季采挖，晒干。生用或制后用。

【性味归经】辛、苦，热；有大毒。归心、脾、肝、肾经。

【功效】祛风除湿，散寒止痛。

【应用】

1. 用于风寒湿痹。本品善于祛风除湿，温经散寒，有明显止痛作用，为治风寒湿痹证之要药，尤宜于寒邪偏盛之风湿痹痛。

2. 用于诸寒疼痛，跌打损伤，麻醉止痛。本品散寒止痛作用较强，可随证配伍应用。亦可单用内服或煎汤外洗。

【用量用法】1.5 ~ 3g，煎服，宜先煎、久煎。外用适量。

【使用注意】孕妇禁用。反半夏、瓜蒌、天花粉、贝母、白及、白蔹。不宜久服，一般炮制后用。生品内服宜慎。酒浸、酒煎服宜致中毒，应慎用。

## 乌 梢 蛇

本品为游蛇科动物乌梢蛇 *Zaocys dhumnades*（Cantor）的干燥体。全国大部分地区有分布。夏、秋二季捕捉。剖开蛇腹或先剥去蛇皮留头尾，除去内脏，干燥。去头及鳞片，切段生用、酒炙，或用黄酒闷透，去皮骨用。

【性味归经】甘，平。归肝经。

【功效】祛风通络，定惊止痉。

【应用】

1. 用于风湿顽痹，中风半身不遂。本品能搜风邪，透关节，常与防风、白附子等同用。

2. 用于破伤风，小儿急、慢惊风，痉挛抽搐。

3. 用于一切干湿癣证。常与枳壳、荷叶等同用。

【用量用法】9 ~ 12g，煎服。入散剂，每次 2 ~ 3g。

# 第二节　祛风湿热药

祛风湿热药性味多辛苦寒，入肝脾肾经。具有祛风胜湿，通络止痛，清热消肿等作用，适用于风湿热痹，关节红肿疼痛诸症。但经配伍温经散寒药，亦可用于风寒湿痹。

## 防 己

本品为防己科植物粉防己 *Stephania tetrandra* S.Moore 的干燥根。主产于浙江、安徽、江西、福建等地。秋季采挖，晒干。切厚片，生用。

【性味归经】苦，寒。归膀胱、肺经。

【功效】祛风湿，止痛，利水消肿。

【应用】

1. 用于风湿痹痛。治湿热痹痛，常与薏苡仁、蚕砂等同用；治风寒湿痹，关节疼痛，常与附子、桂枝等同用。

2. 用于水肿，小便不利。本品苦寒降泄，善清湿热，利小便，尤善清下焦膀胱湿热。

【性能特点】本品既善于祛风湿治痹痛，又长于清湿热利水道，故常用于风湿痹痛与水肿等证。

【用量用法】5～10g，煎服。

【使用注意】本品苦寒伤胃，不宜大量使用。食欲不振及阴虚体弱者慎用。

## 秦 艽

本品为龙胆科植物秦艽 *Gentiana macrophylla* pall.、麻花秦艽 *Gentiana straminea* Maxim.、粗茎秦艽 *Gentiana crassicaulis* Duthie ex Burk. 或小秦艽 *Gentiana dahurica* Fisch. 的干燥根。主产于陕西、甘肃、内蒙古、四川等地。春、秋二季采挖，晒干。切片，生用。

【性味归经】辛、苦，平。归胃、肝、胆经。

【功效】祛风湿，止痹痛，退虚热，清湿热。

【应用】

1. 用于风湿痹痛，筋脉拘挛及手足不遂。本品既能祛风，又能除湿，虽为风剂但苦而不燥，性质平和，为"风药中之润剂"。治关节发热肿痛，常与忍冬藤、防己等同用；治风寒湿痹，肢节疼痛发凉，遇寒即发，常与天麻、羌活等同用。

2. 用于骨蒸潮热。为治虚热要药，常与青蒿、地骨皮、知母等同用。

3. 用于湿热黄疸。常与茵陈蒿、栀子、大黄等同用。

【性能特点】本品性平而质润，味苦辛而不燥，为"风药中之润剂"。广泛用于各种痹证，前人誉为"三痹必用之品"，其性平而偏寒，故尤宜于风湿热痹。虽祛风除湿，但不损阴液，故骨蒸劳热，小儿疳热都可用之。

【用量用法】3～10g，煎服。

## 豨 莶 草

本品为菊科植物豨莶 *Siegesbeckia orientalis* L.、腺梗豨莶 *Siegesbeckia pubescens* Makino 或毛梗豨莶 *Siegesbeckia glabrescens* Makine 的干燥地上部分。夏、秋二季花开前和花期均可采割，除去杂质，晒干。

【性味归经】辛、苦，寒。归肝、肾经。

【功效】祛风湿，利关节，解毒。

【应用】

1. 用于风湿痹痛。豨莶草为祛除风湿常用要药，用于风湿痹痛、筋骨不利等症，常与臭梧桐同用。本品性味苦寒，又有化湿热作用，故痹痛偏于湿热的病症尤为适宜。

2. 用于中风，半身不遂，腰膝无力等症。

3. 用于疮疡肿痛、风疹湿疹瘙痒等症。本品生用还能清热解毒，可用于疮疡肿毒，以及风疹湿疮、皮肤瘙痒等症。内服外用均可。

【用量用法】9～12g，煎服。

## 雷 公 藤

本品为卫矛科植物雷公藤 *Tripterygium wilfordii* Hook. *f.* 的根或根的木质部。主产于浙江、江苏、安徽、福建等地。秋季挖取根部，去净泥土，晒干，或去皮晒干。切厚片，生用。

【性味归经】苦、辛，寒；有大毒。归肝、肾经。

【功效】祛风除湿，活血通络，消肿止痛，杀虫解毒。

【应用】

1. 用于风湿顽痹。本品有较强的祛风湿，活血通络之功，为治风湿顽痹要药，苦寒清热力强，消肿止痛功效显著，尤宜于关节红肿热痛、肿胀难消、晨僵、功能受限，甚至关节变形者。可单用内服或外敷，能改善功能活动，减轻疼痛。

2. 用于麻风、顽癣、湿疹、疥疮、皮炎、皮疹。本品苦燥除湿止痒，杀虫攻毒，对多种皮肤病皆有良效。

3. 用于疔疮肿毒。本品苦寒清热解毒，并能以毒攻毒，消肿止痛，治热毒痈肿疔疮，常与蟾酥配伍应用。

【用量用法】10～25g（带根皮者减量），煎服；研粉，每日 1.5～4.5g；外用，适量。

【使用注意】内脏有器质性病变及白细胞减少者慎服；孕妇忌用。

## 第三节　祛风湿强筋骨药

祛风湿强筋骨药性味多苦甘温，入肝肾经。具有祛风湿，补肝肾，强筋骨等作用，适用于风湿日久累及肝肾所致腰膝酸软无力、疼痛等病证。亦可用于肾虚腰痛、骨痿等证。

## 桑 寄 生

本品为桑寄生科植物桑寄生 *Taxillus chinensis*（DC.）Danser 的干燥带叶茎枝。主产于广东、广西、云南等地。冬季至次春采割，除去粗茎，切段，干燥，或蒸后干燥。生用。

【性味归经】苦、甘，平。归肝、肾经。

【功效】补肝肾，强筋骨，祛风湿，安胎。

【应用】

1. 用于风湿痹证。因其长于补肝肾，强筋骨，故治风寒湿痹日久不愈，损及肝肾而腰膝酸软，筋骨无力者更为适宜。常与独活、杜仲、牛膝等同用。

2. 用于肝肾虚损，冲任不固所致崩漏经多、胎漏、胎动不安。常与阿胶、续断、当归、香附等同用。

此外，本品尚能降血压，可用于高血压病。

【性能特点】本品苦甘性平，入肝肾经。既能祛风湿，又能补肝肾、强筋骨，可治风寒湿痹，但以肝肾不足兼风湿痹痛者用之更佳。又能通过补肝肾而固冲任安胎，为治肝肾亏虚胎动不安之要药。

【用量用法】9～15g，煎服。

# 五 加 皮

本品为五加科植物细柱五加 *Acanthopanax gracilistylus* W.W.Smith 的干燥根皮。主产于湖北、河南、安徽等地。夏、秋季采挖。剥取根皮，晒干。切厚片，生用。

【性味归经】辛、苦，温。归肝、肾经。

【功效】祛风湿，补肝肾，强筋骨。

【应用】

1. 用于风湿痹痛，四肢拘挛。可单用或与当归、牛膝、地榆等同用。

2. 用于肝肾不足，筋骨痿软，小儿行迟。常与杜仲、牛膝等同用。

3. 用于水肿，小便不利。本品有利尿作用，常与茯苓、陈皮、大腹皮等同用。

【性能特点】本品辛散苦泄温通，主入肝肾二经，既善祛风寒湿邪，又能补肝肾、强筋骨，为治风寒湿痹、筋骨软弱或四肢拘挛之要药。还能利水，治水肿、脚气浮肿。

【用量用法】5～10g，煎服。或酒浸，或入丸散服。

## 附：其他祛风湿药（表 2-4-1）

表 2-4-1　其他祛风湿药

| 分类 | 药名 | 性味归经 | 功效与应用 | 用量用法 |
|---|---|---|---|---|
| 祛风寒湿 | 草乌 | 辛、苦，热，有大毒 归心、肝、肾、脾经 | 祛风除湿，温经止痛 用于风寒湿痹，心腹冷痛，寒疝作痛，麻醉止痛 | 宜炮制后用，1.5～3g，入汤剂宜先煎、久煎 外用适量 |
| | 金钱白花蛇 | 甘、咸，温，有毒 归肝经 | 祛风，通络，止痉 用于风湿顽痹，中风口眼㖞斜，半身不遂，抽搐痉挛，破伤风，麻风，疥癣 | 2～5g，煎服 1～1.5g，研末吞服 |
| | 海风藤 | 辛、苦，微温 归肝经 | 祛风湿，通经络，止痹痛 用于风寒湿痹，肢节疼痛，筋脉拘挛，屈伸不利 | 6～12g，煎服 |
| | 青风藤 | 苦、辛，平 归肝、脾经 | 祛风湿，通经络，利小便 用于风湿痹痛，关节肿胀，麻痹瘙痒 | 6～15g，煎服 |
| | 路路通 | 苦，平 归肝、肾经 | 祛风活络，利水，通经 用于关节痹痛，麻木拘挛，水肿胀满，乳少，经闭 | 5～10g，煎服 |
| | 伸筋草 | 微苦、辛，温 归肝、脾、肾经 | 祛风除湿，舒筋活络 用于关节酸痛，屈伸不利 | 3～12g，煎服 |

| 分类 | 药名 | 性味归经 | 功效与应用 | 用量用法 |
|---|---|---|---|---|
| 祛风湿热 | 桑枝 | 微苦，平<br>归肝经 | 祛风湿，利关节<br>用于肩臂、关节酸痛麻木，尤以上肢风湿热痹更为适宜 | 9～15g，煎服 |
| | 络石藤 | 苦，微寒<br>归心、肝、肾经 | 祛风通络，凉血消肿<br>用于风湿热痹，筋脉拘挛，腰膝酸痛，喉痹，痈肿，跌扑损伤 | 6～12g，煎服<br>外用鲜品适量，捣敷患处 |
| | 老鹳草 | 辛、苦，平<br>归肝、肾、脾经 | 祛风湿，通经络，止泻痢<br>用于风湿痹痛，麻木拘挛，筋骨酸痛，泄泻痢疾 | 9～15g，煎服 |
| | 丝瓜络 | 甘，平<br>归肺、胃、肝经 | 通络，活血，祛风<br>用于风湿痹痛，胸胁胀痛，乳汁不通，乳痈 | 6～10g，煎服 |
| | 臭梧桐 | 辛、苦、甘，凉<br>归肝、脾经 | 祛风湿，降血压<br>用于风湿痹痛，肢体麻木，高血压，瘰疬，湿疹，痔疮，鹅掌风 | 9～15g，煎服，或研末吞服（6g）；外用煎水洗或研末掺患处。用以降压，须后下，不宜久煎 |
| | 穿山龙 | 甘、苦，温<br>归肝、肾、肺经 | 祛风除湿，舒筋通络，活血止痛，止咳平喘<br>用于风湿痹痛，关节肿胀，疼痛麻木，跌扑损伤，闪腰岔气，咳嗽气喘 | 9～15g，煎服<br>也可制成酒剂用 |
| 祛风湿强筋骨 | 狗脊 | 苦、甘，温<br>归肝、肾经 | 补肝肾，强腰膝，祛风湿<br>用于腰膝酸软，下肢无力，风湿痹痛 | 6～12g，煎服 |
| | 槲寄生 | 苦，平<br>归肝、肾经 | 祛风湿，补肝肾，强筋骨，安胎元<br>用于风湿痹痛，腰膝酸软，筋骨无力，崩漏经多，妊娠漏血，胎动不安，头晕目眩 | 9～15g，煎服 |
| | 千年健 | 苦、辛，温<br>归肝、肾经 | 祛风湿，壮筋骨<br>用于风寒湿痹，腰膝冷痛，拘挛麻木，筋骨痿软 | 5～10g，煎服 |
| | 鹿衔草 | 甘、苦，温<br>归肝、肾经 | 祛风湿，强筋骨，止血<br>用于风湿痹痛，腰膝无力，月经过多，久咳劳嗽 | 9～15g，煎服 |

**思考与练习**

1. 祛风湿药的含义、作用、适应证各是什么？
2. 祛风湿药分为哪几类？各适用于何种病证？
3. 使用祛风湿药时应注意什么？
4. 鉴别独活与羌活功用的异同点。
5. 叙述川乌、草乌的用量用法。
6. 可用于诸骨哽咽的药物是什么？可以安胎的药物有哪些？

# 第五章　化湿药

凡气味芳香，性偏温燥，以化湿运脾为主要功效的药物，称为化湿药。

化湿药芳香温燥，具有舒畅气机，宣化湿浊，促进脾胃运化的功效。适用于脾为湿困，运化失职所致脘腹痞满、呕吐泛酸、食少体倦、口甘多涎、舌苔白腻等，对于湿温、暑湿等证，亦可选用。

应用化湿药时，应根据不同的证候做适当的配伍。

化湿药多属辛温香燥之品，易于耗气伤阴，阴虚血燥及气虚者宜慎用。又因其含挥发油，故入煎剂时须后下，不宜久煎。

## 广 藿 香

本品为唇形科植物广藿香 *Pogostemon cablin*（Blanco）Benth. 的地上部分。主产于广东、海南等地。夏秋季枝叶茂盛时采割。切段，生用。

【性味归经】辛，微温。归脾、胃、肺经。

【功效】芳香化浊，开胃止呕，发表解暑。

【应用】

1. 用于湿阻中焦。本品气味芳香，为芳香化湿浊要药。治胸脘痞闷、食欲不振、神疲体倦等，常与苍术、厚朴等同用。

2. 用于呕吐。尤对湿阻中焦所致呕吐，疗效更佳，常与半夏同用。

3. 用于暑湿及湿温初起。本品长于治疗暑月外感风寒，内伤湿滞所致恶寒发热、头痛脘闷、呕恶吐泻等。常与紫苏、厚朴、半夏等同用，如藿香正气散。

【性能特点】本品味辛，气味芳香，为芳香化湿浊的要药，是夏季常用之药。辛散发表而不峻烈，微温化湿而不燥热，善于疏散暑湿表邪，醒脾开胃，和中止呕，理气止痛。

【用量用法】3～10g，煎服；鲜品加倍。

## 苍 术

本品为菊科植物茅苍术 *Atractylodes lancea*（Thunb.）DC. 或北苍术 *Atractylodes chinensis*（DC.）Koidz. 的干燥根茎。前者主产于江苏、湖北、河南等地，其中以产于江苏茅山一带者质量最好，故名茅苍术。后者主产于内蒙古、山西、辽宁等地。春、秋二季采挖，晒干。水或米泔水润透切片，炒微黄用。

【性味归经】辛、苦，温。归脾、胃、肝经。

【功效】燥湿健脾，祛风散寒，明目。

【应用】

1. 用于湿阻中焦。对于脾为湿困所致脘腹胀闷、呕恶食少、吐泻乏力、舌苔白腻等症，用之最宜，常与厚朴、陈皮等同用，如平胃散。

2. 用于风湿痹痛及外感风寒夹湿证。本品辛散苦燥，内能化湿浊之郁，外可解风湿之邪，对湿邪为病，不论表里上下皆可随证配伍，尤对寒湿为宜。

3. 用于夜盲症及眼目昏涩。可单用，或与猪肝、羊肝蒸煮同食。

【性能特点】本品苦辛性温，芳香燥烈，燥湿力强，能使湿邪除而恢复脾的运化功能，为治湿阻中焦证的要药，一般以舌苔白腻厚浊为选用的依据，并能解表及明目。

【用量用法】3～10g，煎服。

【使用注意】阴虚内热，气虚多汗者忌服。

## 厚　朴

本品为木兰科植物厚朴 *Magnolia officinalis* Rehd.et Wils. 或凹叶厚朴 *Magnolia officinalis* Rehd.et Wils.var.*biloba* Rehd.et Wils. 的干燥干皮、根皮及枝皮。主产于四川、湖北等地。4～6月剥取，根皮及枝皮直接阴干，干皮置沸水中微煮后堆置阴湿处，"发汗"至内表面变成紫褐色或棕褐色时，蒸软取出，卷成筒状，干燥。切丝，姜汁制用。

【性味归经】苦、辛，温。归脾、胃、肺、大肠经。

【功效】燥湿行气，消积除满，降逆平喘。

【应用】

1. 用于湿阻、气滞、食积所致脾胃不和，脘腹胀满。湿阻中焦者，常与苍术、陈皮等同用，如平胃散。

2. 用于痰饮咳喘及梅核气。治痰饮咳喘，常与苏子、陈皮、半夏等同用；治梅核气，常与半夏、茯苓、苏叶、生姜等同用。

【性能特点】本品苦能下气，辛能散结，温能燥湿，善除胃中滞气，燥脾中湿邪，故既能下有形之实满，又能散无形之湿满，为消除胀满的要药。

【用量用法】3～10g，煎服。

## 砂　仁

本品为姜科植物阳春砂 *Amomum villosum* Lour.、绿壳砂 *Amomum villosum* Lour. var. *xanthioides* T. L .Wu et Senjen 或海南砂 *Amomun longiligulare* T. L.Wu 的干燥成熟果实。阳春砂主产于广东、广西、云南、福建等地，绿壳砂主产于广东、云南等地，海南砂主产海南及雷州半岛等地。以阳春砂质量为优。均于夏秋间果实成熟时采收，晒干或低温干燥。用时打碎生用。

【性味归经】辛，温。归脾、胃、肾经。

【功效】化湿开胃，温脾止泻，理气安胎。

【应用】

1. 用于湿浊中阻及脾胃气滞。尤宜于寒湿气滞者，常与木香、枳实等同用。

2. 用于脾胃虚寒之腹痛泄泻。可单用或配其他药同用。

3. 用于脾虚气滞之胎动不安或妊娠恶阻。

【性能特点】本品辛散温通，气味芬芳，化湿醒脾、行气温中之效均佳，常用于湿阻或气滞所致脘腹胀痛等脾胃不和诸证。

【用量用法】3～6g，煎服，宜后下。

## 豆 蔻

本品为姜科植物白豆蔻 *Amomum kravanh* Pierre ex Gagnep. 或爪哇白豆蔻 *Amomum compactum* Soland ex Maton 的干燥成熟果实，又名白豆蔻。主产于泰国、柬埔寨、越南，我国云南、广东、广西等地亦有栽培。于秋季果实由绿色转成黄绿色时采收，晒干。生用，用时捣碎。

【性味归经】辛，温。归肺、脾、胃经。

【功效】化湿行气，温中止呕。

【应用】

1. 用于湿阻中焦及脾胃气滞证。本品温通香窜，能行中、上二焦滞气而化湿消痞，常与厚朴、陈皮等同用。

2. 用于呕吐。本品能入脾胃以化浊散寒，温中行气以止呕。

【用量用法】3～6g，煎服，宜后下。

## 佩 兰

本品为菊科植物佩兰 *Eupatorium fortunei* Turcz. 的干燥地上部分。分布于河北、山东、江苏、广东、广西、四川、贵州、云南、浙江、福建等省区。夏、秋二季分两次采割，去除杂质，晒干。

【性味归经】辛，平。归脾、胃、肺经。

【功效】芳香化湿，醒脾开胃，发表解暑。

【应用】

1. 用于湿浊中焦，脘痞呕恶，口中甜腻，口臭，多涎。本品气味芳香，其化湿和中之功与藿香相似，治中焦湿阻之证每相须为用，并配苍术、厚朴等，以增加芳香化湿之功效。

2. 用于外感暑湿或湿温初起。本品化湿又能解暑，治暑湿证常与藿香、荷叶、青蒿等同用。湿温初起，可与薏苡仁、滑石、藿香等同用。

【用量用法】3～10g，煎服，鲜品加倍。

## 附：其他化湿药（表2-5-1）

**表 2-5-1　其他化湿药**

| 药名 | 性味归经 | 功效与应用 | 用量用法 |
|---|---|---|---|
| 红豆蔻 | 辛，温<br>归脾、肺经 | 散寒燥湿，醒脾消食<br>用于脘腹冷痛，食积胀满，呕吐泄泻，饮酒过多 | 3~6g，煎服 |
| 草豆蔻 | 辛，温<br>归脾、胃经 | 燥湿行气，温中止呕<br>用于寒湿中阻，脾胃气滞，寒凝湿郁，脾虚久泻 | 3~6g，煎服 |
| 草果 | 辛，温<br>归脾、胃经 | 燥湿散寒，除痰截疟<br>用于寒湿中阻，疟疾 | 3~6g，煎服 |

**思考与练习**

1. 化湿药的含义、作用、适应证及使用注意各是什么？
2. 鉴别苍术与厚朴功用的异同点。
3. 叙述砂仁的用量用法。
4. 化湿药中消除胀满的要药是哪味药？能安胎的药是哪味药？

# 第六章 利水渗湿药

凡以通利水道，渗泄水湿为主要功效的药物，称为利水渗湿药。

利水渗湿药味多甘淡，具有利水消肿，利尿通淋，利湿退黄等功效，适用于小便不利、水肿、痰饮、淋证、黄疸、湿疮、泄泻、带下、湿温等水湿所致各种病证。

利水渗湿药根据其药性及功效特点，可分为利水消肿药、利尿通淋药和利湿退黄药三类。

应用利水渗湿药，需根据不同病证，选择适宜的药物，并作相应的配伍。此外，利水渗湿药还常与行气药配伍，以提高疗效。

利水渗湿药易耗伤津液，对阴亏津少、遗精滑精者应慎用或忌用。有些药物有较强的通利作用，孕妇应慎用。

## 第一节 利水消肿药

利水消肿药性味甘淡或微寒，具有利水消肿的作用，适用于水湿内停之水肿、小便不利，以及泄泻、痰饮等证。使用时常根据不同病证，适当配伍其他药物。

### 茯 苓

本品为多孔菌科真菌茯苓 *Poria cocos*（Schw.）Wolf 的干燥菌核。野生或栽培，主产于云南、湖北、四川等地。产云南者称"云苓"，质较优。多于 7～9 月采挖，堆置"发汗"后摊开晒干，如此反复数次，最后晾至全干。切制，生用。

【性味归经】甘、淡，平。归心、肺、脾、肾经。

【功效】利水渗湿，健脾，宁心。

【应用】

1. 用于水湿内停之水肿、小便不利。本品甘补淡渗，既补又利，作用和缓，性平而无寒热之偏，尤宜于脾虚湿盛者。若水湿内停之水肿，常与泽泻、猪苓等同用，如五苓散。

2. 用于脾虚诸证。本品能健脾补中，凡脾胃虚弱，脾虚停饮，脾虚湿盛等，均可用之。

3. 用于心悸失眠。尤适用于心脾两虚、气血不足所致心神不安，失眠，常与黄芪、当归、远志等同用，如归脾汤。

【性能特点】本品性质平和，既能利水通窍除邪热，又能滋补心脾而益肺，利而不猛，补而不峻，为利水渗湿之要药，适用于寒热虚实所致各种水肿。脾虚湿盛、心神失养而心悸失眠者，亦为常用之品。

【用量用法】10 ~ 15g，煎服。

薏 苡 仁

本品为禾本科植物薏苡 *Coix lacryma-jobi* L.var.*mayuen*（Roman.）Stapf 的干燥成熟种仁。我国大部分地区均产，主产于福建、河北、辽宁等地。秋季果实成熟时采割植株，晒干，打下果实，再晒干，除去外壳及种皮。生用或炒用。

【性味归经】甘、淡，凉。归脾、胃、肺经。

【功效】利水渗湿，健脾止泻，除痹，排脓，解毒散结。

【应用】

1. 用于小便不利，水肿，脚气及脾虚泄泻、白带。常用于脾虚湿盛所致水肿腹胀，小便不利，常与茯苓、白术、黄芪等同用。

2. 用于湿痹而筋脉挛急疼痛。常与独活、防风、苍术等同用。

3. 用于肺痈，肠痈。

4. 用于赘疣、癌肿。

【性能特点】本品甘淡微寒，生用清利湿热，兼除痹排脓，水湿兼热者尤宜。炒用健脾兼渗湿止泻，脾虚兼水湿停滞者宜用。

【用量用法】9 ~ 30g，煎服。清利湿热宜生用，健脾止泻宜炒用。本品力缓，用量宜大。亦可作粥用，为食疗佳品。孕妇慎用。

泽 泻

本品为泽泻科植物泽泻 *Alisma orientalis*（Sam.）Juzep. 的干燥块茎。主产于福建、四川、江西等地。冬季茎叶开始枯萎时采挖，洗净，干燥，除去须根及粗皮，以水润透切片，晒干。麸炒或盐水炒用。

【性味归经】甘，淡，寒。归肾、膀胱经。

【功效】利水渗湿，泄热，化浊降脂。

【应用】

1. 用于水湿内停之水肿，小便不利，泄泻。其利水作用较茯苓强，常与茯苓、猪苓等同用，如五苓散。

2. 用于下焦湿热之淋证，遗精。治湿热淋证，常与木通、车前子等同用。

3. 用于高脂血症。

【性能特点】本品甘淡性寒，归肾与膀胱经，既善渗利水湿，又能清泄肾与膀胱之热，故善治下焦湿热及水肿兼热之证。

【用量用法】6 ~ 10g，煎服。

## 猪 苓

本品为多孔菌科真菌猪苓 *Polyporus umbellatus*（Pers.）Fries 的干燥菌核。寄生于桦树、枫树、柞树的根上。主产于陕西、河北、云南等地。春秋二季采挖，去泥沙，晒干。切片，生用。

【性味归经】甘、淡，平。归肾、膀胱经。

【功效】利水渗湿。

【应用】用于小便不利，水肿，泄泻及淋浊等。本品甘淡渗泄，利水作用较茯苓强，凡水湿滞留者均可选用。若脾虚水肿、小便不利，常与茯苓、泽泻等同用，如五苓散。

【用量用法】6～12g，煎服。

# 第二节　利尿通淋药

利尿通淋药性味多苦寒或甘淡寒，入膀胱、肾经，以利尿通淋为主要作用，适用于小便短赤，热淋，血淋及膏淋等证。使用时常酌情选用并适当配伍其他药物，以提高疗效。

## 车 前 子

本品为车前科植物车前 *Plantago asiatica* L. 或平车前 *Plantago depressa* Willd. 的干燥成熟种子。前者分布全国各地，后者分布东北各省。夏、秋二季种子成熟时采收果穗。晒干，搓出种子，除去杂质。生用或盐水炙用。

【性味归经】甘，寒。归肝、肾、肺、小肠经。

【功效】清热利尿通淋，渗湿止泻，明目，祛痰。

【应用】

1. 用于湿热淋证。本品甘而滑利，性寒清热，对于湿热下注而致的小便淋漓涩痛尤为适宜，常与木通、滑石等同用，如八正散。

2. 用于暑湿泄泻。本品能利小便以实大便，故适用于暑湿泄泻，尤宜于水泻。

3. 用于目赤肿痛，目暗昏花，翳障。常与菊花、决明子等同用。

4. 用于肺热咳嗽痰多。常与瓜蒌、浙贝母、枇杷叶等清肺化痰药同用。

【性能特点】本品甘寒滑利，既能利水清热，治下焦湿热及水肿兼热等证，又长于分清浊而止泻（即利小便而实大便），治湿盛水泻。还能清肝明目，清肺化痰，治肝热目赤及痰热咳嗽。

【用量用法】9～15g，煎服，宜包煎。

---
### 附：车前草

本品为车前科植物车前的全草，性味功效同车前子，且能清热解毒。用于热毒痈肿，内服或用鲜草捣烂外敷。用量10~20g，鲜品加倍，外用适量。
---

## 滑 石

本品为硅酸盐类矿物滑石族滑石，主含含水硅酸镁 [$Mg_3(Si_4O_{10})(OH)_2$]。主产于山东、江西、山西、辽宁等地。全年可采。采挖后，除去泥沙及杂石，洗净，研粉或水飞用。

【性味归经】甘、淡，寒。归膀胱、肺、胃经。

【功效】利尿通淋，清热解暑，外用祛湿敛疮。

【应用】

1.用于热淋，石淋，尿热涩痛。为治湿热淋证的常用药，常与车前子、木通等同用，如八正散。其性滑利，故又可治砂淋、石淋，常与海金沙、金钱草等同用。

2.用于暑湿，湿温证。治暑热烦渴，小便短赤，常与甘草同用，如六一散。

3.用于湿疹，湿疮及痱子。治湿疹，湿疮，可单用或与枯矾、黄柏等为末，撒布患处；治痱子，常与薄荷脑、樟脑等制成痱子粉外用。

【性能特点】本品甘寒清热解暑，质滑利窍通淋。为暑热烦渴及热淋所常用。外用能清热收湿敛疮，用于湿疹湿疮。

【用量用法】10～20g，煎服，先煎。外用适量。

## 木 通

本品为木通植物木通 *Akebia quinata*（Thunb.）Decne、三叶木通 *Akebia trifoliate*（Thunb.）Koidz. 或白木通 *Akebia trifoliate*（Thunb.）Koidz.var.*australis*（Diels）Rehd. 的干燥藤茎。木通主产于陕西、山东、江苏、安徽等地；三叶木通主产于河北、山西、山东、河南等地；白木通主产于西南地区。秋季采收，截取茎部，除去细枝，阴干即得，洗净润透，切片，晒干，生用。

【性味归经】苦，微寒；有毒。归心、小肠、膀胱经。

【功效】利尿通淋，清心除烦，通经下乳。

【应用】

1.用于口舌生疮，心烦尿赤及水肿脚气。尤适宜于心火上炎之口舌生疮，或心火下移小肠之心烦尿赤等，常与生地黄、甘草等同用。

2.用于经闭乳少，湿热痹痛。本品性善通利，既能通经下乳，又能通利关节血脉。

【性能特点】本品苦寒清降，通利下行，善降心与小肠之热而利水通淋，兼行乳络。凡心火亢盛、小便热淋及乳络不通，均为常用之品。

【用量用法】3～6g，煎服。

【使用注意】本品有毒，故用量不宜过大，也不宜久服，肾功能不全者及孕妇禁用。

## 石 韦

本品为水龙骨科植物庐山石韦 *Pyrrosia sheareri*（Bak.）Ching、石韦 *Pyrrosia lingua*（Thunb.）Farwell 或有柄石韦 *Pyrrosia petiolosa*（Christ）Ching 的干燥叶。主产于浙江、

湖北、河北等地。四季均可采收。除去根茎及根，晒干。切段，生用。

【性味归经】甘、苦，微寒。归肺、膀胱经。

【功效】利尿通淋，清肺止咳，凉血止血。

1. 用于淋证。本品能清热利水通淋，为治疗湿热淋证、石淋及水肿所常用，因其又能止血，故血淋用之尤为适宜，常与白茅根、蒲黄等同用。

2. 用于血热所致吐血、衄血、尿血、崩漏等。可单用或与侧柏叶、栀子、丹参等同用。

此外，本品还能清肺止咳，可用于治肺热咳嗽气喘。

【用量用法】6～12g，煎服。

## 瞿　麦

本品为石竹科植物瞿麦 *Dianthus superbus* L. 或石竹 *Dianthus chinensis* L. 的干燥地上部分，生于山地、草丛或石缝中，分布于中国大部分地区。夏、秋二季花果期采割，除去杂质，干燥。

【性味归经】苦，寒。归心、小肠经。

【功效】利尿通淋，活血通经。

【应用】

1. 用于热淋、血淋、石淋，小便不通，淋沥涩痛。本品苦寒降泄，能清心与小肠火，导热下行，而有利尿通淋之功，为治淋要药。

2. 用于血热瘀阻之闭经或月经不调。本品能活血通经，常与桃仁、红花、丹参、赤芍等同用。

【用量用法】9～15g，煎服。

【使用注意】孕妇慎用。

## 萹　蓄

本品为蓼科植物萹蓄 *Polygonum aviculare* L. 的干燥地上部分。生长于田野路旁、荒地及河边等处，全国各地均有分布，以河南、四川、浙江、山东为主。夏季叶茂盛时采收，除去根及杂质，晒干。

【性味归经】苦，微寒。归膀胱经。

【功能主治】利尿通淋，杀虫，止痒。

【应用】

1. 用于膀胱热淋，小便短赤，淋沥涩痛。

2. 用于虫积腹痛，皮肤湿疹，阴痒带下。本品善杀虫止痒，治蛔虫腹痛或胆道蛔虫痛，加米醋煎服；治皮肤湿疹、湿疮、阴痒等，用萹蓄煎水外洗。

【用量用法】9～15g，煎服。外用适量，煎洗患处。

【使用注意】多服泄精气。

# 第三节　利湿退黄药

利湿退黄药性味多苦寒，入脾胃肝胆经。具有利湿退黄作用，主要用于湿热黄疸证。使用时常根据不同病证，适当配伍其他药物。

## 金钱草

本品为报春花科植物过路黄 *Lysimachia christinae* Hance 的干燥全草。江南各省均有分布。夏、秋二季采收。晒干。切段，生用。

【性味归经】甘、咸，微寒。归肝、胆、肾、膀胱经。

【功效】利湿退黄，通淋排石，解毒消肿。

【应用】

1.用于湿热黄疸。本品既能清肝胆火，又能利下焦湿热，常与茵陈蒿、栀子等同用。

2.用于热淋、石淋。本品既能利水通淋，又能排石，尤宜用于石淋证。

3.用于恶疮肿毒，毒蛇咬伤。内服外用均有良效。

【性能特点】本品甘淡利尿，咸能软坚，微寒清热，能利尿排石，清湿热，退黄疸，尤为排石要药。适用于肝胆及尿路结石、黄疸诸证，对于恶疮肿毒不论内服外用，均有良效。

【用量用法】15～60g，煎服。鲜品加倍。外用适量。

## 茵　陈

本品为菊科植物滨蒿 *Artemisia scoparia* Waldst.et Kit. 或茵陈蒿 *Artemisia capillaris* Thunb. 的干燥地上部分。我国大部分地区均有分布，主产于陕西、山西、安徽等地。春季幼苗高 6～10cm 时采收或秋季花蕾长成时采割。春季采收的习称"绵茵陈"，秋季采割的称"茵陈蒿"。除去杂质及老茎，晒干，生用。

【性味归经】苦、辛，微寒。归脾、胃、肝、胆经。

【功效】清利湿热，利胆退黄。

【应用】

1.用于黄疸。本品功善利湿清热退黄，不论阳黄、阴黄均可应用。湿热阳黄者，常与栀子、大黄等同用，如茵陈蒿汤；若黄疸湿重于热，常与茯苓、猪苓等同用，如茵陈五苓散。若寒湿阴黄者，常与附子、干姜等同用。

2.用于湿疹，湿疮。常与黄柏、苦参等同用，亦可单味煎汤外洗。

此外，现代用治高脂血症和冠心病、胆石症等。

【性能特点】本品苦辛微寒，善清利脾胃肝胆湿热，使之从小便而出，为治黄疸要药。并可用于湿疹瘙痒。

【用量用法】6～15g，煎服。外用适量，煎汤熏洗。

## 垂 盆 草

本品为景天科植物垂盆草 *Sedum sarmentosum* Bunge. 的干燥全草。全国各地均产。夏、秋二季采收。除去杂质，切段、晒干。生用或鲜用。

【性味归经】甘、淡、凉。归心、肝、胆、小肠经。

【功效】利湿退黄，清热解毒。

【应用】

1.用于湿热黄疸。本品能解毒利湿退黄。常与郁金、茵陈、金钱草等同用。

2.用于痈肿疮疡，毒蛇咬伤，水火烫伤。

【性能特点】本品甘淡性凉，能解毒利湿退黄，用于湿热黄疸、小便不利、痈肿疮疡。

【用量用法】15～30g，煎服。鲜品加倍，外用适量。

## 虎 杖

本品为蓼科植物虎杖 *Polygonum cuspidatum* Sieb.et Zucc. 的干燥根茎和根。我国大部分地区均产，主产于江苏、江西、山东、四川等地。春、秋二季采挖。除去须根，洗净，趁新鲜切短段或厚片，晒干。生用或鲜用。

【性味归经】微苦，微寒。归肝、胆、肺经。

【功效】利湿退黄，清热解毒，散瘀止痛，止咳化痰。

【应用】

1.用于湿热黄疸，淋浊，带下。本品善泄中焦瘀滞，降泻肝胆湿热，是清热利湿之良药。湿热黄疸者，可单用本品煎服；或与栀子、茵陈、黄柏等同用，效果更佳。

2.用于烧烫伤，痈肿疮毒，毒蛇咬伤等。

3.用于血瘀经闭，跌打损伤。

4.用于肺热咳嗽。可单味煎服，或与贝母、枇杷叶、杏仁等同用。

【用量用法】10～15g，煎服。外用适量。

【使用注意】孕妇慎用。

附：其他利水渗湿药（表2-6-1）

**表2-6-1 其他利水渗湿药**

| 分类 | 药名 | 性味归经 | 功效与应用 | 用量用法 |
|------|------|----------|-----------|----------|
| 利水消肿 | 玉米须 | 甘，平<br>归膀胱、肝、胆经 | 利水消肿，利湿退黄<br>用于水肿，小便不利、黄疸 | 30～60g，煎服；鲜用加倍 |
| | 香加皮 | 辛，苦，温；有毒<br>归肝、肾、心经 | 利水消肿，祛风湿，强筋骨<br>用于下肢浮肿，心悸气短，风寒湿痹，腰膝酸软 | 3～6g，煎服<br>本品有毒，不宜过量服用 |

续表

| 分类 | 药名 | 性味归经 | 功效与应用 | 用量用法 |
|---|---|---|---|---|
| 利尿通淋 | 川木通 | 苦，寒<br>归心、小肠、膀胱经 | 利尿通淋，清心除烦，通经下乳<br>用于淋证，水肿，心烦尿赤，口舌生疮，经闭乳少，湿热痹痛 | 3~6g，煎服 |
| | 通草 | 甘、淡、微寒<br>归肺、胃经 | 清热利尿，通气下乳<br>用于湿热尿赤，淋病涩痛，水肿尿少，乳汁不下 | 3~5g，煎服 |
| | 灯心草 | 甘、淡、微寒<br>归心、肺、小肠经 | 清心火，利小便<br>用于心烦失眠，尿少涩痛，口舌生疮 | 1~3g，煎服 |
| | 地肤子 | 辛、苦，寒<br>归肾、膀胱经 | 清热利湿，祛风止痒<br>用于小便涩痛，阴痒带下，风疹，湿疹，皮肤瘙痒 | 9~15g，煎服<br>外用适量，煎汤熏洗 |
| | 海金沙 | 甘、咸，寒<br>归膀胱、小肠经 | 清利湿热，通淋止痛<br>用于热淋，砂淋，石淋，血淋，膏淋，尿道涩痛 | 6~15g，入煎剂宜包煎 |
| | 绵萆薢 | 苦，平<br>归肾、胃经 | 利湿去浊，祛风除痹<br>用于膏淋，白浊，白带过多，风湿痹痛，关节不利，腰膝疼痛 | 9~15g，煎服 |
| | 粉萆薢 | 苦，平<br>归肾、胃经 | 利湿去浊，祛风除痹<br>用于膏淋，白浊，白带过多，风湿痹痛 | 9~15g，煎服 |
| | 连钱草 | 辛、微苦，微寒<br>归肝、肾、膀胱经 | 利湿退黄，清热解毒，散瘀消肿<br>用于热淋，石淋，湿热黄疸，疮痈肿毒，跌打损伤 | 15~30g，煎服<br>外用适量 |
| | 广金钱草 | 甘、淡，凉<br>归肝、肾、膀胱经 | 利湿退黄，利尿通淋<br>用于黄疸尿赤，热淋，石淋，小便涩痛，水肿尿少 | 15~30g，煎服 |

**思考与练习**

1. 利水渗湿药的含义、作用、适应证各是什么？
2. 利水渗湿药分为哪几类？各适用于何种病证？
3. 鉴别下列各组药物功用的异同点：
 茯苓与猪苓　金钱草与茵陈
4. 利水渗湿药中宜包煎的药物有哪些？
5. 治疗膏淋的要药是什么？

# 第七章 温里药

凡以温里祛寒，治疗里寒证为主要功效的药物，称为温里药，又称祛寒药。

温里药大多味辛而性温热，辛能散行，温热散寒，善走脏腑，故具有温里祛寒、温经止痛作用，个别药物尚能助阳、回阳，主要适用于里寒证，其中包括寒邪内侵，直中脾胃或脾胃虚寒所致脘腹冷痛，呕吐泄泻；肺寒痰饮所致痰鸣咳喘，痰白清稀；寒侵肝经引起的少腹冷痛，寒疝腹痛或厥阴头痛；肾阳不足所致阳痿宫冷，腰膝冷痛，夜尿频多，滑精遗尿；心肾阳虚所致心悸怔忡，畏寒肢冷，小便不利，肢体浮肿；亡阳证所表现的畏寒，汗出神疲，四肢厥逆，脉微欲绝等。

在使用温里药时常根据具体证候进行适当配伍，如外寒内侵，表寒仍未尽时，宜配伍辛温解表药；寒凝经脉、气滞血瘀者，宜配伍行气活血药；寒湿内阻者，宜配伍芳香化湿药或温燥祛湿药；脾肾阳虚者，宜配伍温补脾肾药；亡阳气脱者，宜配伍大补元气药。

温里药多为辛热燥烈之品，易动火耗阴，凡实热证、阴虚火旺、津血亏虚者禁用；孕妇及天气炎热时应慎用；部分药物有毒，应注意炮制、用法、用量，以保证用药安全。

## 附 子

本品为毛茛科植物乌头 *Aconitum carmichaeli* Debx. 的子根的加工品。主产于四川、湖北、湖南等地。6 月下旬至 8 月上旬采挖，除去母根、须根及泥沙，习称"泥附子"，加工炮制为盐附子、黑附片（黑顺片）、白附片、淡附片、炮附片。

【性味归经】辛、甘，大热；有毒。归心、肾、脾经。

【功效】回阳救逆，补火助阳，散寒止痛。

【应用】

1. 用于亡阳证。见面色苍白，神衰欲寐，四肢厥逆，吐利汗出，脉微细等。常与干姜同用，以增强回阳救逆之功，如四逆汤。若兼气脱而又出现冷汗淋漓，呼吸微弱，脉微欲绝等，常与人参同用，如参附汤。

2. 用于肾阳不足所致腰膝酸软，阳痿滑精，宫寒不孕，夜尿频多。常与肉桂、山茱萸、熟地黄等同用。

3. 用于脾肾阳虚所致脘腹冷痛，呕吐泄泻，小便不利，肢体浮肿。常与白术、党参、茯苓等同用。

4.用于寒湿痹痛。常与桂枝、白术、甘草等同用。

【性能特点】本品性味辛、甘，大热，其性走而不守，能通行十二经，故能上补心阳而通脉，中温脾阳而健运，下助肾阳而益火，外达皮毛而散寒湿，为回阳救逆第一要药，亦为治寒湿痹痛的常用药，尤善治寒痹痛剧者。

【用量用法】3～15g，煎服，用时应先煎0.5～1小时，至口尝无麻辣感为度。

【使用注意】本品性味辛热燥烈，热证、阴虚阳亢及孕妇禁用；不宜与半夏、瓜蒌、天花粉、贝母、白蔹、白及同用；生品外用，内服需经炮制。若内服过量，或炮制、煎煮方法不当，可引起中毒。

## 干　姜

本品为姜科植物姜 *Zingiber officinale* Rosc. 的干燥根茎。主产于四川、广东、广西、湖南、湖北等地。均系栽培。冬季采挖，除去须根及泥沙，晒干或低温烘干。生用。

【性味归经】辛，热。归脾、胃、肾、心、肺经。

【功效】温中散寒，回阳通脉，温肺化饮。

【应用】

1.用于脾胃虚寒证。见胃脘冷痛，呕吐泄泻等。常与党参、白术等同用，如理中丸。亦可单用本品治疗寒邪直中脏腑引起的腹痛。

2.用于亡阳厥逆证。见面色苍白，四肢厥冷，神疲欲寐，汗出吐利，脉微细等。常与附子同用以加强附子回阳救逆之功，并可降低附子的毒性，如四逆汤。

3.用于寒饮咳喘。见咳嗽喘促，形寒背冷，痰多清稀等。常与细辛、五味子、麻黄等同用，如小青龙汤。

【性能特点】本品性味辛热，归脾、胃、心、肾、肺经，能通心阳以救逆，温脾阳以散寒，温肺寒以化饮。因其主入脾胃而长于温散中焦之寒邪，为温暖中焦之主要药；与附子合用可助附子回阳救逆之功效，并可降低附子的毒性，故有"附子无姜不热"之说；干姜尚能温肺化饮。

【用量用法】3～10g，煎服。

【使用注意】本品辛热燥烈，阴虚内热、血热妄行者忌用。

## 肉　桂

本品为樟科植物肉桂 *Cinnamomum cassia* Presl 的干燥树皮。主产于广东、广西、海南、云南等地。多于秋季剥取，阴干。生用。

【性味归经】辛、甘，大热。归肾、脾、心、肝经。

【功效】补火助阳，引火归原，散寒止痛，温经通脉。

【应用】

1.用于肾阳不足，命门火衰证。见腰膝冷痛，夜尿遗尿，阳痿宫冷，滑精遗尿。常与附子、熟地等同用，如肾气丸。

2.用于下元虚衰，虚阳上浮证。见面赤，虚喘，汗出，心悸，失眠。常与山茱萸、五味子、人参、牡蛎等同用。

3. 用于寒邪内侵或脾胃虚寒引起的脘腹冷痛。可单用或与干姜、高良姜等同用。

4. 用于寒凝疼痛诸证。见胸痹心痛，寒疝腹痛，寒湿腰痛，阴疽流注等。本品善能散寒止痛。

5. 用于寒凝血瘀所致妇人产后恶露不尽，腹痛不止，痛经，经闭，月经不调。

6. 用于久病体虚气血不足。常少量加于补气益血方中。

【性能特点】本品性味辛、甘，大热，可补火助阳，散寒通经，为治命门火衰之要药；大热入肾肝，能使下元虚衰所致上浮之虚阳回归故里，故称引火归原，治虚阳上浮证；其温运阳气，可助气血生长，与益气补血药同用，能治久病体虚，气血不足者。

【用量用法】1～5g，煎服，宜后下。研末冲服，1～2g。

【使用注意】阴虚火旺、内有实热、血热妄行出血者忌用；孕妇慎用；不宜与赤石脂同用。

## 吴 茱 萸

本品为芸香科植物吴茱萸 *Evodia rutaecarpa*（Juss.）Benth.、石虎 *Evodia rutaecarpa*（Juss.）Benth.var.*officinalis*（Dode）Huang 或疏毛吴茱萸 *Evodia rutaecarpa*（Juss.）Benth. var. *bodinieri*（Dode）Huang 的干燥近成熟果实。主产于贵州、广西、湖南等地。8～11月果实尚未开裂时，剪下果枝，晒干或低温干燥，除去枝、叶、果梗等杂质。用甘草汤制过应用。

【性味归经】辛、苦，热；有小毒。归肝、脾、胃、肾经。

【功效】散寒止痛，降逆止呕，助阳止泻。

【应用】

1. 用于肝寒气滞诸痛证，为治肝寒气滞诸痛之要药。治厥阴头痛，干呕吐涎沫，常与人参、生姜等同用，如吴茱萸汤；治冲任虚寒瘀血阻滞引起的痛经，常与桂枝、当归、川芎等同用，如温经汤；治寒疝腹痛，常与小茴香、川楝子、木香等同用。

2. 用于胃寒引起的呕吐不止，腹痛。常与生姜、半夏等同用。亦可治肝郁化火，肝胃不和所致胁痛口苦，呕吐吞酸，常与黄连同用，如左金丸。

3. 用于脾肾阳虚所致五更泄泻。常与补骨脂、肉豆蔻、五味子等同用，如四神丸。

【性能特点】本品辛散苦降，性热祛寒，主入肝经，长于散肝经之寒邪，又疏肝降逆止痛，为治肝寒气滞诸痛之要药，尤宜治厥阴头痛。又能温胃降逆止呕，温脾益肾，助阳止泻。

【用量用法】2～5g，煎服。外用适量。

【使用注意】本品性味辛热燥烈，易耗气动火，故不宜多服久用；阴虚有热者忌用。

## 小 茴 香

本品为伞形科植物茴香 *Foneniculum vulgare* Mill. 的干燥成熟果实。全国各地均有栽培。秋季果实初熟时采割植株，晒干，打下果实，除去杂质。生用或盐水炙用。

【性味归经】辛，温。归肝、肾、脾、胃经。

【功效】散寒止痛，理气和胃。

【应用】

1. 用于寒疝腹痛，睾丸偏坠，少腹冷痛，经寒腹痛。本品入肝肾，能温肾暖肝，散寒止痛，为治寒疝腹痛之要药。常与乌药、青皮、高良姜等同用，亦可单用炒热，布裹温熨腹部。治睾丸偏坠，常与橘核、山楂等同用；治经寒腹痛，常与当归、川芎、肉桂等同用。

2. 用于中焦虚寒气滞所致脘腹胀痛，食少吐泻。

【用量用法】3～6g，煎服。外用适量。

【使用注意】阴虚火旺者慎用。

## 丁　香

本品为桃金娘科植物丁香 *Eugenia caryophyllata* Thunb. 的干燥花蕾。习称公丁香。主产于坦桑尼亚、马来西亚、印度尼西亚，我国主产于广东、海南等地。常于9月至次年3月，花蕾由绿色转红时采收，晒干。生用。

【性味归经】辛，温。归脾、胃、肺、肾经。

【功效】温中降逆，散寒止痛，补肾助阳。

【应用】

1. 用于胃寒呕吐，呃逆，为治胃寒呕逆之要药。治胃寒呕吐，常与半夏、生姜同用；治虚寒呃逆，常与柿蒂、党参、生姜等同用；治脾胃虚寒之吐泻、食少，常与白术、砂仁等同用。亦可治妊娠恶阻。

2. 用于胃寒脘腹冷痛。

3. 用于肾阳不足所致腰膝酸软，阳痿宫冷。

【用量用法】1～3g，煎服。

【使用注意】热证及阴虚内热者忌用。不宜与郁金同用。

### 附：母丁香

本品为丁香的近成熟果实。味辛，性温，归脾、胃、肺、肾经。功能温中降逆，补肾助阳。用于脾胃虚寒，呃逆呕吐，食少吐泻，心腹冷痛，肾虚阳痿。1～3g，煎服或研末外敷。不宜与郁金同用。

## 花　椒

本品为芸香科植物青椒 *Zanthoxylum schinifolium* Sieb.et Zucc. 或花椒 *Zanthoxylum bungeanum* Maxim. 的干燥成熟果皮。我国大部分地区均产，但以四川产者为佳，又名川椒、蜀椒。秋季采收成熟果实，晒干，除去种子及杂质。生用或炒用。

【性味归经】辛，温。归脾、胃、肾经。

【功效】温中止痛，杀虫止痒。

【应用】

1. 用于外寒内侵或脾胃虚寒引起的腹痛，呕吐，泄泻。治外寒内侵，常与生姜、白豆蔻等同用；治脾胃虚寒，常与干姜、人参等同用，如大建中汤。亦可用于夏伤湿冷，泄泻不止，常与肉豆蔻同用。

2. 用于虫积腹痛证。见腹痛，手足厥逆，烦闷吐蛔，常与乌梅、干姜、黄柏等同用，如乌梅丸。另可单用本品煎汤，保留灌肠，治小儿蛲虫引起的肛周瘙痒。

3. 用于湿疹，妇人阴痒。治湿疹瘙痒，可单用或与苦参、蛇床子、地肤子、黄柏等煎汤外洗；治妇人阴痒，常与吴茱萸、蛇床子、藜芦、陈茶、烧盐同用，煎汤熏洗。

【用量用法】3～6g，煎服。外用适量，煎汤熏洗。

## 附：其他温里药（表2-7-1）

**表2-7-1　其他温里药**

| 药名 | 性味归经 | 功效与应用 | 用量用法 |
|---|---|---|---|
| 高良姜 | 辛，热<br>归脾、胃经 | 温胃止呕，散寒止痛<br>用于脘腹冷痛，胃寒呕吐，嗳气吞酸 | 3～6g，煎服 |
| 胡椒 | 辛，热<br>归胃、大肠经 | 温中散寒，下气消痰<br>用于胃寒呕吐，腹痛泄泻，食欲不振，癫痫痰多 | 0.6～1.5g，煎服<br>外用适量 |
| 荜茇 | 辛，热<br>归胃、大肠经 | 温中散寒，下气止痛。用于脘腹冷痛，呕吐，泄泻，寒凝气滞，胸痹心痛，偏头痛；外治牙痛 | 1.5～3g，煎服<br>外用适量，研末塞龋齿孔中 |
| 荜澄茄 | 辛，温<br>归脾、胃、肾、膀胱经 | 温中散寒，行气止痛<br>用于胃寒呕逆，脘腹冷痛，寒疝腹痛，寒湿郁滞，小便浑浊 | 1～3g，煎服 |

### 思考与练习

1. 温里药的含义、功效和适应证各是什么？

2. 鉴别下列各组药物功用的异同点：

　　附子与干姜　　附子与肉桂　　肉桂与干姜

3. 附子在用法方面应注意什么？

4. "回阳救逆第一药"所指何药？为什么？

5. 何药具引火归原之效？其主要适应证是什么？

# 第八章　理气药

凡以疏理气机为主要作用，治疗气滞或气逆证的药物，称为理气药，又称行气药。

理气药大多为芳香之品，性味辛苦温。味辛行散、味苦降泄、芳香走窜、性温通行，故能行气、降气、解郁、散结，即有疏畅气机之功效。因药物有主归脾、胃、肝、肺经之不同，以及性能的差异，因而理气药分别具有理气健脾、疏肝解郁、理气宽胸、行气止痛、破气散结等作用。适用于气机郁滞所致病证，主要包括脾胃气滞所致脘腹胀满，痞闷疼痛，恶心呕吐，大便不调等；肝气郁滞所致抑郁不乐，胁肋胀满疼痛，乳房胀痛，月经不调，疝气疼痛等；肺气壅滞所致胸闷胸痛，咳嗽气喘等。

使用理气药时，常根据不同病证选择有相应作用的药物，并进行适当的配伍。如脾胃气滞证，要选用理气健脾药，同时又因兼有饮食积滞、脾胃气虚、湿热阻滞、寒湿困脾的不同，而分别配伍相应的消导药、补中益气药、清热除湿药、苦温燥湿药；肝气郁滞证，应选用疏肝理气药，又因兼有肝血不足、肝经受寒、瘀血阻滞的不同，而分别配伍养血柔肝药、暖肝散寒药、活血祛瘀药；肺气壅滞证，在选用理气宽胸药的同时，更因兼有外邪客肺、痰饮阻肺的不同，而分别配伍宣肺解表药、祛痰化饮药。

理气药多为辛温香燥之品，易耗气伤阴，凡气阴不足者慎用。

## 陈　皮

本品为芸香科植物橘 *Citrus reticulata* Blanco 及其栽培变种的干燥成熟果皮。主产于广东、福建、四川、浙江等地。秋末冬初时采摘成熟果实，剥取果皮，晒干或低温干燥。以陈久者为佳，故称陈皮。切丝，生用。

【性味归经】苦、辛，温。归脾、肺经。

【功效】理气健脾，燥湿化痰。

【应用】

1.用于脾胃气滞证。见脘腹胀满，痞闷疼痛，恶心呕吐，泄泻，或大便时干时稀，脉弦等。尤适用于寒湿中阻之气滞证，常与苍术、厚朴等同用，如平胃散。

2.用于痰湿、寒痰壅肺引起的咳嗽，气喘。为治痰之要药。治痰湿咳嗽，常与半夏、茯苓等同用，如二陈汤；治寒痰咳嗽，常与干姜、细辛、五味子等同用，如苓甘五味姜辛汤。

3.用于呕吐，呃逆。本品善疏理气机，有一定的和胃止呕作用。

此外还可用于治疗胸痹，胸中气塞短气。常与枳实、生姜等同用。

【性能特点】本品辛散苦降，温和不峻，善疏理气机，其芳香入脾、肺，故既理气健脾，调中快膈，又燥湿化痰，宣降肺气，为治脾胃气滞、痰湿壅肺之要药。

【用量用法】5~10g，煎服。

---

### 附：橘核

本品为橘及其栽培变种的干燥成熟种子。味苦，性平。归肝、肾经。功能理气，散结，止痛。用于疝气疼痛，睾丸肿痛，乳痈乳癖。用量3~9g，煎服。

---

# 枳 实

本品为芸香科植物酸橙 *Citrus aurantium* L. 及其栽培变种或甜橙 *Citrus sinensis* Osbeck 的干燥幼果。主产于四川、江西、福建、江苏等地。5~6月收集自落的果实，除去杂质，自中部横切为两半，晒干或低温干燥，较小者直接晒干或低温干燥。生用或麸炒用。

【性味归经】苦、辛、酸，微寒。归脾、胃经。

【功效】破气消积，化痰散痞。

【应用】

1.用于肠胃积滞，脘腹痞满胀痛。治饮食积滞，常与山楂、麦芽、神曲等同用；若兼见热结便秘，常与大黄、芒硝等同用，如大承气汤；见泻痢、腹痛、里急后重者，常与黄芩、黄连等同用，如枳实导滞丸。

2.用于痰湿阻滞之胸脘痞满，胸痹，咳嗽痰多。常与薤白、瓜蒌、桂枝等同用。

3.用于产后瘀滞腹痛。能行气以助活血而止痛，常与芍药等分为末同用。

此外，尚可用于中气下陷所致脏器下垂证。可单用，亦常与补气升阳药同用，以增强疗效。

【性能特点】本品苦泄辛散，其行气之力较猛，能破气消积以除胀满，行气消痰以通痞塞，凡积滞内停，气机受阻而致的一切病症皆可使用。主入脾胃，为治胃肠积滞及痰壅胸痞之要药。

【用量用法】3~10g，大量可用至30g，煎服。炒后性较平和。

【使用注意】本品行气力较猛，孕妇慎用。

---

### 附：枳壳

本品为酸橙及其栽培变种的干燥未成熟果实。味苦、辛、酸，性微寒。归脾、胃经。功能理气宽中，行滞消胀。用于胸胁气滞，胀满疼痛，食积不化，痰饮内停，脏器下垂。3~10g，煎服。孕妇慎用。

# 木 香

本品为菊科植物木香 *Aucklandia lappa* Decne. 的干燥根。主产于广西、云南者，称为云木香；主产于四川、西藏等地者，称为川木香。秋、冬二季采挖，除去泥沙及须根，切段，大的再纵剖成瓣，干燥后撞去粗皮。生用或煨用。

【性味归经】辛、苦，温。归脾、胃、大肠、胆、三焦经。

【功效】行气止痛，健脾消食。

【应用】

1.用于脾胃气滞所致脘腹胀痛。可单用或常与枳壳、厚朴、陈皮等同用，如木香顺气散；若兼脾虚，食少便溏者，常与党参、白术等同用，如香砂六君子汤；若食积气滞，兼呕恶嗳气，大便腐臭，常与麦芽等同用。

2.用于湿热泻痢里急后重。善行大肠气滞，为治湿热泻痢里急后重之要药，常与黄连同用，如香连丸。

3.用于肝失疏泄，胆失条达所致胁腹疼痛，口苦，黄疸，疝气疼痛。

【性能特点】本品辛散行气，苦泄温通，芳香性燥，善行脾胃、大肠气滞，为行气调中止痛之要药，尤常用于治疗大肠气滞，下痢腹痛，里急后重之病证。其归三焦、胆经，故还具有疏肝利胆之作用。

【用量用法】3~6g，煎服。生用行气力强，用于气滞；煨用行气力缓，用以止泻。

# 沉 香

本品为瑞香科植物白木香 *Aquilaria sinensis*（Lour.）Gilg 含有树脂的木材。主产于广东，广西、福建、台湾等地亦产。全年均可采收，割取含树脂的木材，除去不含树脂的部分，阴干。打碎或锉末，生用。

【性味归经】辛、苦，微温。归脾、胃、肾经。

【功效】行气止痛，温中止呕，纳气平喘。

【应用】

1.用于寒凝气滞之胸腹胀闷疼痛。善散胸腹阴寒，以行气止痛，常与乌药、木香、槟榔等同用。

2.用于胃寒呕吐呃逆。善温胃降逆止呕，常与陈皮、胡椒等同用，如沉香丸。

3.用于肾不纳气之气逆喘急。常与肉桂、附子、补骨脂等同用。

【性能特点】本品辛香走窜，温散里寒，味苦质重沉降，集理气、降逆、温肾纳气于一身，且微温而不燥，行而不泄，无破气之害，故为理气良药。

【用量用法】1~5g，煎服，宜后下；或研末冲服。

# 川 楝 子

本品为楝科植物川楝 *Melia toosendan* Sieb.et Zucc. 的干燥成熟果实。我国南方各地均产，以四川产者为佳。冬季果实成熟时采收，除去杂质，干燥。用时打碎。生用或炒用。

【性味归经】苦，寒；有小毒。归肝、小肠、膀胱经。

【功效】疏肝泄热，行气止痛，杀虫。

【应用】

1. 用于肝郁气滞或肝郁化火，胸腹诸痛证。常与延胡索等行气止痛药同用。

2. 用于蛔虫引起的虫积腹痛。能杀蛔行气止痛，常与槟榔、使君子等同用。

3. 用于头癣，将本品焙黄研末制成软膏外涂。

【性能特点】本品苦寒降泄，能清肝火，泄郁热而行气止痛，用治肝郁气滞或肝胃不和诸痛，兼热者最宜。又有小毒，内服能杀虫，外用能疗癣。

【用量用法】5～10g，煎服。外用适量，研末调涂。

【使用注意】本品有毒，不可过量或久用。

## 香　附

本品为莎草科植物莎草 *Cyperus rotundus* L. 的干燥根茎。全国大部分地区均产，主产于广东、河南、四川、浙江、山东等地。秋季采挖，燎去毛须，置沸水中略煮或蒸透后晒干，或燎后直接晒干。生用或醋炙用。

【性味归经】辛、微苦、微甘，平。归肝、脾、三焦经。

【功效】疏肝解郁，理气宽中，调经止痛。

【应用】

1. 用于肝郁气滞之胁痛，腹痛，疝气痛。为疏肝解郁，行气止痛之要药。常与柴胡、川芎、枳壳等同用。

2. 用于月经不调，经闭，痛经，乳房胀痛。治月经不调，经闭，痛经，常与川芎、当归、柴胡等同用，亦可单用，为妇科调经之要药；治乳房胀痛，常与柴胡、青皮、瓜蒌皮等同用。

【性能特点】本品味辛能行，微苦能降，芳香走窜，善于疏肝理气，调经止痛，为疏肝理气之良药，亦为治妇人月经不调之要药。

【用量用法】6～10g，煎服。醋炙止痛之力增强。

## 青　皮

本品为芸香科植物橘 *Citrus reticulata* Blanco 及其栽培变种的干燥幼果或未成熟果实的果皮。主产于广东、福建、四川等地。5～6月间收集自落的幼果，晒干，习称"个青皮"；7～8月采收未成熟的果实，在果皮上纵剖成四瓣至基部，除尽瓤瓣，晒干，习称"四花青皮"。生用或醋炙用。

【性味归经】苦、辛，温。归肝、胆、胃经。

【功效】疏肝破气，消积化滞。

【应用】

1. 用于肝气郁结证。症见胸胁胀痛，精神抑郁，胸闷，叹气后则舒，乳房肿痛，疝气疼痛，经行不畅或痛经等。常与柴胡、郁金、香附等同用。

2.用于气滞或食积引起的脘腹疼痛。治气滞脘腹胀痛，常与大腹皮等同用；治食积腹痛，常与山楂、神曲、麦芽等同用。

3.用于气滞血瘀之癥瘕积聚，久疟痞块。本品药性较峻，能破气散结，常与三棱、莪术、丹参等活血消癥药同用。

【用量用法】3~10g，煎服。醋炙疏肝止痛力强。

## 薤　白

本品为百合科植物小根蒜 *Allium macrostemon* Bge. 或薤 *Allium chinensis* G.Don 的干燥鳞茎。全国各地均有分布，主产于江苏、浙江等地。夏、秋二季采挖，洗净，除去须根，蒸透或置沸水中烫透，晒干。生用。

【性味归经】辛、苦，温。归心、肺、胃、大肠经。

【功效】通阳散结，行气导滞。

【应用】

1.用于胸痹证。为治胸痹之要药。治寒痰阻滞、胸阳不振之胸闷，胸痛，常与瓜蒌、半夏、枳实等同用，如瓜蒌薤白半夏汤、瓜蒌薤白白酒汤、枳实薤白桂枝汤。

2.用于胃寒气滞之脘腹痞满胀痛。常与高良姜、砂仁、木香等同用。

3.用于湿热蕴结胃肠引起的泻痢里急后重。可单用，或与黄柏、木香、枳实等同用。

【用量用法】5~10g，煎服。

## 乌　药

本品为樟科植物乌药 *Lindera aggregate*（Sims）*Kosterm.* 的干燥块根。主产于浙江、安徽、江苏、陕西等地。全年均可采挖，除去细根，洗净，趁鲜切片，晒干，或直接晒干。生用或麸炒用，

【性味归经】辛，温。归肺、脾、肾、膀胱经。

【功效】行气止痛，温肾散寒。

【应用】

1.用于寒凝气滞胸腹诸痛证。如胸腹胁肋闷痛，常与薤白、瓜蒌皮、延胡索等同用；治脘腹胀痛，可与香附、木香、陈皮等同用；治寒疝腹痛，常与小茴香、青皮、高良姜等同用；治寒凝气滞痛经，可与当归、香附、木香等同用。

2.用于肾阳不足、膀胱虚冷之尿频、遗尿。常与益智仁、山药等同用，如缩泉丸。

【用量用法】6~10g，煎服。

附：其他理气药（表 2-8-1）

表 2-8-1　其他理气药

| 药名 | 性味归经 | 功效与应用 | 用量用法 |
|---|---|---|---|
| 化橘红 | 辛、苦，温<br>归肺、脾经 | 理气宽中，燥湿化痰<br>用于咳嗽痰多，食积伤酒，呕恶痞闷 | 3～6g，煎服 |
| 檀香 | 辛，温<br>归脾、胃、心、肺经 | 行气温中，开胃止痛<br>用于寒凝气滞，胸痛，腹痛，胃痛食少；冠心病，心绞痛 | 2～5g，煎服<br>宜后下 |
| 青木香 | 辛、苦，寒<br>归肝、胃经 | 行气止痛，解毒消肿<br>用于胸胁、脘腹疼痛，泻痢腹痛，疔疮肿毒，皮肤湿疮，毒蛇咬伤 | 3～10g，煎服<br>外用适量 |
| 荔枝核 | 甘、微苦，温<br>归肝、肾经 | 行气散结，祛寒止痛<br>用于寒疝腹痛，睾丸肿痛 | 5～10g，煎服 |
| 甘松 | 辛、甘，温<br>归脾、胃经 | 理气止痛，开郁醒脾；外用祛湿消肿。用于脘腹胀满，食欲不振，呕吐；外用治牙痛，脚气肿毒 | 3～6g，煎服<br>外用适量 |
| 佛手 | 辛、苦、酸，温<br>归肝、脾、胃、肺经 | 疏肝理气，和胃止痛，燥湿化痰。用于肝胃气滞，胸胁胀痛，胃脘痞满，食少呕吐，咳嗽痰多 | 3～10g，煎服 |
| 香橼 | 辛、苦、酸、温。<br>归肝、脾、肺经 | 疏肝理气，宽中，化痰。用于肝胃气滞，胸胁胀痛，脘腹痞满，呕吐噫气，痰多咳嗽 | 3～10g，煎服 |
| 大腹皮 | 辛，微温<br>归脾、胃、大肠、小肠经 | 行气宽中，行水消肿<br>用于湿阻气滞，脘腹胀闷，大便不爽，水肿胀满，脚气浮肿，小便不利 | 5～10g，煎服 |
| 玫瑰花 | 甘、微苦，温<br>归肝、脾经 | 行气解郁，和血，止痛<br>用于肝胃气痛，食少呕恶，月经不调，跌扑伤痛 | 3～6g，煎服 |
| 柿蒂 | 苦、涩，平<br>归胃经 | 降逆止呃<br>用于呃逆 | 5～10g，煎服 |

**思考与练习**

1. 理气药的含义、功效、适应范围各是什么？
2. 比较木香与香附、陈皮与青皮功用的异同点？
3. 在使用枳实、沉香、川楝子时应注意什么？

# 第九章　消食药

凡以消导饮食积滞为主要作用的药物，称为消食药。

消食药多味甘、性平，主归脾、胃二经，味甘能缓、能和，可缓中焦之急、和脾胃，以促进食物的消化吸收，因此具有消食化积，健脾开胃，和中之功效。主要适用于宿食内停，饮食不化所致脘腹胀满，嗳腐吞酸，恶心呕吐，不思饮食，大便失常；以及脾胃虚弱，食积内停等证。

使用本类药物，常根据不同的病情，适当配伍其他药物。若宿食停积，脾胃气滞，常配伍理气药以行气消积；若积滞化热，常配伍苦寒清热，或轻下之品以泻热导滞；若寒湿困脾，或胃有湿浊，常配伍芳香化湿药以化湿醒脾；若脾胃虚弱，食积内停，常配伍健脾益气药以消补兼施，标本兼顾；若兼中焦虚寒，常配伍温中健脾药以助阳消食。

消食药虽多属渐消缓散之品，但仍有耗气之弊，故气虚而无积滞者，慎用。

## 山　楂

本品为蔷薇科植物山里红 *Crataegus pinnatifida* Bge.var. *major* N.E.Br. 或山楂 *Crataegus pinnatifida* Bge. 的干燥成熟果实。主产于河南、山东、河北等地，以山东产者质量为佳。秋季果实成熟时采收，切片，干燥。生用或炒用。

【性味归经】酸、甘，微温。归脾、胃、肝经。

【功效】消食健胃，行气散瘀，化浊降脂。

【应用】

1. 用于食积不化、肉积不消所致脘腹胀满，嗳腐吞酸，腹痛泄泻。尤善消肉食油腻积滞，常与神曲、麦芽等同用，以增强消食之力。

2. 用于泻痢腹痛，疝气痛。治泻痢腹痛，可单用焦山楂煎服，或山楂炭研末服，或与木香、槟榔等行气药同用；治疝气痛，常与橘核、荔枝核等同用。

3. 用于产后瘀阻腹痛，恶露不尽，痛经。可单用本品加糖水煎服，或与当归、香附、红花等同用。

4. 用于心腹刺痛，胸痹心痛等瘀滞胸胁痛。常与川芎、桃仁、红花等同用。

现代单用本品制剂治疗冠心病，高血压病，高脂血症等。

【性能特点】本品味酸而甘，但酸而不收，甘而不补，走脾胃，善破泄，故能助脾健胃，消食化积，尤为消油腻肉食积滞之要药。又入肝经血分，通行气血，而能行气散瘀。炒用兼能止泻止痢。

【用量用法】9～12g，大剂量 30g，煎服。生山楂、炒山楂多用于消食散瘀；焦山楂、山楂炭多用于止泻止痢。

【使用注意】脾胃虚弱而无积滞者或胃酸分泌过多者，慎用。

## 麦　芽

本品为禾本科植物大麦 *Hordeum vulgare* L. 的成熟果实经发芽干燥而得。将麦粒用水浸泡后，保持适宜温、湿度，待幼芽长至约 0.5cm 时，捞出晒干或低温干燥。生用、炒黄或炒焦用。

【性味归经】甘，平。归脾、胃经。

【功效】行气消食，健脾开胃，回乳消胀。

【应用】

1. 用于食积不化，脘闷腹胀，脾胃虚弱及消化不良。尤善消米、面、乳、薯芋食积。常与山楂、神曲、鸡内金同用。

2. 用于妇女断乳、或乳汁郁积所致乳房胀痛。大剂量单用有回乳之功。

此外，本品有一定的疏肝解郁之功，可作为肝气郁滞或肝脾不和的辅助用药。

【性能特点】本品味甘性平，为健胃消食药中平和之品。因主含淀粉酶，促进淀粉类食物的消化，而善消米、面、乳、薯芋类食积，并有行气疏肝、回乳消胀之功。

【用量用法】10～15g，回乳炒用 60g，煎服。生麦芽偏消食健胃；炒麦芽多用于回乳消胀。

【使用注意】哺乳期妇女禁用。

## 鸡　内　金

本品为雉科动物家鸡 *Gallus gallus domesticus* Brisson 的干燥沙囊内壁。全国各地均产。杀鸡后，取出鸡肫，立即剥下内壁，洗净，干燥。生用、炒用或醋制入药。

【性味归经】甘，平。归脾、胃、小肠、膀胱经。

【功效】健胃消食，涩精止遗，通淋化石。

【应用】

1. 用于饮食积滞，消化不良及小儿疳积。食积轻者，如消化不良引起的反胃吐食，可单用本品研末服用；食积重者，常与山楂、麦芽等同用，以增强消食化滞之功。

2. 用于肾虚遗精、遗尿。

3. 用于泌尿系结石及胆结石。本品有消石化坚之功，常与金钱草等同用。

【性能特点】本品乃鸡胃之内膜，其消食化积之力甚强，并能健运脾胃，可治诸食积滞。能化坚消石，用于石淋、胆结石。入小肠、膀胱经，分清别浊，摄约膀胱，而能涩精止遗。

【用量用法】3～10g，煎服；研末服，每次 1.5～3g。研末服效果比煎剂佳。

【使用注意】脾虚无积滞者，慎用。

## 莱菔子

本品为十字花科植物萝卜 *Raphanus sativus* L. 的干燥成熟种子。全国各地均有栽培。夏季果实成熟时采割植株，晒干，搓出种子，除去杂质，再晒干。生用或炒用，用时捣碎。

【性味归经】辛、甘，平。归肺、脾、胃经。

【功效】消食除胀，降气化痰。

【应用】

1. 用于饮食积滞。见脘腹胀满，嗳腐吞酸，腹痛泄泻或大便秘结。常与山楂、神曲、陈皮等同用，如保和丸。

2. 用于痰涎壅盛所致咳喘痰多，胸闷食少。可单用或与白芥子、苏子等同用，如三子养亲汤。

【性能特点】本品味辛行散，消食化积之中，尤善行气除胀，而用治食积气滞证；因其又能降气化痰，止咳平喘，临床尤宜治咳喘痰壅，胸闷伴食积者。

【用量用法】5～12g，煎服。生用涌吐风痰，炒用消食下气化痰。

【使用注意】本品辛散耗气，故气虚及无食积、痰滞者慎用。与人参同用，可降低人参补益作用。

## 神曲

本品为面粉和其他药物混合后经发酵而成的加工品。其制法：取较大量的面粉或麸皮，与杏仁泥、赤小豆粉，以及鲜青蒿、鲜苍耳、鲜辣蓼自然汁，混合拌匀，使干湿适宜，放入筐内，复以麻叶或楮叶，保温发酵一周，长出黄菌丝时取出，切成小块，晒干即成。生用或炒用。

【性味归经】甘、辛，温。归脾、胃经。

【功效】消食和胃。

【应用】

用于食积不消，脘腹胀满，食少泄泻等。常与麦芽、山楂、木香等同用。此外对丸剂中有金石、贝壳之类，难以消化吸收者，可用神曲糊丸以助消化，如磁朱丸。

【用量用法】6～15g，煎服。止泻宜炒焦用。

## 谷芽

本品为禾本科植物粟 *Setaria italica*（L.）Beauv. 的成熟果实，经发芽干燥而得。将粟谷用水浸泡后，保持适宜的温、湿度，待须根长至约 6mm 时，晒干或低温干燥。生用或炒用。

【性味归经】甘，温。归脾、胃经。

【功效】消食和中，健脾开胃。

【应用】

1. 用于食积不消，腹胀口臭。本品功同麦芽，但消食之功较麦芽缓和，故能促进消化而不伤胃气。

2. 用于脾胃虚弱，不饥食少。常与党参、白术、山药等同用。

【用量用法】9～15g，煎服。炒谷芽偏于消食，焦谷芽善化积滞。

### 思考与练习

1. 试述消食药的含义、功效、适应证、配伍应用及使用注意。

2. 哪三味药习称"焦三仙"？比较这三味药在功效及应用上的异同点。

3. 治疗肉食积滞、面食积滞、食积气滞各证之要药为何药？

# 第十章 驱虫药

凡以驱除或杀灭人体寄生虫为主要功效的药物，称为驱虫药。

驱虫药具有驱虫或杀虫功效，主要用于治疗肠道寄生虫（如蛔虫、绦虫、蛲虫等）所致疾病。肠道寄生虫干扰胃肠功能，夺食营养，排泄有害物质。因此，患者可见绕脐腹痛，不思饮食或多食善饥，嗜食异物，肛门瘙痒，日久则出现面色萎黄、形体消瘦、腹大青筋暴露、浮肿等症状。部分患者症状较轻，无明显证候，只在大便检查时发现。凡此，均当予驱虫药治疗，以求虫驱病愈。

驱虫药主治肠道寄生虫病，故其主要入大肠、脾、胃经。部分药物为有毒之品。

使用驱虫药时，应辨明寄生虫的种类、患者体质强弱、证情的缓急等不同，分别选择适当的药物。并视患者的不同兼证进行适当配伍。使用驱虫药最常配伍泻下药，以促进虫体及残存驱虫药排出体外。有积滞者，可配伍消食药物。脾胃虚弱者，当配伍健脾药，先补后攻，或攻补兼施。

驱虫药物对人体正气多有损伤，故应注意用量、用法，以免中毒或损伤正气。对于素体虚衰、年老体弱及孕妇等更当慎用。驱虫药物宜空腹服用，以促使药物充分作用于虫体而发挥疗效。

## 使 君 子

本品为使君子科植物使君子 *Quisqualis indica* L. 的干燥成熟果实。主产于四川、广东、广西、云南等地。秋季果皮变紫黑时采收，晒干，入药时去壳取种仁生用或炒香用。

【性味归经】甘，温。归脾、胃经。

【功效】杀虫消积。

【应用】

1. 用于蛔虫证，蛲虫证。为驱杀蛔虫、蛲虫要药。常与苦楝皮、槟榔等配伍。

2. 用于小儿疳积。治小儿疳积之面色萎黄、形瘦腹大、腹痛有虫者，常与槟榔、神曲等配伍。

【性能特点】本品甘温无毒，驱虫不伤正，且味甘气香，尤宜治小儿虫病。既有良好的驱杀蛔虫作用，又因质润多脂，具滑利通肠之性，故为驱蛔虫要药。

【用量用法】9～12g，捣碎煎服；使君子仁 6～9g，多入丸散或单用，作 1～2 次分服；小儿每岁，每日 1～1.5 粒，炒香嚼服，每日总量不超过 20 粒。

【使用注意】大量服用易致呃逆、眩晕、呕吐、腹泻等反应。若与热茶同服，亦可引起呃逆、腹泻，故服药时应忌饮茶。

## 槟　榔

本品为棕榈科植物槟榔 *Areca catechu* L. 的干燥成熟种子。主产于海南、福建、云南、广西等地。春末至初秋采收成熟果实，水煮后，干燥，除去果皮，取出种子，晒干。浸透切片或捣碎用。

【性味归经】苦、辛，温。归胃、大肠经。

【功效】驱虫消积，行气，利水，截疟。

【应用】

1.用于多种肠道寄生虫证。本品对绦虫、蛔虫、钩虫、蛲虫、姜片虫等多种寄生虫都有驱杀作用。常单用或与南瓜子同用。

2.用于食积气滞，泻痢后重。常与木香、大黄、黄连等同用。

3.用于水肿，脚气肿痛。常与泽泻、木通等同用。

4.用于疟疾。每与常山、草果等同用。

【性能特点】本品适用于多种肠道寄生虫证，尤其治疗绦虫证疗效最佳，兼具泻下作用，能驱除虫体。又因其苦泄辛行，善行胃肠之气，故具有行气利水、消积导滞功效。

【用量用法】3～10g，煎服；驱绦虫、姜片虫30～60g。

【使用注意】脾虚便溏或气虚下陷者忌用，孕妇慎用。

## 苦　楝　皮

本品为楝科乔木楝 *Melia azedarach* L. 或川楝 *Melia toosendan* Sieb.et Zucc. 的干燥树皮及根皮。前者中国大部分地区均产，后者主产于四川、湖北、贵州等地。春、秋二季剥取根皮或干皮，刮去栓皮，洗净晒干。鲜用或切片生用。

【性味归经】苦，寒；有毒。归肝、脾、胃经。

【功效】杀虫，疗癣。

【应用】

1.用于蛔虫、蛲虫、钩虫等病。可用本品单煎或制成煎膏、片剂服用。或与使君子、槟榔等配伍。

2.用于疥癣湿疮。可单用本品研末，以醋或猪脂调涂患处。

【性能特点】本品苦寒有毒，为广谱驱虫药，尤以驱蛔虫疗效最佳。

【用量用法】3～6g，煎服。外用适量。

【使用注意】本品有毒，不宜过量和持续久服。有效成分难溶于水，宜文火久煎。

## 南　瓜　子

本品为葫芦科植物南瓜 *Cucurbita moschata*（Duch.）Poiret 的干燥种子。主产于浙江、江苏、河北、山东、四川等地。夏秋季果实成熟时采收，取子，晒干。生用。

【性味归经】甘，平。归胃、大肠经。

【功效】杀虫。

【应用】

用于绦虫证。本品甘平不伤正气，主要用于驱杀绦虫，常与槟榔配伍以增强疗效。此外，本品也可治血吸虫病，但需长期、较大剂量服用。

【用量用法】研粉，60～120g，冷开水调服。

附：其他驱虫药（表2-10-1）

表2-10-1　其他驱虫药

| 药名 | 性味归经 | 功效与应用 | 用量用法 |
|---|---|---|---|
| 雷丸 | 微苦，寒；有小毒<br>归胃、大肠经 | 杀虫，消积<br>用于绦虫病，钩虫病，蛔虫病。用于小儿疳积 | 15～21g，研粉服 |
| 鹤虱 | 苦、辛，平；有小毒<br>归脾、胃经 | 杀虫，消积<br>用于虫积腹痛。用于小儿疳积 | 3～9g，煎服 |
| 南鹤虱 | 苦、辛，平；有小毒<br>归脾、胃经 | 杀虫，消积<br>用于虫积腹痛。用于小儿疳积 | 3～9g，煎服 |
| 榧子 | 甘，平<br>归肺、胃、大肠经 | 杀虫消积，润肠通便，润肺止咳<br>用于虫积腹痛。用于肠燥便秘。用于肺燥咳嗽 | 10～15g，煎服 |

思考与练习

1. 简述驱虫药的含义、适应证及使用注意事项。
2. 试述槟榔的功效、应用和性能特点。
3. 苦楝皮与使君子在功效、应用上有何异同？
4. 试述南瓜子的功效、应用及用量用法。

# 第十一章　止血药

凡以制止体内外出血为主要功效的药物，称为止血药。

止血药均入血分，主要归心、肝、脾经，可制止出血，主要适用于体内外出血证，如咯血、咳血、衄血、便血、尿血、崩漏以及外伤出血等。

使用止血药时，须根据出血证的不同病因、病情和病位进行合理的选择和必要的配伍。如血热妄行而出血者，应选用凉血止血药，并配伍清热泻火药与清热凉血药；阴虚火旺、阴虚阳亢而出血者，应配伍滋阴降火与滋阴潜阳的药物；瘀滞出血或出血而兼瘀滞者，应选用化瘀止血药，并配伍行气活血药；虚寒性出血，应选用温经止血药、收敛止血药，并配伍益气健脾温阳药。

使用止血药时，须注意止血而不留瘀，尤其是收敛止血药和凉血止血药易恋邪、凉遏而留瘀，对出血兼有瘀滞者不宜单独使用，可酌情加入活血祛瘀之品。对出血过多、气随血脱者，单用止血药缓不救急，须大补元气以益气固脱。

一般认为，止血药炒炭后止血效果更佳。多数止血药炒炭后其性苦、涩，可产生或加强止血效力。但并不可一概而论，少数止血药炒炭后会降低止血效果，而以生品或鲜品为佳。

## 小　蓟

本品为菊科植物刺儿菜 *Cirsium setosum*（Willd.）MB. 的地上部分。中国大部分地区均产。夏、秋季花期采集，除去杂质，洗净，晒干。生用或炒炭用。

【性味归经】甘、苦，凉。归心、肝经。

【功效】凉血止血，散瘀解毒消痈。

【应用】

1. 用于热性出血证。本品寒凉入血分，用于血热妄行所致多种出血证，如吐血、咯血、衄血、便血、崩漏等。常配大蓟、白茅根、侧柏叶等。

2. 用于热毒痈肿。单以鲜品捣敷患处，或配其他清热解毒药内服。

【性能特点】本品善清血分之热而凉血止血，广泛用于血热之各种出血证，并兼有利尿作用，以治血尿、血淋尤佳。凉血之中略有化瘀之功，有止血而不留瘀的特点。

【用量用法】5～12g，煎服。外用鲜品适量，捣敷患处。

## 地　榆

本品为蔷薇科植物地榆 *Sanguisorba officinalis* L. 或长叶地榆 *Sanguisorba officinalis*

L.var.longifolia（Bert.）Yu et Li 的干燥根。中国大部分地区均产。春、秋两季采挖，除去须根，洗净，晒干。生用或炒炭用。

【性味归经】苦、酸、涩，微寒。归肝、大肠经。

【功效】凉血止血，解毒敛疮。

【应用】

1. 用于热性出血证。可治各种出血证，常配槐花、生地、黄连等。

2. 用于疮疡肿毒。可单味煎汤外洗，也可单用捣敷或配小蓟、野菊花等清热解毒药。

3. 用于烧烫伤，湿疹。为治烫伤及湿热疮疹之要药，常配大黄、黄连、冰片等。

【性能特点】本品性寒味苦而酸涩，能泻热凉血、收敛止血。因其性沉降下行，尤宜于下焦血热之便血、痔血、崩漏等。并为治水火烫伤之要药。

【用量用法】10～15g，煎服。外用适量，研末涂敷患处。生用凉血解毒止血力强，炒炭后收敛止血为主。

【使用注意】本品性寒酸涩，凡虚寒之便血、下痢、崩漏及出血有瘀者慎用。大面积烧伤者，不宜使用地榆制剂外敷。

## 白 茅 根

本品为禾本科植物白茅 *Imperata cylindrica* Beauv.Var.major（Nees）C.E.Hubb. 的干燥根茎。中国大部分地区均产。春、秋季采挖，除去杂质，洗净，晒干，切段生用。

【性味归经】甘，寒。归肺、胃、膀胱经。

【功效】凉血止血，清热利尿。

【应用】

1. 用于血热出血证。本品甘寒，凉血止血，用治血热诸出血证。治咯血、衄血，常配伍藕节、荷叶等；治尿血、血淋，常与小蓟等同用。

2. 用于热淋，水肿，黄疸。治热淋涩痛，水肿尿少，常配金钱草、车前子等。治湿热黄疸，常配茵陈、栀子等。

3. 用于胃热呕逆。常与芦根、竹茹配伍。

4. 用于肺热咳喘。常与桑白皮配伍。

5. 用于热病烦渴。常单用鲜品煎汤内服或与石斛、天花粉配伍。

【性能特点】本品味甘性寒，能凉血止血，清热生津，利尿通淋。主要用于血热出血，热病烦渴，胃热呕逆，肺热喘咳，小便淋沥涩痛，水肿，黄疸等常与他药共用。

【用量用法】10～30g，煎服，鲜品加倍，以鲜品为佳。多生用，若止血炒炭用更佳。

## 三 七

本品为五加科植物三七 *Panax notoginseng*（Burk.）F.H.Chen 的干燥根。主产于云南、广西等地区。多为栽培品。秋季开花前或冬季种子成熟后采挖，洗净，晒干，生用。

【性味归经】甘、微苦，温。归肝、胃经。

【功效】化瘀止血，消肿止痛。

【应用】

1. 用于各种出血证。本品善止血兼能化瘀，治疗各种内外出血证，尤宜于出血兼有瘀滞者。治咳血、吐血、衄血、便血、尿血、崩漏等，可单用本品研末吞服；也常与小蓟、生地黄等配伍。

2. 用于跌打损伤，瘀滞肿痛。本品能活血化瘀且消肿止痛，治疗跌打损伤、瘀滞肿痛、骨断筋折，均为首选之品。可单味研末内服或外敷，也常与乳香、没药配伍。

此外，本品尚有良好的补虚强壮作用，民间以之与猪肉炖服，治虚损劳伤。

【性能特点】本品既能祛邪又能扶正。既擅长化瘀止血、消肿止痛，又能补益虚损。同时具有止血不留瘀、化瘀不伤正、扶正不滞邪的特点，治疗体内外诸出血证，以瘀滞出血者尤佳。本品具有较强的活血止痛功效，为治瘀血诸证和伤科之要药。

【用量用法】3～10g，煎服；研末服，每次1～3g。外用适量。

【使用注意】孕妇慎用。

## 茜　草

本品为茜草科植物茜草 *Rubia cordifolia* L. 的干燥根及根茎。主产于安徽、江苏、山东、河南等地。春、秋季采挖，除去杂质，洗净，晒干。生用或炒用。

【性味归经】苦，寒。归肝经。

【功效】凉血，化瘀，止血，通经。

【应用】

1. 用于内外出血诸证。治吐血、衄血、尿血、便血、崩漏等，常配大蓟、蒲黄、侧柏叶等。

2. 用于血瘀经闭与跌打损伤，风湿痹痛等。本品能消瘀滞，通经脉，利关节，用于治疗经闭，跌打损伤及风湿痹痛，尤善治妇科之血瘀证。常与桃仁、红花、当归等配伍。

【性能特点】本品苦寒能泄，入肝经血分，具凉血、行瘀、止血之功效，既能清热止血、化瘀止血，又能活血行血，尤宜于出血、血热瘀阻出血者。本品擅长活血通经，为妇科调经要药。

【用量用法】6～10g，煎服。活血化瘀、清热止血生用；止血炒炭用。

## 蒲　黄

本品为香蒲科植物水烛香蒲 *Typha angustifolia* L.、东方香蒲 *Typha orientalis* Presl 或同属植物的干燥花粉。主产于江苏、浙江、湖北、山东等地。夏季采集蒲棒上部的黄色雄性花序，晒干，碾轧，筛取花粉。生用或炒炭后用。

【性味归经】甘，平。归肝、心包经。

【功效】止血化瘀，利尿通淋。

【应用】

1. 用于体内外各种出血证。本品无寒热之偏性，为止血行瘀之良药。凡体内外各种出血证，无论属寒属热，有无瘀血，均可应用，尤以属实夹瘀者为宜。治疗出血证，可单味使用，或与生地黄、大蓟等同用。

2.用于血瘀痛证。治瘀血阻滞之心腹刺痛、产后腹痛、痛经，常与五灵脂配伍，如失笑散；治跌打损伤，瘀肿疼痛，常单味温酒服。

3.用于血淋。用治血淋、小便淋漓涩痛而有尿血者，常配冬瓜子、小蓟、栀子等。

【性能特点】本品甘缓不峻，性平，无寒热之偏，生用性滑，长于行血，炒用收涩止血。生熟不同，功效有别，故治血瘀停滞者宜生用，治失血者宜炒用。

【用量用法】5~10g，包煎。外用适量。止血多炒用，化瘀止痛、利尿多生用。

【使用注意】本品能收缩子宫，孕妇慎用。

## 白 及

本品为兰科植物白及 *Bletilla striata* (Thunb.) Reichb.f. 的干燥块茎。主产于四川、贵州、湖南、湖北、安徽、河南、浙江等地。夏、秋两季采挖，除去杂质，洗净，晒干。生用。

【性味归经】苦、甘、涩，寒。归肺、胃、肝经。

【功效】收敛止血，消肿生肌。

【应用】

1.用于各种出血证。尤善治肺胃出血证。可单味研末，米汤调服，亦常配伍枇杷叶、阿胶等。

2.用于疮疡肿痛及手足皲裂。本品为消肿散结、生肌敛疮的常用药。治疮疡初起，可单用研末外敷，或配伍金银花、皂角刺、天花粉等；治痈肿已溃，久不收口，常与黄连、贝母、五倍子等以末外敷；治手足皲裂、肛裂与水火烫伤，可单味研末，以油调敷。

【性能特点】本品质黏味涩，为收敛止血之要药，无论内服或外用，均具有良好的止血作用。因其善入肺、胃经，故多用于肺胃出血证。其生肌之效又能促进裂口愈合。

【用量用法】6~15g，煎服；研末吞服，每次3~6g。外用适量。

【使用注意】反乌头。

## 艾 叶

本品为菊科植物艾 *Artemisia argyi* Levl.et Vant. 的干燥叶。中国大部分地区均产，以湖北蕲州产者为佳，称"蕲艾"。春末夏初花未开时采摘，除去杂质，晒干，生用或制炭用。

【性味归经】辛、苦，温；有小毒。归肝、脾、肾经。

【功效】温经止血，散寒调经，安胎，祛湿止痒。

【应用】

1.用于虚寒出血证。本品温经止血暖宫，治崩漏及妊娠出血等虚寒性出血证，尤宜于崩漏。可用单品煎服，亦常与阿胶、芍药、地黄等配伍，如胶艾汤。

2.用于经寒不调，痛经。治下焦虚寒或寒客胞宫之月经不调、痛经或腹部疼痛，常与吴茱萸、肉桂、当归等配伍，如艾附暖宫丸。

3.用于胎漏、胎动不安。常与川断、桑寄生等配伍。

4.用于皮肤瘙痒。治疥癣，湿疹，皮肤瘙痒，常以单品或与黄柏、花椒等配伍煎水熏洗。

【性能特点】本品性温辛散，入三阴经而走下焦，能温经脉，暖胞宫，散寒湿，止疼痛，具温经、止血、调经、安胎之良效，为治妇科下焦虚寒诸证之要药。

【用量用法】3～10g，煎服；外用适量。炒炭用温经止血增强，余生用。

## 大　蓟

本品为菊科植物蓟 *Cirsium japonicum* Fisch.ex DC. 的干燥地上部分。中国大部分地区均产。夏、秋季花开时割取地上部分或秋末挖根，除去杂质，晒干。生用或炒炭用。

【性味功效】甘、苦，凉。归心、肝经。

【功效】凉血止血，散瘀解毒消痈。

【应用】

1. 用于血热之出血证。尤善治血热所致吐血、咯血及崩漏，常与小蓟、侧柏叶等配伍。

2. 用于热毒疮痈。无论内外痈肿皆可以鲜品捣烂外敷患处，或与紫花地丁、野菊花配伍。

【用量用法】10～15g，煎服；外用鲜品适量，捣敷患处。

## 槐　花

本品为豆科植物槐 *Sophora japonica* L. 的干燥花及花蕾。中国各地区均产。夏季花将开放时采收，除去杂质，及时干燥。生用、炒用或炒炭用。

【性味归经】苦，微寒。归肝、大肠经。

【功效】凉血止血，清肝泻火。

【应用】

1. 用于血热诸出血证。治痔血、便血，常与侧柏叶、枳壳、地榆等配伍。

2. 用于肝热目赤，头痛。治肝火上炎之目赤、头胀头痛及眩晕等，可与夏枯草、菊花等配伍。

【用量用法】5～10g，煎服。清泻肝火宜生用；收敛止血宜炒炭用。

【使用注意】脾胃虚寒与阴虚发热而无实火者慎用。

---------------------- 附：槐角 ----------------------

本品为槐的果实。性味、功效、主治均与槐花相似，止血之力较槐花弱，清热之力较强，且具润肠之功效。用于便秘目赤，便血、痔血等症。6～10g，煎服，或入丸、散。孕妇慎用。

---------------------------------------------------------

## 侧　柏　叶

本品为柏科植物侧柏 *Platycladus orientalis*（L.）Franco 的干燥枝梢与叶。中国多地均产，多在夏、秋二季采收，除去杂质，洗净，阴干，生用或炒炭用。

【性味归经】苦、涩，寒。归肺、肝、脾经。

【功效】凉血止血，化痰止咳，生发乌发。

【应用】

1. 用于血热出血诸证。为治各种出血证之要药，尤以血热者为宜。治血热之吐血、衄血，常与生地黄、荷叶、艾叶配伍；治尿血、血淋，与小蓟、白茅根配伍；治痔血或血痢，配槐花、地榆等；治虚寒性出血，常配干姜、艾叶等。

2. 用于肺热咳嗽。常与黄芩、贝母、半夏等配伍。

3. 用于血热脱发，须发早白。可以单品研末调麻油涂之。

【用量用法】10～15g，煎服。外用适量。清热凉血，化痰止咳宜生用；收敛止血多炒炭用。

## 炮 姜

本品为干姜的炮制品。主产于四川、贵州等地。将干姜以砂烫至鼓起，表面棕褐色；或炒炭至表面呈黑色，内呈棕褐色入药。

【性味归经】辛、涩，热。归脾、胃、肾经。

【功效】温经止血，温中止痛、止泻。

【应用】

1. 用于虚寒性出血证。治脾阳虚，脾不统血之吐血、便血，常与人参、黄芪、附子等配伍；治冲任虚寒，崩漏下血，可与棕榈、乌梅同用。

2. 用于虚寒性腹痛、腹泻。常配伍附子、肉豆蔻等。治产后血虚寒凝，小腹疼痛，则常配当归、桃仁、川芎等，如生化汤。

【用量用法】3～9g，煎服。温中散寒多用未成炭者；温经止血宜用炮姜炭。

## 苎 麻 根

本品为荨麻科植物苎麻 *Boehmeria nivea*（L.）Gaud. 的干燥根及根茎。主产于江苏、安徽、山东等地。冬、春二季采挖，洗净，晒干，切片。生用。

【性味归经】甘，寒。归心、肝经。

【功效】凉血止血，安胎，清热解毒。

【应用】

1. 用于血热性出血证。用治血热妄行之吐血、衄血、尿血、崩漏、紫癜等，可以单品煎汤服或与小蓟、侧柏叶等配伍。

2. 用于胎漏、胎动不安。治胎热不安、胎漏下血者，常单用或与当归、阿胶等配伍。

3. 用于热毒疮疡。治热毒痈疮，以鲜品捣敷患处；治丹毒，可以单品浓煎外洗。

【用量用法】9～30g，煎服。外用适量，煎汤外洗或捣敷患处。

## 仙 鹤 草

本品为蔷薇科植物龙牙草 *Agrimonia pilosa* Ledeb. 的干燥地上部分。主产于江苏、浙江、湖南等地。夏、秋二季茎叶繁茂采收，除去杂质，晒干。生用或炒炭用。

【性味归经】苦、涩，平。归心、肝经。

【功效】收敛止血，截疟，止痢，解毒，补虚。

【应用】

1. 用于多种出血证。本品性平，能收敛止血，凡各种出血证，无论寒热虚实均可使用。用治血热妄行之吐血、衄血、尿血、崩漏等，常与生地黄、牡丹皮等配伍；治虚寒性出血，可与黄芪、炮姜等配伍。

2. 用于泻痢。善治慢性泻痢、血痢，常单用或与地榆、铁苋菜等配伍。

3. 用于疟疾、阴道滴虫。治疟疾可用单品大剂量煎汤内服。治滴虫性阴道炎，可以单品浓煎冲洗阴道。

4. 用于脱力劳伤之症。常与大枣同用。

【用量用法】6～12g，煎服；外用适量。

### 附：其他止血药（表2-11-1）

**表 2-11-1 其他止血药**

| 药名 | 性味归经 | 功效与应用 | 用量用法 |
|---|---|---|---|
| 降香 | 辛，温 归肝、脾经 | 化瘀止血，理气止痛 用于出血证，胸胁疼痛，呕吐腹痛 | 9～15g，煎服，后下 外用适量 |
| 棕榈炭 | 苦、涩，平 归肺、肝、大肠经 | 收敛止血 用于出血证 | 3～10g，煎服 |
| 血余炭 | 苦，平 归肝、胃经 | 收敛止血，化瘀利尿 用于出血证，小便不利 | 5～10g，煎服 1.5～3g，研末服 |
| 藕节 | 甘、涩，平 归心、肝、胃经 | 收敛止血 用于出血证 | 10～15g，煎服 鲜品30～60g，捣汁饮服 |
| 紫珠叶 | 苦、涩，平 归肝、肺、胃经 | 收敛止血，散瘀解毒消肿 用于出血证，热毒痈疮，水火烫伤 | 3～15g，煎服；1.5～3g，研末服 外用适量 |

**思考与练习**

1. 试述止血药的含义、功效、适应证。
2. 试述三七的性味、功效、性能特点、主治和应用。
3. 蒲黄、白及、艾叶的用量用法如何？
4. 大蓟与小蓟、地榆与槐花的药物功用有何异同？
5. 哪味药为治妇科下焦虚寒诸证之要药？
6. 多用治肺胃出血证的收敛止血药是哪味药？

# 第十二章 活血化瘀药

凡以通畅血行，消散瘀血为主要功效，用于治疗瘀血证的药物，称为活血化瘀药，亦称活血祛瘀药，简称活血药或化瘀药。其作用较强者又称破血药、逐血药。

活血化瘀药味多辛、苦，入血分。辛能散行，苦能通泄，善于活血行血，通畅血脉，消散瘀滞。本类药物主要适用于瘀血阻滞诸证，主治范围遍及内、外、妇、儿、伤各科。如内科的胸、腹、头诸痛，痛如针刺；外伤科的疮疡肿痛，跌打损伤，瘀肿疼痛；妇科的经闭、痛经或产后腹痛等。

活血化瘀药，按作用特点和主治的不同，可分为活血止痛、活血调经、活血疗伤、破血消癥药四类。

使用活血化瘀药，应根据各类药物的不同特点加以选用，还须针对导致瘀血的不同原因随证配伍，以标本兼治。如寒凝血脉者，配温里散寒药；瘀热互结者，配清热凉血、泻火解毒药；痰湿阻滞，血行不畅者，配祛痰除湿药；久瘀体虚或因虚致瘀者，配补益药。因气血之间的相互作用与联系，使用活血化瘀药时，常配伍行气药。

本类药物，因易耗血动血，不宜用于妇女月经过多及其他出血证无瘀血现象者、血虚经闭者。孕妇尤当慎用或禁用。

## 第一节 活血止痛药

本类药物大多性辛散，入血分，既能活血，又能行气，具有良好的止痛作用，主治气滞血瘀之诸痛证。如头痛、胸胁痛、心腹痛、痛经、产后腹痛、痹痛及跌打损伤瘀痛等。也常用于其他瘀血证。

### 川 芎

本品为伞形科植物川芎 *Ligusticum chuanxiong* Hort. 的干燥根茎。主产于四川。夏季采挖，除去杂质，晒后烘干。切厚片生用或酒炙用。

【性味归经】辛，温。归肝、胆、心包经。

【功效】活血行气，祛风止痛。

【应用】

1.用于血瘀气滞诸痛证。治血瘀之月经不调、闭经、痛经等，常与当归、红花等配伍；治产后恶露不绝，瘀阻腹痛，常与当归、炮姜、益母草等配伍。治心脉瘀阻所致胸痹心痛，常与丹参、红花、三七等配伍；治肝气郁结之胁肋疼痛，常与柴胡、香附、白芍等配伍；治中风偏瘫，与黄芪、地龙等配伍；治跌仆损伤、瘀肿疼痛，可与乳香、没药等配伍。

2. 用于头痛，风湿痹痛、肢体麻木。本品能"上行头目，旁通络脉"，祛风止痛活血，对各种头痛，无论风寒、风热、风湿、血虚、血瘀，均可随证配伍使用，常与白芷、细辛、羌活、藁本等配伍。治风湿痹痛、肢体麻木，常配羌活、桂枝、秦艽、防风等。

【性能特点】本品性辛散温通，能上行巅顶，下调血海，旁走四肢，中开郁结，为"血中之气药"，又被誉为治头痛与妇科活血调经之要药。

【用量用法】3～10g，煎服。治寒凝血瘀之证多酒炙后用。

【使用注意】阴虚阳亢、多汗、月经量多者及孕妇应慎用。

## 延 胡 索

本品为罂粟科植物延胡索 *Corydalis yanhusuo* W.T.Wang 的干燥块茎。主产于浙江、江苏、湖北、湖南等地，以浙江东阳、磐安产者为优。夏初茎叶枯萎时采挖，除去杂质与须根，于沸水中煮至恰无白心时取出，晒干。切厚片或捣碎，生用或醋炙用。

【性味归经】辛、苦，温。归肝、脾、心经。

【功效】活血，行气，止痛。

【应用】

用于血瘀气滞诸痛证。治心血瘀阻之胸痹心痛，常与丹参、川芎、桂枝、薤白等配伍；治肝郁气滞之胸胁胀痛，常配柴胡、郁金等；治气滞血瘀之月经不调、痛经、产后腹痛等，常与当归、红花、益母草等配伍；治寒疝腹痛，常配小茴香、吴茱萸；治跌打损伤，瘀肿疼痛，常与乳香、没药等配伍；治风湿痹痛，与独活、桂枝、秦艽等同用。

【性能特点】本品辛散温通，既能活血，又能行气，"能行血中气滞，气中血滞，故专治一身上下诸痛"，为止痛要药。其止痛作用显著而持久，且止痛部位广泛，故用于各种痛证，以瘀血痛证尤宜。醋制后其止痛效果增强。

【用量用法】3～10g，煎服；每次 1.5～3g，研末服。

【使用注意】孕妇慎用。

## 郁 金

本品为姜科植物温郁金 *Curcuma wenyujin* Y.H.Chen et C.Ling、姜黄 *Curcuma longa* L.、广西莪术 *Curcuma kwangsiensis* S.G.Lee et C.F. Liang 或蓬莪术 *Curcuma phaeocaulis* Val. 的干燥块根。主产于浙江、四川等地。冬季茎叶枯萎后采挖，除去须根，蒸或煮至透心，干燥。切片或打碎，生用或矾水炙用。

【性味归经】辛、苦，寒。归肝、胆、心经。

【功效】活血止痛，行气解郁，清心凉血，利胆退黄。

【应用】

1. 用于血瘀气滞之痛证。治气滞血瘀之胸腹胁痛、经行腹痛、乳胀及跌打损伤瘀肿疼痛等，常与丹参、延胡索、姜黄、川芎等配伍。

2. 用于热性神昏，癫痫。治湿浊蒙蔽心窍之神志不清或热痰蒙心所致癫痫，常与菖蒲、牛黄、山栀等配伍。

3. 用于血热出血证。治气火上逆，血热妄行之吐血、衄血、倒经、尿血、血淋等，可与生地黄、栀子、牛膝、小蓟等配伍。

4. 用于肝胆湿热证，如胆石症。治湿热黄疸，常与茵陈蒿、栀子、大黄等配伍；治胆石症，常配金钱草、鸡内金等。

【性能特点】本品行散降泄，既具活血止痛之功，又有行气解郁之效。其性偏寒凉，尤适用于血瘀气滞而有郁热者。

【用量用法】3～10g，煎服；每次2～5g，研末吞服。

【使用注意】畏丁香。孕妇慎用。

## 姜　黄

本品为姜科植物姜黄 *Curcuma Longa* L. 的干燥根茎。主产于四川、福建、广东等地。冬季茎叶枯萎时采挖，除去须根。煮或蒸至透心，晒干。切厚片生用。

【性味归经】辛、苦，温。归肝、脾经。

【功效】破血行气，通经止痛。

【应用】

1. 用于血瘀气滞之痛证。治血瘀气滞所致心腹胸胁疼痛、经闭、痛经、月经不调及跌打损伤瘀阻疼痛等，常与柴胡、延胡索、香附等配伍。

2. 用于风湿痹痛。治风湿肩背疼痛，常与羌活、防风、桂枝等配伍。

此外，姜黄配白芷、细辛可治牙痛、牙龈肿痛。

【用量用法】3～10g，煎服；每次2～3g，研末服。外用适量，研末调敷。

【使用注意】孕妇忌用。

## 乳　香

本品为橄榄科植物乳香树 *Boswellia carterii* Birdw. 及其同属植物皮部渗出的树脂。主产于非洲索马里、埃塞俄比亚等地。春、夏两季采收。将树干的皮部由下向上顺序切伤，使树脂从伤口渗出，数天后凝成固体，即可收集。打碎生用或炒用。

【性味归经】辛、苦，温。归心、肝、脾经。

【功效】活血定痛，消肿生肌。

【应用】

1. 用于血瘀气滞痛证。本品能行血中气滞，化瘀止痛，治气滞血瘀所致心腹瘀痛、痛经、经闭、产后瘀阻腹痛、风湿痹痛及跌打损伤瘀肿疼痛等，常与没药同用。

2. 用于疮疡痈肿，瘰疬。本品能活血消肿止痛，且能去腐生肌，为外伤科要药。常与没药配伍。

【用量用法】3～10g，煎服或入丸散剂；外用适量。内服宜制用，外用可生用。

【使用注意】本品味苦气浊，易致呕吐，当注意用量。胃弱者慎用。孕妇及无瘀滞者忌用。

## 没 药

本品为橄榄科植物没药树 *Commiphora myrrha* Eng1. 或同属植物皮部渗出的油胶树脂。主产于非洲索马里、埃塞俄比亚及印度等地。11月至翌年2月采集由树皮裂缝处渗出于空气中变成红棕色坚块的油胶树脂。除去杂质，打碎。生用、清炒或醋炙用。

【性味归经】辛、苦，平。归心、肝、脾经。

【功效】活血止痛，消肿生肌。

【应用】

用于瘀血阻滞证。治气滞血瘀之心腹诸痛、痛经、经闭、产后腹痛、跌打损伤及疮疡痈肿等，常与乳香配伍。

【用量用法】与乳香同。

【使用注意】同乳香。

## 五 灵 脂

本品为鼯鼠科动物复齿鼯鼠 *Trogopterus xanthipes* Milne-Edwards 的干燥粪便。主产于河北、山西等地。全年均可采收，除去杂质，晒干。根据外形的不同，一般分为块状的"灵脂块"（糖灵脂）与米粒状的"灵脂米"，前者质优，后者质量较差。生用或醋炙用。

【性味归经】苦、咸、甘，温。归肝、脾经。

【功效】活血止痛，化瘀止血。

【应用】

1. 用于瘀血阻滞诸痛证。治瘀血阻滞之脘腹刺痛、骨折肿痛、闭经、痛经等，常与蒲黄相须为用，也常与延胡索、乳香、没药等配伍。

2. 用于瘀血内阻之出血证。本品炒用既能化瘀又能止血，治瘀血内阻之崩漏、月经过多，可炒后研末以温酒调服，也可与蒲黄、三七等配伍。

【用量用法】3～10g，煎服，包煎，或入丸散剂；外用适量。

【使用注意】血虚无瘀者及孕妇慎用。"十九畏"认为人参畏五灵脂，故不宜同用。

# 第二节　活血调经药

本类药物性味多辛散苦泄，入肝经，既具活血化瘀之功，又兼通畅血脉调经之效。主治妇女月经不调、闭经、痛经及产后腹痛等证，也常用于瘀血痛证、癥瘕及跌仆损伤、疮痈肿毒等。

气行则血行，且女子以肝为先天，肝气调达则月事通畅以时下，故使用本类药物时常与疏肝理气之品配伍。

## 丹　参

本品为唇形科植物丹参 *Salvia miltiorrhiza* Bge. 的干燥根与根茎。主产于四川、安徽、江苏等地。春秋两季采挖，除去杂质，洗净，晒干。切厚片，生用或酒炙用。

【性味归经】苦，微寒。归心、肝经。

【功效】活血调经，祛瘀止痛，凉血消痈，清心除烦。

【应用】

1.用于血瘀所致各种病证。本品能活血调经，祛瘀止痛，治月经不调、闭经、痛经、产后腹痛，常与当归、益母草等配伍；治血瘀之心胸、脘腹疼痛、癥瘕积聚，常与檀香、砂仁等配伍；治风湿痹痛，常配防风、秦艽等。

2.用于痈肿疮毒。常与银花、连翘等配伍。

3.用于热病烦躁神昏，心悸失眠。治温热病热扰心神之烦躁不安、心悸、失眠等，常与生地黄、黄连、竹叶等配伍。

【性能特点】本品苦而偏寒，祛瘀生新，作用平和，活血而不伤正，广泛用于各种瘀血病证，尤宜于血热瘀滞之证。且善于调经，为妇科活血调经之要药。

【用量用法】5~15g，煎服，或入丸散剂。清心除烦宜生用，酒炙后活血祛瘀调经之力增强。

【使用注意】反藜芦。孕妇慎用。

## 红　花

本品为菊科植物红花 *Carthamus tinctorius* L. 的干燥花。全国各地均有栽培，主产于河南、浙江、四川等地。夏季花色由黄变红时采摘，阴干或晒干，生用。

【性味归经】辛，温。归心、肝经。

【功效】活血通经，祛瘀止痛。

【应用】

1.用于血瘀之多种病证。治血瘀所致经闭、痛经、产后腹痛，常与当归、桃仁、川芎等配伍；治血瘀之心腹瘀痛、癥瘕积聚，常与丹参、瓜蒌等同用；治跌打损伤瘀肿疼痛、血脉闭塞肿痛，常配乳香、没药等。

2.用于热郁血瘀所致斑疹色暗。常与当归、紫草、大青叶等配伍。

【性能特点】本品辛散温通，入心肝血分。既能活血通经，又能通利血脉，消肿止痛，为治伤科、妇产科瘀血证之要药。此外，尚能化滞消斑，治血热瘀滞斑疹色暗。

【用量用法】3~10g，煎服；外用适量。

【使用注意】孕妇忌用，有出血倾向者慎用。

## 桃　仁

本品为蔷薇科植物桃 *Prunus persica*（L.）Batsch 或山桃 *Prunus davidiana*（Carr.）

Franch. 的干燥成熟种子。前者中国各地均有栽培；后者主产于辽宁、河北、河南等地，野生。果实成熟时收集果核，取出种子，去皮，晒干。生用或炒用。

【性味归经】苦、辛，平；有小毒。归心、肝、大肠经。

【功效】活血祛瘀，润肠通便，止咳平喘。

【应用】

1. 用于血瘀证。治血瘀之闭经、痛经、产后腹痛、癥瘕积聚、跌打损伤瘀肿疼痛，常与红花、当归、川芎等配伍。

2. 用于肺痈，肠痈。本品善泄痈之热毒壅聚、气血凝滞，治肺痈，常与鱼腥草、冬瓜仁等配伍；治肠痈，常与大黄、牡丹皮等同用。

3. 用于肠燥便秘。常与麻仁、郁李仁等配伍。

4. 用于咳嗽气喘。常配杏仁等。

【性能特点】本品味苦，入血分，善泄滞破瘀，为活血通滞之良药。此外，其质润降泄，能润肠通便治肠燥便秘，又能润肺降气而止咳平喘。

【用量用法】5~10g，煎服，捣碎入煎。桃仁霜入汤剂宜包煎。

【使用注意】孕妇忌用，便溏者慎用。本品有小毒，不宜过量。

## 益 母 草

本品为唇形科植物益母草 *Leonurus heterophyllus* Sweet 新鲜或干燥的地上部分。全国各地均生产。夏季花未开或初开时采割，除去杂质，洗净，切段晒干。生用或熬膏用。

【性味归经】辛、苦，微寒。归心、肝、膀胱经。

【功效】活血调经，利水消肿，清热解毒。

【应用】

1. 用于血瘀之妇科诸证。本品活血祛瘀调经，治血滞之月经不调、闭经、痛经、产后腹痛、恶露不尽等，可单品熬膏服，或与当归、川芎、赤芍等配伍。

2. 用于水肿，小便不利。可与白茅根、泽兰等配伍。

3. 用于跌打损伤瘀肿作痛。常配乳香、没药。

4. 用于疮痈肿毒，皮肤痒疹。常以新鲜单品捣敷或煎汤外洗，也可与苦参、黄柏等配伍。

【性能特点】本品苦泄辛行，主入心肝血分，善活血祛瘀调经，为妇科经产之要药，故得"益母"之名。又因善利水消肿，清热解毒，对水瘀互结之水肿及瘀热之热毒疮肿皆宜使用。

【用量用法】10~30g，煎服；熬膏或入丸剂；外用适量，煎汤外洗或捣烂外敷。

【使用注意】孕妇忌用。阴虚血少及无瘀滞者慎用。

## 牛 膝

本品为苋科植物牛膝 *Achyranthes bidentata* B1. 与川牛膝 *Cyathula officinalis* Kuan 的

干燥根。前者主产于河南、河北等地，称怀牛膝；后者主产于四川、贵州等地。冬季茎叶枯时采挖，洗净，干燥。切断，生用或酒炙用。

【性味归经】苦、甘、酸，平。归肝、肾经。

【功效】活血调经，补肝肾，强筋骨，利水通淋，引血下行。

【应用】

1. 用于多种血瘀证。本品活血通经力强，治瘀血阻滞的月经不调、闭经、痛经、产后腹痛，可与当归、桃仁、红花等配伍；治跌打损伤瘀肿作痛，可配伍续断、当归、乳香、没药等。

2. 用于肝肾不足之腰膝酸软无力。治肝肾虚所致腰痛、膝软，常配杜仲、续断等。

3. 用于淋证，水肿，小便不利。本品能利尿通淋，导膀胱湿热下行，常与瞿麦、滑石、车前子等同用。

4. 用于火热上炎诸证。本品能引热下行，治火热上行之齿痛、口舌生疮、吐血、衄血等，常与石膏、知母、栀子等配伍；治阴虚阳亢之头痛，眩晕，可与牡蛎、代赭石等配伍。

【性能特点】本品性善下行，能活血祛瘀调经，为治妇科、伤科瘀证之良药；又能利尿通淋、引热下行，泄膀胱之热，降上亢、上炎、上逆之火；尚能补肝肾、强筋骨、通血脉、利关节。比较川牛膝与怀牛膝的功效，前者长于活血通经，后者长于补肝肾、强筋骨，二者均能利尿通淋、引火（血）下行。

【用量用法】6～15g，煎服。生用活血通经，利水通淋，引火（血）下行力强；补肝肾、强筋骨宜酒炙用。

【使用注意】月经过多者及孕妇忌服。

## 西 红 花

本品为鸢尾科植物番红花 *Crocus sativus* L. 的干燥柱头，又称"藏红花"或"番红花"。原产于欧洲及中亚地区，现我国也有栽培。9～10月于晴天早晨采摘花朵，摘下柱头，干燥用。

【性味归经】甘，平。归心、肝经。

【功效】活血祛瘀，凉血解毒，解郁安神。

【应用】

1. 用于血瘀所致多种病证。治血滞之月经不调、闭经、产后腹痛、恶露不绝等，可与丹参、益母草、香附等配伍。治跌打损伤，可以单品煎液加白酒少许外洗患处。

2. 用于热郁血瘀之斑疹色暗。

3. 用于瘀滞之忧郁痞闷，惊悸发狂。常以单品泡服。

【用量用法】3～9g，煎服或沸水泡服。

【使用注意】孕妇忌用。

## 第三节  活血疗伤药

本类药物多具辛、苦、咸之性,主入肝、肾经。善活血祛瘀,消肿止痛,续筋接骨疗伤,止血生肌敛疮,主治跌打损伤瘀肿疼痛,骨折筋损等证。亦可用于治疗其他血瘀病证。

### 土 鳖 虫

本品为鳖蠊科昆虫地鳖 *Eupolyphaga sinensis* Walker 及冀地鳖 *Steleophaga plancyi*(Boleny)雌虫的干燥体。全国各地均产,主产于湖南、湖北、江苏等地,以江苏产者为优。野生者夏季捕捉,饲养者全年皆可捕捉。沸水烫死,晒干或烘干。生用或炒用。

【性味归经】咸,寒;有小毒。归肝经。

【功效】破血逐瘀,续筋接骨。

【应用】

1.用于跌打损伤,骨折筋伤,瘀肿疼痛。可单用研末调敷或黄酒冲服,也常与自然铜、骨碎补、乳香等配伍。

2.用于血瘀之经闭、产后腹痛、癥瘕痞块,可与大黄、桃仁等同用。

【用量用法】3~10g,煎服;研末服每次1~1.5g,以黄酒送服为佳;外用适量。生品宜外用,内服多炒制后用。

【使用注意】孕妇忌用。

### 马 钱 子

本品为马钱科植物马钱 *Strychnos nux-vomica* L. 的干燥成熟种子。主产于印度、越南、缅甸等地。冬季果实成熟时采摘,取出种子,晒干。炮制后入药。

【性味归经】苦,寒;有大毒。归肝、脾经。

【功效】通络止痛,消肿散结。

【应用】

1.用于跌打损伤,骨折肿痛,痈疽疮毒。治跌打损伤,骨折疼痛,常与三七、乳香、没药等配伍。治痈疽肿毒,常单用研末香油调涂,或配伍穿山甲、僵蚕等。

2.用于风湿顽痹,麻木瘫痪。常与乳香、地龙等配伍。

【用量用法】0.3~0.6g,炮制后入丸散;外用适量,研末调涂。

【使用注意】本品有大毒,内服宜制,且不可多服久服。本品所含有毒成分能被皮肤吸收,故不宜大面积外涂。孕妇忌用。

## 第四节  破血消癥药

本类药物性味多辛、苦,药性峻猛,具破血逐瘀消癥之功。以虫类药为多,主治瘀血积聚较重的癥瘕证,也用治血瘀之经闭、瘀肿疼痛、偏瘫等。

使用时常配行气、破气、攻下之药以助逐瘀消癥之力。因本类药物多有毒，易耗血、动血，伤阴、耗气，故出血证、阴血亏虚、气虚体弱者及孕妇慎用或禁用。

## 莪　术

本品为姜科植物蓬莪术 *Curcuma phaeocaulis* Va1.、温郁金 *Curcuma wenyujin* Y.H.Chen et C.Ling 或广西莪术 *Curcuma kwangsiensis* S.G.Lee et C.F.Liang 的根茎。主产于四川、浙江、广西等地。冬季采挖。除去须根，洗净，蒸或煮至透心，晒干，切片。生用或醋炙用。

【性味归经】辛、苦，温。归肝、脾经。

【功效】破血行气，消积止痛。

【应用】

1. 用于血瘀气滞诸证。本品破血行气止痛力强，治气滞血瘀日久所致癥瘕积聚、经闭及心腹刺痛，常与三棱、当归、丹参等配伍。

2. 用于食积气滞，脘腹胀痛。常配伍槟榔、木香等。

【性能特点】本品辛散苦泄，既入血分，又入气分，温通行滞，性较峻急。能破血祛瘀，行气止痛，尤宜于血瘀气滞重症之癥瘕积聚，为破血消癥之要药。

【用量用法】5~15g，煎服。

【使用注意】孕妇及月经过多者忌用。

## 水　蛭

本品为水蛭科动物蚂蟥 *Whitmania pigra* Whitman、柳叶蚂蟥 *Whitmania acranulata* Whitman 或水蛭 *Hirude nipponica* Whitman 的干燥体。全国大多地区均产。夏、秋两季捕捉，洗净，用沸水烫死，切断晒干或低温干燥。生用或以滑石粉烫后用。

【性味归经】咸、苦，平；有小毒。归肝经。

【功效】破血通经，逐瘀消癥。

【应用】

用于癥瘕积聚，血瘀经闭，跌打损伤。治癥瘕、经闭，常与桃仁、三棱、莪术等配伍。治跌打损伤，心腹疼痛，配大黄、苏木等。

【性能特点】本品咸苦入血分，苦能降泄，功善行窜。破血逐瘀力峻效宏，为治癥瘕积聚、血瘀经闭、跌打损伤重症之良药。

【用量用法】1.5~3g，煎服；研末吞服，0.3~0.5g。以入丸散或研末服为宜。

【使用注意】月经过多者及孕妇禁用。

## 三　棱

本品为黑三棱科植物黑三棱 *Sparganium stoloniferum* Buch.-Ham. 的干燥块茎。主产于江苏、山东、河南等地。冬季至次年春采挖，洗净，晒干。润透切片，生用或醋炙用。

【性味归经】苦、辛，平。归肝、脾经。

【功效】破血行气，消积止痛。

【应用】

1. 用于血瘀气滞证。用于癥瘕积聚，血瘀经闭腹痛，常与莪术相须为用，如三棱丸。

2. 用于食积不化，脘腹胀痛。常与青皮、麦芽等同用，如三棱煎。

【用量用法】5～10g，煎服。

【使用注意】月经过多者及孕妇禁用。

## 附：其他活血化瘀药（表2-12-1）

表 2-12-1　其他活血化瘀药

| 分类 | 药名 | 性味归经 | 功效与应用 | 用量用法 |
|---|---|---|---|---|
| 活血调经药 | 鸡血藤 | 苦、甘，温<br>归肝、肾经 | 活血补血，调经，舒筋活血<br>用于月经不调，痛经、血虚经闭，风湿痹痛，肢体瘫痪 | 10～15g（大剂量可用30g），煎服、浸酒服或熬膏服 |
| | 王不留行 | 苦，平<br>归肝、胃经 | 活血通经，下乳消痈，利尿通淋<br>用于血瘀痛经，经闭，产后乳汁不下，乳痈，热淋，血淋，石淋 | 5～10g，煎服 |
| | 川牛膝 | 甘、微苦，平<br>归肝、肾经 | 活血通经，通利关节，利尿通淋<br>用于血瘀经闭，癥瘕，胞衣不下，关节痹痛，血淋，跌打损伤 | 5～10g，煎服 |
| | 泽兰 | 辛、苦，微温<br>归肝、脾经 | 活血调经，化瘀消痈，利水消肿<br>用于血瘀之月经不调、痛经、经闭、产后腹痛，疮痈肿毒，水肿，小便不利 | 6～12g，煎服<br>外用适量 |
| | 月季花 | 甘、淡、微苦，平<br>归肝经 | 活血调经，化瘀消肿，解郁<br>用于月经不调，痛经，经闭，胸腹胀痛，跌打损伤，痈疽肿毒 | 2～5g，煎服，不宜久煎，亦可泡服或研末服<br>外用适量 |
| 活血疗伤药 | 自然铜 | 辛，平<br>归肝经 | 散瘀止痛，接骨疗伤<br>用于跌打损伤，骨折筋损，瘀血肿痛 | 10～15g，煎服<br>外用适量 |
| | 苏木 | 甘、咸、辛，平<br>归心、肝经 | 活血疗伤，祛瘀通经<br>用于跌打损伤，骨折筋伤，瘀肿疼痛，血滞痛经，经闭，产后腹痛，心腹瘀痛，痈肿疮毒 | 3～10g，煎服<br>外用适量 |
| | 骨碎补 | 苦，温<br>归肝、肾经 | 活血疗伤，补肾强骨<br>用于跌打损伤，骨折筋伤，瘀肿作痛，肾虚腰痛腿软，耳鸣耳聋，牙痛久泻 | 3～10g，煎服或泡酒服<br>外用适量 |
| | 血竭 | 甘、咸，平<br>归心、肝经 | 活血定痛，化瘀止血，敛疮生肌<br>用于跌打损伤，心腹刺痛，外伤出血，疮疡不敛 | 1～2g，研末服<br>外用适量 |

续表

| 分类 | 药名 | 性味归经 | 功效与应用 | 用量用法 |
|------|------|---------|-----------|---------|
| 活血疗伤药 | 北刘寄奴 | 苦，温<br>归心、肝、脾经 | 活血通经，祛瘀止痛，止血疗伤，消食化积<br>用于血瘀经闭，产后腹痛，跌打损伤肿痛、出血，食积不化 | 3～10g，煎服<br>外用适量，研末撒敷 |
| | 儿茶 | 苦、涩，微寒<br>归心、肺经 | 活血定痛，止血生肌，收湿敛疮，清肺化痰<br>用于跌打伤痛，出血，疮疡不敛，肺热咳嗽 | 1～3g，布包煎<br>外用适量 |
| 破血消癥药 | 斑蝥 | 辛，热；有大毒<br>归肝、肾、胃经 | 破血逐瘀，散结消癥，攻毒蚀疮<br>用于癥瘕积聚，经闭，痈疽，顽癣，瘰疬 | 0.03～0.06g，内服多入丸散剂<br>外用适量 |
| | 穿山甲 | 咸，微寒<br>归肝、胃经 | 活血消癥，通经下乳，消肿排脓，搜风通络<br>用于癥瘕，经闭，产后乳汁不下，痈肿疮毒，瘰疬，风湿痹痛，中风瘫痪 | 5～10g，煎服 |
| | 干漆 | 辛，温；有毒<br>归肝、脾经 | 破瘀通经，消积杀虫<br>用于妇女经闭，癥瘕，虫积，疳积 | 2～5g，煎服 |

**思考与练习**

1. 试述活血化瘀药的含义、功效、适应证及使用注意。
2. 比较郁金与姜黄、红花与桃仁药物功用的异同。
3. 本章中具有毒性的活血化瘀药有哪些？其用量用法如何？
4. 简述川芎的功效、适应证和性能特点。
5. 哪一味药专治一身上下诸痛，为止痛之良药，醋炙后增强止痛效果？
6. 简述丹参的功效、适应证和性能特点。

# 第十三章　化痰止咳平喘药

　　凡能祛痰或消痰，以治疗痰证为主要作用的药物，称化痰药；以制止或减轻咳嗽和喘息为主要作用的药物，称止咳平喘药。因在病证上痰、咳、喘三者常相互兼杂，而化痰药又常兼止咳、平喘作用；止咳平喘药又常兼化痰作用，故将化痰药与止咳平喘药合并为一章介绍。

　　化痰药主治痰证，而痰又有寒痰、热痰、燥痰、湿痰、风痰之分，化痰药也相应因药性有温燥与凉润之别而分为温化寒痰药与清化热痰药两类。痰者，既是病理产物，又是致病因素，它"随气升降，无处不到"，所以痰的病证甚多：如痰阻于肺的哮喘痰多；痰蒙心窍的昏厥、癫痫；痰蒙清阳的眩晕；肝风夹痰的中风、惊厥；痰阻经络的肢体麻木、半身不遂、口眼㖞斜；痰火互结的瘰疬、瘿瘤；痰凝肌肉，流注骨节的阴疽流注等，皆可用化痰药治之。止咳平喘药，则用于外感、内伤所致各种咳嗽和喘息。

　　使用化痰止咳平喘药，除应根据病证不同，有针对性地选择不同的化痰药及止咳、平喘药外，因咳喘每多夹痰，痰多易发喘咳，故化痰、止咳、平喘三者常配伍同用。临床上常根据痰、咳、喘的不同病因病机而配伍其他药物，以治病求本，标本兼顾。如外感而致者，常配解表药；火热而致者，常配清热泻火药；里寒者，常配温里散寒药；虚劳者，常配补虚药。此外，如痰厥、惊厥、眩晕、昏迷者，则常配平肝息风、开窍、安神药；痰核、瘰疬、瘿瘤者，常配软坚散结药；阴疽流注者，常配温阳通滞散结药。

　　使用本章药物时应注意，某些温燥之性强烈的刺激性化痰药，痰中带血等有出血倾向者，宜慎用；麻疹初起有表邪之咳嗽，不宜单投止咳药，当以疏解清宣为主，以免恋邪而致久喘不已及影响麻疹之透发；有毒性的药物，应注意其炮制、用法、用量、不良反应及防治方法。

## 第一节　温化寒痰药

　　温化寒痰药性多温燥，有温肺祛寒，燥湿化痰之功。主治寒痰、湿痰证，如咳嗽气喘、痰多色白、苔腻等症；以及由寒痰、湿痰所致眩晕、肢体麻木、阴疽流注等。

　　温燥之性的温化寒痰药，不宜用于热痰与燥痰证。

### 半　夏

　　本品为天南星科植物半夏 *Pinellia ternata*（Thunb.）Breit. 的干燥块茎。全国大部分地区均有。主产于四川、湖北、江苏、安徽等地。夏、秋二季茎叶茂盛时采挖，洗净，除去外皮及须根，晒干，为生半夏。一般用姜汁、明矾制过入药。

【性味归经】辛，温；有毒。归脾、胃、肺经。

【功效】燥湿化痰，降逆止呕，消痞散结。

【应用】

1. 用于湿痰，寒痰证。本品辛温而燥，为燥湿化痰，温化寒痰之要药。治痰湿阻肺之咳嗽气逆，痰多色白质稀者，常与陈皮、茯苓同用，如二陈汤；治湿痰眩晕，常与天麻、白术同用以息风化痰，如半夏白术天麻汤。

2. 用于胃气上逆呕吐。半夏为止呕要药，各种原因的呕吐，皆可随证配伍用之，对痰饮或胃寒呕吐尤宜，常与生姜同用，如小半夏汤；治胃热呕吐，常与黄连、竹茹同用；治胃阴虚呕吐，常与石斛、麦冬同用；治胃气虚呕吐，常与人参、白蜜等同用。

3. 用于心下痞满，结胸，梅核气。治湿热阻滞致心下痞满者，常与干姜、黄连、黄芩同用，以辛开苦降，消痞散结，如半夏泻心汤；治痰热结胸，常与瓜蒌、黄连同用，如小陷胸汤；治梅核气，气郁痰凝者，常与紫苏、厚朴、茯苓等同用，以行气解郁，化痰散结，如半夏厚朴汤。

4. 用于瘿瘤痰核，痈疽肿毒，毒蛇咬伤。本品内服能消痰散结，外用能消肿止痛。治瘿瘤痰核，常与昆布、海藻、贝母等同用；治痈疽发背、无名肿毒、毒蛇咬伤，可用生品磨汁涂或研末以酒调敷患处，也可用鲜品捣敷。

【性能特点】本品辛温而燥，有毒，入脾、胃、肺经。长于燥脾湿而化痰浊，温脏腑而化寒痰，降胃气而止呕吐，为治湿痰、寒痰及止呕要药。又善化痰而消痞散结，治痰气互结之痞证、结胸、胸痹、梅核气等。生品外用又能消肿散结，治瘿瘤痰核、痈疽肿毒及毒蛇咬伤等。

【用量用法】3～9g，煎服。一般宜制过用，炮制品有姜半夏、法半夏、半夏曲、竹沥半夏等，其中姜半夏长于降逆止呕；法半夏长于燥湿和胃且温性较弱；半夏曲则有化痰消食之功；竹沥半夏药性由温变凉，能清化热痰，主治热痰、风痰之证。外用生品适量，磨汁涂或研末以酒调敷患处。

【使用注意】不宜与乌头类药材同用。阴虚燥咳、血证、热痰、燥痰应慎用。有报道，本品剂量过大（30～90g）或生品内服0.1～2.4g可引起中毒。主要表现为口内苦涩流涎，口舌麻木，舌干，不能发音，胃部不适，恶心，腹泻；或有胸前压迫感，心悸。误服生半夏中毒时，可给服姜汁、稀醋、浓茶或蛋白等。临床用生半夏时必须煎熟，以免中毒。

## 天　南　星

本品为天南星科植物天南星 *Arisaema erubescens*（Wall.）Schott、异叶天南星 *Arisaema heterophyllum* B1. 或东北天南星 *Arisaema amurense* Maxim. 的干燥块茎。天南星主产于河南、河北、四川等地；异叶天南星主产于江苏、浙江等地；东北天南星主产于辽宁、吉林等地。秋、冬二季茎叶枯萎时采挖，除去须根及外皮，晒干，即生南星；

用姜汁、明矾制过用，为制南星。

【性味归经】苦、辛，温；有毒。归肺、肝、脾经。

【功效】生品：散结消肿；制天南星：燥湿化痰，祛风止痉，散结消肿。

【应用】

1.用于湿痰，寒痰证。本品燥湿化痰功似半夏而温燥之性更甚，祛痰作用较强。治顽痰阻肺，咳喘胸闷，常与半夏、枳实等同用；治寒痰咳嗽，常与干姜、细辛等同用；治痰热咳嗽，常与黄芩、瓜蒌等清热化痰药同用。

2.用于风痰所致眩晕，中风，癫痫，口眼㖞斜，半身不遂及破伤风。治风痰眩晕，常与半夏、天麻等同用；治风痰留滞经络，半身不遂，手足顽麻，口眼㖞斜等，常与半夏、川乌、白附子等同用；治破伤风角弓反张，痰涎壅盛，常与白附子、天麻、防风等同用；治癫痫，常与胡椒、水牛角、冰片同用。

3.用于痈疽肿痛，蛇虫咬伤。治痈疽肿痛、痰核，可研末用醋调敷；治蛇虫咬伤，可配雄黄为末外敷。

【性能特点】本品辛温苦燥，善祛经络风痰，药力颇强。既能燥湿化痰，治顽痰；又能祛风止痉，治风痰诸证及破伤风；还能散结消肿而止痛，治痈疽、瘰疬等。

【用量用法】3～9g，煎服，一般炮制后用。外用生品适量，研末以醋或酒调敷患处。

【使用注意】阴虚燥痰及孕妇慎用。

## 旋 覆 花

本品为菊科植物旋覆花 *Inula japonica* Thunb. 或欧亚旋覆花 *Inula britannica* L. 的干燥头状花序。主产于河南、河北、江苏、浙江、安徽等地。夏、秋二季花开放时采收，除去杂质，阴干或晒干。生用或蜜炙用。

【性味归经】苦、辛、咸，微温。归肺、胃、脾、大肠经。

【功效】降气，消痰，行水，止呕。

【应用】

1.用于风寒咳嗽，痰饮蓄积，胸膈痞满，喘咳痰多。治寒痰咳喘，常与苏子、半夏同用；治痰饮蓄积，胸膈痞满，常与海浮石、海蛤壳等同用。

2.用于噫气，呕吐。治痰浊中阻，胃气上逆所致者，常与代赭石、半夏、生姜等同用，如旋覆代赭汤。

【用量用法】3～9g，煎服，宜布包煎。

【使用注意】阴虚劳嗽，津伤燥咳者禁用。因本品有绒毛，易刺激咽喉作痒而致呛咳呕吐，故须布包入煎。

## 白 前

本品为萝摩科植物柳叶白前 *Cynanchum stauntonii*（Decne.）Schltr.ex Levl. 或芫花叶白前 *Cynanchum glaucescens*（Decne.）Hand.Mazz. 的干燥根茎及根。主产于浙江、安

徽、江苏、福建、湖北、江西、湖南等地。秋季采挖，洗净，晒干。生用或蜜炙用。

【性味归经】辛、苦，微温。归肺经。

【功效】降气，消痰，止咳。

【应用】

用于肺气壅实，咳嗽痰多，胸满喘急。治外感风寒咳嗽，咯痰不爽者，常与荆芥、桔梗等同用，如止嗽散。治咳喘浮肿，喉中痰鸣，不能平卧，常与紫菀、半夏、大戟等同用。

【用量用法】3～10g，煎服。

【使用注意】肺虚干咳不宜用。

## 白附子

本品为天南星科植物独角莲 *Typhonium giganteum* Engl. 的干燥块茎。秋季采挖，除去须根和外皮，晒干。

【性味归经】辛，温；有毒。归胃、肝经。

【功效】祛风痰，定惊搐，解毒散结，止痛。

【应用】

用于中风痰壅，口眼㖞斜，语言謇涩，惊风癫痫，破伤风，痰厥头痛，偏正头痛；外治瘰疬痰核，毒蛇咬伤。

【用量用法】3～6g。一般炮制后用，外用生品适量捣烂，熬膏或研末以酒调敷患处。

【使用注意】孕妇慎用；生品内服宜慎。

# 第二节　清化热痰药

清化热痰药性多寒凉，有清化热痰之功。部分药物质润，兼能润燥；味咸，兼能软坚散结。主治热痰证，如咳嗽气喘，痰黄质稠者；若痰稠难咯，唇舌干燥之燥痰证，宜选质润之润燥化痰药。其他如痰热痰火所致癫痫、中风、惊厥、瘿瘤、瘰疬等，均可以清化热痰药治之。

药性寒凉的清化热痰药、润燥化痰药，不宜用于寒痰与湿痰证。

## 川贝母

本品为百合科植物川贝母 *Fritillaria cirrhosa* D.Don、暗紫贝母 *Fritillaria unibracteata* Hsiao et K.C.Hsia、甘肃贝母 *Fritillaria przewalskii* Maxim. 或梭砂贝母 *Fritillaria delavayi* Franch. 的干燥鳞茎。前三者按不同性状习称"松贝"和"青贝"，后者称"炉贝"。主产于四川、云南、甘肃等地。夏、秋二季采挖，除去须根、粗皮及泥沙，晒干或低温干燥。生用。

【性味归经】苦、甘，微寒。归肺、心经。

【功效】清热润肺，化痰止咳，散结消痈。

【应用】

1.用于肺热燥咳，干咳少痰。常与前胡、知母、瓜蒌等同用，以清肺润燥，化痰止咳。

2.用于阴虚劳嗽，咯痰带血。常与沙参、麦冬等同用，以养阴润肺，化痰止咳。

3.用于疮痈，瘰疬，肺痈，乳痈等。治痰火郁结之瘰疬，常与玄参、牡蛎等同用；治热毒壅结之疮痈、肺痈、乳痈，常与蒲公英、鱼腥草等同用。

【性能特点】本品苦甘微寒，入肺心经。能清肺泄热化痰，又味甘质润能润肺止咳，尤宜于内伤久咳、燥痰、热痰之证，为润肺止咳化痰要药。且具有清热解郁、化痰散结之功，以治痰火、热毒壅结之证。

【用量用法】3~10g，煎服；研末冲服，每次1~2g。

【使用注意】不宜与乌头类药材同用。寒痰、湿痰不宜用。

## 浙 贝 母

本品为百合科植物浙贝母 *Fritillaria thunbergii* Miq. 的干燥鳞茎。原产于浙江象山，现主产于浙江鄞县。此外，江苏、安徽、湖南、江西等地亦产。初夏植株枯萎时采挖，洗净。大小分开，大者除去芯芽，习称"大贝"；小者不去芯芽，习称"珠贝"。分别撞擦，除去外皮，拌以煅过的贝壳粉，吸去擦出的浆汁，干燥；或取鳞茎，大小分开，洗净，除去芯芽，趁鲜切成厚片，干燥，习称"浙贝片"。生用。

【性味归经】苦，寒。归肺、心经。

【功效】清热化痰止咳，散结消痈。

【应用】

1.用于风热犯肺，痰火咳嗽。治风热咳嗽，常与桑叶、前胡等同用；治痰热郁肺之咳嗽，常与瓜蒌、知母等同用。

2.用于瘰疬，瘿瘤，痈疡疮毒，肺痈。治瘰疬，常与玄参、牡蛎等同用；治瘿瘤，常与海藻、昆布等同用；治疮痈，常与连翘、蒲公英等同用；治肺痈，常与鱼腥草、芦根等同用。

【性能特点】本品苦寒清泄，为清泄开散之品。功似川贝而长于清泄热邪、散结解毒，多用于外感风热、痰热咳嗽以及痰火、热毒壅结之瘰疬疮痈等证。

【用量用法】5~10g，煎服。

【使用注意】不宜与乌头类药材同用。寒痰、湿痰者不宜。

## 瓜 蒌

本品为葫芦科植物栝楼 *Trichosanthes kirilowii* Maxim. 或双边栝楼 *Trichosanthes rosthornii* Harms 的干燥成熟果实。全国均有，主产于河北、河南、安徽、浙江、山东、江苏等地。秋季果实成熟，连果梗剪下，置通风处阴干，生用。或剖开去瓤，将壳与种子分别干燥，瓜蒌皮、瓜蒌子生用或炒用。

【性味归经】甘、微苦，寒。归肺、胃、大肠经。

【功效】清热涤痰，宽胸散结，润燥滑肠。

【应用】

1.用于痰热咳喘。治痰热内结，咳痰黄稠，胸闷而大便不畅者，常与黄芩、胆南星、枳实等同用，如清气化痰丸。

2.用于胸痹心痛，结胸痞满。治痰浊痹阻，胸阳不通之胸痹，常与薤白等同用，如瓜蒌薤白白酒汤、瓜蒌薤白半夏汤；治痰热结胸，胸膈痞满，按之则痛者，常与黄连、半夏同用，如小陷胸汤。

3.用于肺痈，肠痈，乳痈。本品能消肿散结。治肺痈咳吐脓血，常与鱼腥草、芦根等同用；治肠痈，常与败酱草、红藤等同用；治乳痈初起，红肿热痛，常与当归、乳香、没药同用。

4.用于肠燥便秘。瓜蒌子有润肠通便之功，常与火麻仁、郁李仁等同用。

【性能特点】本品甘寒滑润，入肺胃大肠经。上能清肺润肺而化痰，治肺热、痰热、肺燥之咳喘；下可滑肠润燥以通便，治肠燥便秘；又善于利气宽胸，为治胸痹之要药；并能清热散结以消痈，治热毒结聚的疮痈肿毒。瓜蒌皮功偏利气宽胸；瓜蒌子功偏润肺滑肠。

【用量用法】9～15g，煎服。

【使用注意】不宜与乌头类药材同用。脾虚便溏及寒痰、湿痰证禁用。

---

**附：瓜蒌皮、瓜蒌子**

瓜蒌皮为葫芦科植物栝楼或双边栝楼的干燥成熟果皮。性味甘，寒。归肺、胃经。功能清热化痰，利气宽胸。用于痰热咳嗽，胸闷胁痛。6～10g，煎服。不宜与川乌、制川乌、草乌、制草乌、附子同用。

瓜蒌子为葫芦科植物栝楼或双边栝楼的干燥成熟种子。性味甘，寒。归肺、胃、大肠经。功能润肺化痰，滑肠通便。用于燥咳痰黏，肠燥便秘。9～15g，煎服。不宜与川乌、制川乌、草乌、制草乌、附子同用。

## 桔　梗

本品为桔梗科植物桔梗 *Platycodon grandiflorum*（Jacq.）A.DC. 的干燥根。全国大部分地区均有。以东北、华北地区产量较大，华东地区质量较优。春、秋二季采挖，洗净，除去须根，趁鲜剥去外皮或不去外皮，干燥。切片，生用。

【性味归经】苦、辛，平。归肺经。

【功效】宣肺，利咽，祛痰，排脓。

【应用】

1.用于咳嗽痰多，胸闷不畅。本品性平，无论属寒属热均可应用。属风寒者，常与紫苏、杏仁同用，如杏苏散；属风热者，常与桑叶、菊花、杏仁同用，如桑菊饮；若治痰阻气滞，胸膈痞闷者，常与枳壳同用。

2. 用于咽喉肿痛，音哑。治咽喉肿痛，热毒盛者，常与射干、马勃、板蓝根等同用；治外邪犯肺，咽痛失音者，常与甘草、牛蒡子等同用。

3. 用于肺痈吐脓。治肺痈咳嗽胸痛，咳吐脓血，痰黄腥臭者，常与甘草同用；临床上亦常配以鱼腥草、冬瓜仁等，以加强清肺排脓之效。

【性能特点】本品辛散苦泄，性平和且善上行，专走肺经，为肺经气分要药。善宣肺利咽化痰而治咳嗽痰多，无论外感内伤、属寒属热均可应用；并治咽痛失音。又能宽胸快膈、排脓而治肺痈吐脓。

【用量用法】3～10g，煎服。

【使用注意】本品性升散，凡气机上逆，呕吐、呛咳、眩晕、阴虚火旺咳血等不宜用。用量过大易引起恶心呕吐。

## 竹　茹

本品为禾本科植物青杆竹 *Bambusa tuldoides* Munro、大头典竹 *Sinocalamus beecheyanus*（Munro）McClure var.*pubescens* P.F.Li 或淡竹 *Phyllostachys nigra*（Lodd.）Munro var. *henonis*（Miff.）Stapf ex Rendle 的茎秆的干燥中间层。主产于长江流域和南方各省。全年均可采制，取新鲜茎，除去外皮，将稍带绿色的中间层刮成丝条，或削成薄片，捆扎成束，阴干。前者称"散竹茹"，后者称"齐竹茹"。生用或姜汁炙用。

【性味归经】甘，微寒。归肺、胃经。

【功效】清热化痰，除烦，止呕。

【应用】

1. 用于痰热咳嗽。治肺热咳嗽，痰黄稠者，常与瓜蒌、桑白皮等同用。

2. 用于痰热扰心之心烦失眠。常与枳实、半夏、茯苓等同用，如温胆汤。

3. 用于胃热呕吐，妊娠恶阻。常与陈皮、人参、生姜等同用。

【用量用法】5～10g，煎服。生用清化热痰，姜汁炙用止呕作用强。

## 竹　沥

本品来源同竹茹。为新鲜的禾本科植物青杆竹、大头典竹或淡竹的竹杆烤灼而流出的淡黄色澄清液汁。

【性味归经】甘，寒。归肺、心、肝经。

【功效】清热豁痰，定惊利窍。

【应用】

1. 用于痰热咳喘。治痰热咳喘，痰稠难咯，顽痰胶结者最宜。常与黄芩、杏仁、贝母等同用。

2. 用于中风痰迷，惊痫癫狂。治小儿惊风，常与胆南星、牛黄等同用。

【用量用法】30～50g，冲服。本品不能久藏，但可熬膏瓶贮，称竹沥膏；近年用安瓿瓶密封存放，可以久藏。

【使用注意】寒痰及脾胃虚寒便溏者禁用。

## 胖 大 海

本品为梧桐科植物胖大海 *Sterculia lychnophora* Hance 的干燥成熟种子。主产于泰国、柬埔寨、马来西亚、印度尼西亚、越南、印度等国。4~6月果实成熟开裂时，采收种子，晒干。

【性味归经】甘，寒。归肺、大肠经。

【功效】清热润肺，利咽开音，润肠通便。

【应用】

1. 用于肺热声哑，干咳无痰，咽喉干痛。常单味泡服，亦常与桔梗、甘草等同用。

2. 用于燥热便秘，头痛目赤。可单味泡服，亦常与清热泻下药同用。

【用量用法】2~3枚，沸水泡服或煎服。

## 前 胡

本品为伞形科植物白花前胡 *Peucedanum praeruptorum* Dunn 的干燥根。冬季至次春茎叶枯萎或未抽花茎时采挖，除去须根，洗净，晒干或低温干燥。

【性味归经】苦、辛，微寒。归肺经。

【功效】降气化痰，散风清热。

【应用】

用于痰热喘满，咯痰黄稠，风热咳嗽痰多。

【用法与用量】3~10g，煎服。

# 第三节　止咳平喘药

止咳平喘药其味或辛或苦或甘，其性或温或寒，因而止咳平喘作用也就有宣肺、清肺、润肺、降肺、敛肺及化痰之别，其中有的药物偏于止咳，有的偏于平喘，有的则兼而有之。因咳喘之证，有外感内伤之别，寒热虚实之异，临床应用时常审证求因，随证选用不同的止咳、平喘药，并配伍相应的有关药物。

个别麻醉镇咳定喘药，因易成瘾，易恋邪，用之宜慎。

## 苦 杏 仁

本品为蔷薇科植物山杏 *Prunus armeniaca* L.var.*ansu* Maxim.、西伯利亚杏 *Prunus sibirica* L.、东北杏 *Prunus mandshurica*（Maxim.）Koehne 或杏 *Prunus armeniaca* L. 的干燥成熟种子。主产于我国东北、华北、西北及长江流域。夏季采收成熟果实，除去果肉及核壳，晒干。生用。

【性味归经】苦，微温；有小毒。归肺、大肠经。

【功效】降气止咳平喘，润肠通便。

【应用】

1.用于咳嗽气喘。随证配伍可用于多种咳喘病证。治风寒咳喘，常与麻黄、甘草同用；治风热咳嗽，常与桑叶、菊花同用，如桑菊饮；治燥热咳嗽，常与桑叶、贝母、沙参同用，如桑杏汤；治肺热咳喘，常与石膏等同用，如麻杏石甘汤。

2.用于肠燥便秘。常与柏子仁、郁李仁等同用。

【性能特点】本品主入肺经，味苦能降，上能降肺气以止咳喘，下能润肠燥以通大便，且于降肺气中兼宣肺之功，故可用于多种咳喘证，为治咳喘之要药。

【用量用法】5～10g，煎服，宜打碎入煎。生品入煎剂宜后下。

【使用注意】阴虚咳喘及大便溏泻者禁用。本品有小毒，用量不宜过大；婴儿慎用。

## 紫 苏 子

本品为唇形科植物紫苏 *Perilla frutescens*（L.）Britt. 的干燥成熟果实。主产于江苏、安徽、河南等地。秋季果实成熟时采收，除去杂质，晒干。生用或微炒，用时捣碎。

【性味归经】辛，温。归肺经。

【功效】降气化痰，止咳平喘，润肠通便。

【应用】

1.用于痰壅气逆，咳嗽气喘。常与白芥子、莱菔子同用，如三子养亲汤。治上盛下虚之久咳痰喘，常与肉桂、当归、厚朴等同用，如苏子降气汤。

2.用于肠燥便秘。常与苦杏仁、瓜蒌仁、火麻仁等同用。

【性能特点】本品辛温润降，入肺经而善降气化痰、止咳平喘，入大肠质润而能润肠通便。

【用量用法】3～10g，煎服。

【使用注意】阴虚咳喘及脾虚便溏者慎用。

## 百 部

本品为百部科植物直立百部 *Stemona sessilifolia*（Miq.）Miq.、蔓生百部 *Stemona japonica*（BL.）Miq. 或对叶百部 *Stemona tuberosa* Lour. 的干燥块根。主产于安徽、江苏、湖北、浙江、山东等地。春、秋二季采挖，除去须根，洗净，置沸水中略烫或蒸至无白心，取出，晒干。切厚片生用或蜜炙用。

【性味归经】甘、苦，微温。归肺经。

【功效】润肺下气止咳，杀虫灭虱。

【应用】

1.用于新久咳嗽，百日咳，肺痨咳嗽。可单用或配伍应用。治风寒咳嗽，常与荆芥、桔梗、紫菀等同用，如止嗽散；治久咳不已，气阴两虚者，常与黄芪、沙参、麦冬等同用；治阴虚肺痨咳嗽，常与沙参、麦冬、川贝母等同用；治百日咳，可单用，亦常与贝母、紫菀、白前等同用。

2. 用于蛲虫、阴道滴虫、头虱及疥癣等。治蛲虫病，以本品浓煎，睡前保留灌肠；治阴道滴虫，可单用，或与蛇床子、苦参等煎汤坐浴外洗；治头虱、体虱及疥癣，可制成 20% 乙醇液，或 50% 水煎剂外搽。

【性能特点】本品甘润苦降，微温不燥，功专润肺止咳，无论外感内伤、暴咳、久嗽，皆可用之，为治肺痨咳嗽及百日咳要药。又善杀虫灭虱，治蛲虫、阴道滴虫、疥癣及头虱等。

【用量用法】3～9g，煎服。外用适量，水煎或酒浸。久咳虚嗽宜蜜炙用。

## 葶 苈 子

本品为十字花科植物独行菜 *Lepidium apetalum* Willd. 或播娘蒿 *Descurinia sophia*（L.）Webb ex Prantl 的干燥成熟种子。前者称 "北葶苈"，主产于河北、辽宁、内蒙古、吉林等地；后者称 "南葶苈"，主产于江苏、山东、安徽、浙江等地。夏季果实成熟时采割植株，晒干，搓出种子，除去杂质。生用或炒用。

【性味归经】辛、苦，大寒。归肺、膀胱经。

【功效】泻肺平喘，行水消肿。

【应用】

1. 用于痰涎壅盛，喘咳痰多，不得平卧。常与紫苏子、桑白皮、杏仁等同用；亦常佐大枣以缓其苦寒之性。

2. 用于胸腹水肿，小便不利。治腹水肿满属湿热蕴结者，常与防己、椒目、大黄同用；治痰热结胸之胸胁积水者，常与杏仁、大黄、芒硝等同用。

现代临床有单用本品研末服，或与生脉散、参附汤等同用，治疗肺原性心脏病心力衰竭，见水肿喘满者，有较好疗效。

【性能特点】本品苦降辛散，性寒清热，入肺与膀胱经，专泻肺中水饮及痰火而平喘咳。为泻肺平喘之要药。又能泄肺气之壅闭而通调水道，利水消肿，为治胸腹积水之常品。唯药力峻猛，用之宜慎。

【用量用法】3～10g，煎服，宜包煎；研末冲服，每次 3～6g。

## 桑 白 皮

本品为桑科植物桑 *Morus alba* L. 的干燥根皮。全国大部分地区均产，主产于安徽、河南、浙江、江苏、湖南等地。秋末叶落时至次春发芽前采挖根部，刮去黄棕色粗皮，纵向剖开，剥取根皮，晒干。切丝生用或蜜炙用。

【性味归经】甘，寒。归肺经。

【功效】泻肺平喘，利水消肿。

【应用】

1. 用于肺热咳喘。常与地骨皮同用。治水饮停肺，胀满喘急，常与麻黄、杏仁、葶苈子等同用。

2. 用于水肿胀满尿少，面目肌肤浮肿。常与茯苓皮、大腹皮等同用。

【性能特点】本品甘寒，主入肺经，既善泻肺热与肺中水气而止咳平喘，为治肺热咳喘所常用。又能清降肺气而通调水道，利水消肿，多用于皮肤水肿。

【用量用法】6～12g，煎服。泻肺利水宜生用；治肺虚咳嗽宜蜜炙用。

## 紫 菀

本品为菊科植物紫菀 *Aster tataricus* L.f. 的干燥根及根茎。主产于河北、安徽、河南、黑龙江、江西等地。春、秋二季采挖，除去有节的根茎（习称"母根"）和泥沙，编成辫状晒干，或直接晒干。切段生用或蜜炙用。

【性味归经】苦、辛，微温。归肺经。

【功效】润肺下气，消痰止咳。

【应用】

用于痰多喘咳，新久咳嗽，劳嗽咳血。治风寒咳嗽，咽痒，常与荆芥、桔梗等同用；治肺虚劳嗽，阴虚久咳，痰中带血，常与阿胶、贝母等同用。

此外，取本品开宣肺气作用，与黄芪、肉桂、车前子等同用，还可用于肺痈、胸痹及小便不通等证。

【用量用法】5～10g，煎服。外感暴咳宜生用，肺虚久咳宜蜜炙用。

## 款 冬 花

本品为菊科植物款冬 *Tussilago farfara* L. 的干燥花蕾。主产于河南、甘肃、山西、陕西等地。12月或地冻前当花尚未出土时采挖，除去花梗及泥沙，阴干。生用或蜜炙用。

【性味归经】辛、微苦，温。归肺经。

【功效】润肺下气，止咳化痰。

【应用】

用于痰多喘咳，新久咳嗽，劳嗽咳血。本品为治咳嗽常用药，药性功效与紫菀相似，紫菀长于化痰，款冬花长于止咳，二者常相须为用。然本品辛温而润，尤宜于寒嗽，常与麻黄等同用。治肺热咳喘，常与桑白皮、瓜蒌同用；治肺气虚而咳者，常与人参、黄芪同用；治阴虚燥咳，常与沙参、麦冬同用；治喘咳日久，痰中带血，常与百合同用；治肺痈咳吐脓痰，常与桔梗、薏苡仁等同用。

【用量用法】5～10g，煎服。外感暴咳宜生用，内伤久咳宜蜜炙用。

## 马 兜 铃

本品为马兜铃科植物北马兜铃 *Aristolochia contorta* Bge. 或马兜铃 *Aristolochia debilis* Sieb.et Zucc. 的干燥成熟果实。前者主产于黑龙江、吉林、河北等地，后者主产于江苏、安徽、浙江等地。秋季果实由绿变黄时采收，晒干。生用或蜜炙用。

【性味归经】苦，微寒。归肺、大肠经。

【功效】清肺降气，止咳平喘，清肠消痔。

【应用】

1. 用于肺热咳喘。常与桑白皮、黄芩、前胡等同用。

2. 用于肺虚有热咳嗽或痰中带血。常与阿胶等同用。

3. 用于痔疮肿痛或出血。常与生地、白术等药煎汤内服，或与地榆、槐角煎汤熏洗患处。

【用量用法】3～9g，煎服。外用适量，煎汤熏洗。一般生用，肺虚久咳宜蜜炙用。

【使用注意】本品用量不宜过大，以免引起呕吐。虚寒咳喘及脾虚便溏者禁用。

## 枇 杷 叶

本品为蔷薇科植物枇杷 *Eriobotrya japonica* (Thunb.) Lindl. 的干燥叶。全国大部分地区均有栽培。主产于广东、江苏、浙江、福建、湖北等地。全年均可采收，晒至七八成干时，扎成小把，再晒干。刷去毛，切丝生用或蜜炙用。

【性味归经】苦，微寒。归肺、胃经。

【功效】清肺止咳，降逆止呕。

【应用】

1. 用于肺热咳嗽，气逆喘急。可单用制成煎膏服用，或与黄芩、桑白皮、前胡等同用。治燥热咳喘，常与桑白皮、知母、沙参等同用；治肺虚久咳，常与阿胶、百合等养阴润肺药同用。

2. 用于胃热呕吐，呃逆。常与竹茹、陈皮等同用。

此外，取其清胃止渴之功，还可用于烦热口渴及消渴。

【用量用法】6～10g，煎服。止呕宜生用，止咳宜蜜炙用。

## 白 果

本品为银杏科植物银杏 *Ginkgo biloba* L. 的干燥成熟种子。全国各地均有栽培。秋季种子成熟时采收，除去肉质外种皮，洗净，稍蒸或略煮后，烘干。除去硬壳，生用或炒用。

【性味归经】甘、苦、涩，平；有毒。归肺经。

【功效】敛肺定喘，止带缩尿。

【应用】

1. 用于哮喘痰嗽。治肺肾两虚之虚喘，常与五味子、胡桃肉等同用；治寒喘由风寒引发者，常与麻黄用同；治外感风寒、内有蕴热而喘者，常与麻黄、黄芩等同用；治肺热燥咳，喘咳无痰者，常与天冬、麦冬、款冬花等同用。

2. 用于带下，白浊，小便频数，遗尿。治妇女带下，属脾肾亏虚带下清稀者，为本品所宜，常与山药、莲子等同用；治小便频数，遗尿，常与熟地、山萸肉、覆盆子等同用。

【用量用法】5～10g，煎服。用时捣碎。

【使用注意】本品有毒，不可过量服用，小儿尤当注意。

## 附：其他化痰止咳平喘药（表 2-13-1）

表 2-13-1　其他化痰止咳平喘药

| 分类 | 药名 | 性味归经 | 功效与应用 | 用量用法 |
|---|---|---|---|---|
| 温化寒痰 | 芥子 | 辛，温<br>归肺、胃经 | 温肺豁痰利气，散结通络止痛<br>用于寒痰咳喘，悬饮，阴疽流注，肢体麻木，关节肿痛 | 3～9g，煎服<br>外用适量，研末调敷，或作发泡用 |
| | 皂荚 | 辛、咸，温；<br>有小毒<br>归肺、大肠经 | 祛顽痰，通窍开闭，祛风杀虫<br>用于顽痰阻肺，咳喘痰多，中风，痰厥，癫痫，喉痹痰盛 | 研末服，1～1.5g；亦可入汤剂，1.5～5g |
| 清热化痰 | 平贝母 | 苦、甘，微寒<br>归肺、心经 | 清热润肺，化痰止咳<br>用于肺热燥咳，干咳少痰，阴虚劳嗽，咳痰带血 | 3～9g，煎服；研粉冲服，每次1～2g；不宜与川乌、制川乌、草乌、制草乌、附子同用 |
| | 伊贝母 | 苦、甘，微寒<br>归肺、心经 | 清热润肺，化痰止咳<br>用于肺热燥咳，干咳少痰，阴虚劳嗽，咳痰带血 | 3～9g，煎服<br>不宜与川乌、制川乌、草乌、制草乌、附子同用 |
| | 天竺黄 | 甘，寒<br>归心、肝经 | 清热豁痰，凉心定惊<br>用于小儿惊风，中风癫痫，热病神昏，痰热咳喘 | 3～9g，煎服；研粉冲服，每次0.6～1g |
| | 瓦楞子 | 咸，平<br>归肺、胃、肝经 | 消痰化瘀，软坚散结，制酸止痛<br>用于顽痰胶结，黏稠难咯，瘿瘤，瘰疬，癥瘕痞块，胃痛泛酸 | 9～15g，先煎 |
| | 青礞石 | 甘、咸，平<br>归肺、心、肝经 | 坠痰下气，平肝镇惊<br>用于顽痰胶结，咳逆喘急，癫痫发狂，烦躁胸闷，惊风抽搐 | 多入丸散服，3～6g；煎汤10～15g，布包先煎 |
| | 海浮石 | 咸、寒<br>归肺、肾经 | 清肺火，化老痰，软坚，通淋<br>用于痰热喘咳，老痰积块，瘿瘤，瘰疬，淋病，疝气，疮肿，目翳 | 9～15g，煎服；外用研末调敷 |
| | 海藻 | 咸，寒<br>归肝、肾经 | 消痰软坚，利水消肿<br>用于瘿瘤，瘰疬，睾丸肿痛，痰饮水肿 | 6～12g，煎服 |
| | 昆布 | 咸，寒<br>归肝、胃、肾经 | 消痰软坚散结，利水消肿<br>用于瘿瘤，瘰疬，睾丸肿痛，痰饮水肿 | 6～12g，煎服 |
| | 黄药子 | 苦，平；有毒<br>归肺、肝经 | 消痰软坚散结，清热解毒<br>用于瘿瘤，疮疡肿毒，咽喉肿痛，毒蛇咬伤等，亦可治咳嗽、气喘、百日咳 | 5～15g，煎服；研末服，1～2g<br>外用研末调敷 |
| | 蛤壳 | 苦、咸，寒<br>归肺、肾、胃经 | 清肺化痰，软坚散结，制酸止痛；外用收湿敛疮<br>用于痰火咳嗽，胸胁疼痛，痰中带血，瘰疬瘿瘤，胃痛吞酸；外治湿疹，烫伤 | 6～15g，煎服，宜先煎，蛤粉宜包煎<br>外用适量 |

续表

| 分类 | 药名 | 性味归经 | 功效与应用 | 用量用法 |
|------|------|----------|------------|----------|
| 止咳平喘 | 洋金花 | 辛，温；有毒 归肺、肝经 | 平喘止咳，解痉定痛 用于哮喘咳嗽，心腹疼痛，风湿痹痛，跌打损伤，麻醉，癫痫，小儿慢惊风 | 内服 0.3～0.6 g，宜入丸散剂；作卷烟吸，一日量不超过 1.5g |
| | 罗汉果 | 甘，凉 归肺、大肠经 | 清热润肺，利咽开音，滑肠通便 用于肺火燥咳，咽痛失音，肠燥便秘 | 9～15g，煎服 |

**思考与练习**

1. 化痰药、止咳平喘药的含义、功效、适应证各是什么？
2. 简述化痰止咳平喘药的使用注意事项。
3. 鉴别下列各组药物在性味、功效、应用方面的异同点：
   半夏与天南星　川贝母与浙贝母　紫菀与款冬花　桑白皮与葶苈子
4. 简述桔梗、苦杏仁、百部的性能特点。
5. 写出下列药物的特殊用法：蛤壳、旋覆花、苦杏仁。

# 第十四章 安神药

凡以安神定志为主要作用，用以治疗神志不安的药物，称为安神药。

安神药多为矿石、贝壳或植物种子类药物。矿石、贝壳类药物，因质重沉降，多以重镇安神为主要作用；植物种子类药物，因质润滋养，多以养心安神为主要作用。故安神药根据其药性及功效应用的不同，可分为重镇安神药与养心安神药两类。

安神药主要用于心神不宁，心悸怔忡，失眠多梦，以及惊风、癫狂等证。部分安神药还可用于热毒疮肿，肝阳眩晕，自汗盗汗，肠燥便秘，痰多咳喘等证。

神志不安证，可由多种病因引发，故在运用时常根据不同的病因病机，选择适宜的安神药，并进行相应的配伍。如心火亢盛者，常配伍清心降火药物；痰热扰心者，常配伍化痰、清热药物；肝阳上亢者，常配伍平肝潜阳药物；血瘀气滞者，常配伍活血化瘀行气药物；血亏阴虚者，常配伍补血、养阴药物及养心神药物；心脾气虚者，常配伍补气养心健脾药物。至于惊风、癫狂等证，多以化痰开窍或平肝息风药物为主，本类药物多作辅助之品。

矿石类安神药，入汤剂者，有效成分不易煎出，故宜打碎先煎、久煎；入丸散者，易伤脾胃，故只宜暂用，不可久服，或酌情配伍健脾养胃之品。另外，使用有毒的安神药时，更须谨慎，以防中毒。

## 第一节　重镇安神药

重镇安神药多为矿石、贝壳类药物，具有质重沉降之性，重则能镇，重可去怯，故有重镇安神、平惊定志、平肝潜阳等作用。主要用于心火炽盛，痰火扰心，惊吓等引起心神不宁、心悸失眠、惊痫及癫狂等证。部分药物兼有平肝潜阳作用，可用于肝阳上亢、头晕目眩等证。

### 朱　砂

本品为硫化物类矿物辰砂族辰砂，主含硫化汞（HgS）。主产于贵州、湖南、四川、云南等地。随时开采，采挖后，选取纯净者，用磁铁吸净含铁的杂质，再用水淘去杂石和泥沙。照水飞法研成极细粉末，晾干或 40℃ 以下干燥，装瓶备用。

【性味归经】甘，微寒；有毒。归心经。

【功效】清心镇惊，安神解毒。

【应用】

1.用于心悸易惊，失眠多梦。治心火亢盛之心神不宁，烦躁不眠，常与黄连、莲子心等同用，以增强清心安神作用；治心血虚者，常与当归、生地黄等同用，如朱砂安神丸；治阴血虚者，常与酸枣仁、柏子仁、当归等养心安神药同用。

2.用于惊风，癫痫。治高热神昏，惊厥，常与牛黄、麝香等开窍、息风药同用，如安宫牛黄丸；治小儿惊风，常与牛黄、全蝎、钩藤等同用；治癫痫卒昏抽搐，常与磁石同用。

3.用于疮疡肿毒，咽喉肿痛，口舌生疮。治疮疡肿毒，常与雄黄、大戟、山慈菇等同用，如紫金锭；治咽喉肿痛，口舌生疮，常与冰片、硼砂等同用，如冰硼散。

【性能特点】本品质重气寒，专入心经，重可镇怯，寒能胜热，故有清心镇惊、安神解毒功效，为安神要药。经配伍可治各种原因的神志失常，尤宜用于心火亢盛之心神不宁、烦躁不眠；又有较强的清热解毒作用，治疮疡肿毒、咽喉肿痛、口舌生疮。唯本品有毒，用之宜慎。

【用量用法】每次 0.1～0.5g，入丸散剂或研末冲服。不入煎剂。外用适量。

【使用注意】本品有毒，内服不可过量或持续服用；孕妇及肝肾功能不全者禁用。入药只宜生用，忌火煅，火煅则析出水银，有剧毒。

## 磁 石

本品为氧化物类矿物尖晶石族磁铁矿的矿石，主含四氧化三铁（$Fe_3O_4$）。主产于江苏、山东、辽宁、广东、安徽、河北等地。随时可采，采挖后，除去杂石，选择吸铁能力强者（习称"活磁石"或"灵磁石"）入药。生用或醋淬研细用。

【性味归经】咸，寒。归心、肝、肾经。

【功效】镇惊安神，平肝潜阳，聪耳明目，纳气平喘。

【应用】

1.用于心神不宁，惊悸失眠，癫痫。治肾虚肝旺，肝火上炎，扰动心神，或惊恐气乱，神不守舍所致者，常与朱砂、神曲同用。

2.用于头晕目眩。治肝阳上亢所致头晕目眩、急躁易怒等，常与石决明、牡蛎、白芍等平肝潜阳药物同用。

3.用于耳鸣耳聋，视物昏花。治肾虚耳鸣耳聋，常与熟地黄、山茱萸、五味子等滋肾之品同用；治肝肾不足，视物昏花，常与枸杞子、白菊花、女贞子等补肝肾明目之品同用。

4.用于肾虚气喘。常与五味子、胡桃肉、蛤蚧等同用。

【性能特点】本品质重沉降，入心有镇惊安神之功；味咸入肾，又有益肾之效。能护真阴，镇浮阳，安心神，故常治肾虚肝旺，肝火上炎，扰动心神，或惊恐气乱，神不守舍所致之心神不宁、惊悸失眠及癫痫。又益肾阴、敛浮阳而镇潜肝阳，治肝阳上亢之头晕目眩。还能益肾而聪耳明目，纳气平喘，治肾虚耳鸣耳聋，视物昏花及肾虚气喘等证。

【用量用法】15～30g，煎服，宜打碎先煎。入丸散剂，每次 1～3g。

【使用注意】入丸散剂，不可多服、久服。脾胃虚弱者慎用。

## 龙 骨

本品为古代大型哺乳动物的骨骼化石。主产于河南，山东，甘肃，山西，陕西等地。生用或煅用。

【性味归经】甘、涩，平。归心、肝、肾经。

【功效】镇惊安神，平肝潜阳，收敛固涩。

【应用】

1. 用于阴虚阳亢所致烦躁易怒，头晕目眩。常与牡蛎、白芍等同用。

2. 用于神志不安，心悸失眠以及惊痫癫狂。常与朱砂、远志、酸枣仁等同用。

3. 用于虚汗，遗精，崩漏，带下。治虚汗常与牡蛎、五味子等同用；治肾虚遗精，常与牡蛎、芡实等同用；治带下赤白及月经过多，常与牡蛎、海螵蛸、山药等同用。

【性能特点】本品味甘性平养阴，质重镇惊，涩可固脱，并能潜镇浮阳。生龙骨主要用于镇惊安神，平肝潜阳力胜，多用于失眠，怔忡，惊痫，癫狂，眩晕。煅龙骨收敛固涩力强，多用于自汗，盗汗，遗精，带下，久泻及疮疡不和等。

【用量用法】15～30g，煎服，宜先煎。外用适量。

## 琥 珀

本品为古代松科植物的树脂埋藏地下经年久转化而成的化石样物质。主产于云南、广西、辽宁、河南、福建等地。随时可采，从地下或煤层挖出后，除去砂石、泥土等杂质。研末用。

【性味归经】甘，平。归心、肝、膀胱经。

【功效】镇惊安神，活血化瘀，利尿通淋。

【应用】

1. 用于心神不宁，心悸失眠，惊风癫痫。治心神不宁，心悸失眠，健忘多梦等，常与茯神、远志、石菖蒲等同用；治小儿惊风，高热，神昏抽搐，以及癫痫发作，痉挛抽搐等，常与天南星、天竺黄、朱砂等同用。

2. 用于血滞经闭，心腹刺痛，癥瘕疼痛。治血瘀气阻之经闭痛经，常与当归、莪术、乌药等同用。

3. 用于淋证，癃闭。治石淋或热淋，常与金钱草、海金沙、木通等利尿通淋之品同用。

【用量用法】每次1.5～3g，研末冲服；或入丸散剂。不入煎剂。

# 第二节 养心安神药

养心安神药多为植物种子、种仁类药物，具有甘润滋养之性，故有滋养心肝、养阴补血、交通心肾等作用。主要用于阴血不足、心脾两虚、心肾不交等导致心悸怔忡、虚烦不眠、健忘多梦、遗精、盗汗等证。

# 酸 枣 仁

本品为鼠李科植物酸枣 *Ziziphus jujuba* Mill.var.*spinosa*（Bunge）Hu ex H.F.Chou 的干燥成熟种子。主产于河北、陕西、山西、山东等地。秋末冬初果实成熟时采收，除去果肉，碾碎果核，取出种子，晒干。生用或炒用，用时捣碎。

【性味归经】甘、酸，平。归心、肝、胆经。

【功效】养心益肝，安神，敛汗，生津。

【应用】

1. 用于虚烦不眠，惊悸多梦。治心肝血虚之惊悸失眠，常与当归、何首乌、龙眼肉等同用；治肝虚有热之虚烦不眠，常与知母、茯苓、川芎等同用，如酸枣仁汤；治心脾两虚、气血不足之心悸失眠，常与当归、黄芪、人参等同用，如归脾汤；治心肾不足，阴虚阳亢之心悸失眠，健忘梦遗，常与麦冬、生地、远志等同用，如天王补心丹。

2. 用于体虚自汗，盗汗。常与党参、五味子、山茱萸等同用。

3. 用于津伤口渴。常与生地、麦冬、天花粉等养阴生津药同用。

【性能特点】本品甘酸而气平，入心、肝二经，有内补外敛之效。既能内补营血以安神，又能外敛营阴以止汗，故有养心安神、敛阴止汗、生津之功效。常用治阴血不足，心肝两虚，心失所养之虚烦不眠、惊悸多梦；并可治体虚自汗，盗汗及津伤口渴。

【用量用法】9～15g，煎服；研末吞服，每次 1.5～2g。

# 远 志

本品为远志科植物远志 *Polygala tenuifolia* Willd. 或卵叶远志 *Polygala sibirica* L. 的干燥根。主产于河北、山西、陕西、吉林、河南等地。春季出苗前或秋季地上部分枯萎后，挖取根部，除去须根及泥沙，晒干。生用或炙用。

【性味归经】辛、苦，微温。归心、肺、肾经。

【功效】安神益智，祛痰开窍，消散痈肿。

【应用】

1. 用于失眠多梦，心悸怔忡，健忘。多用治心肾不交所致者，常与人参、龙齿、茯神等同用。

2. 用于痰阻心窍，癫痫惊狂。治癫痫昏仆，痉挛抽搐，常与半夏、天麻、全蝎等同用；治惊狂发作，常与石菖蒲、郁金、白矾等同用。

3. 用于咳嗽痰多。常与杏仁、贝母、桔梗等同用。

4. 用于痈疽疮毒，乳房肿痛，喉痹。内服可单用研末，黄酒送服；外用可隔水蒸软，加少量黄酒捣烂敷患处。

【性能特点】本品辛散苦泄温通，既能助心阳、益心气，使肾气上交于心而安神益智，又善祛痰而开窍，为治心神不安或痰阻心窍诸证所常用。还能消散痈肿，治疮痈肿痛。

【用量用法】3～10g，煎服。外用适量。化痰止咳宜炙用。

【使用注意】有胃炎及胃溃疡者慎用。

# 柏 子 仁

本品为柏科植物侧柏 *Platycladus orientalis*（L.）Franco 的干燥成熟种仁。主产于山东、河南、河北、陕西、湖北、甘肃、云南等地。秋、冬二季采收成熟种子，晒干，除去种皮，收集种仁。生用或制霜用。

【性味归经】甘，平。归心、肾、大肠经。

【功效】养心安神，润肠通便，止汗。

【应用】

1. 用于虚烦失眠，心悸怔忡。常用治阴血不足，心神失养所致者，尤宜于心阴虚及心肾不交之心悸失眠。

2. 用于肠燥便秘。治老年人、阴虚血少所致肠燥便秘，常与火麻仁、郁李仁等同用。

3. 用于阴虚盗汗。

【用量用法】3～10g，煎服。

【使用注意】便溏及多痰者慎用。

# 合 欢 皮

本品为豆科植物合欢 *Albizia julibrissin* Durazz. 的干燥树皮。全国大部分地区都有分布，主产于长江流域各省。夏、秋二季剥取树皮，晒干，切段生用。

【药性】甘，平。归心、肝、肺经。

【功效】解郁安神，活血消肿。

【应用】

1. 用于心神不宁，忧郁失眠。可单用或与柏子仁、酸枣仁、首乌藤、郁金等安神解郁药同用。

2. 用于跌打骨折，血瘀肿痛。常与桃仁、红花、乳香、没药、骨碎补等活血疗伤，续筋接骨药同用。

3. 用于肺痈，疮痈肿毒。常与鱼腥草、冬瓜仁、桃仁、芦根等清热消痈排脓药同用；治疮痈肿毒，常与蒲公英、紫花地丁、连翘、野菊花等清热解毒药同用。

【用量用法】煎服，6～12g。外用适量，研末调敷。

【使用注意】孕妇慎用。

━━━━━━━━━━━━━━━ 附：合欢花 ━━━━━━━━━━━━━━━

本品为合欢的干燥花序或花蕾。味甘，性平。归心、肝经。功能解郁安神。用于心神不安，忧郁失眠。5～10g，煎服。

## 附：其他安神药（表 2-14-1）

**表 2-14-1　其他安神药**

| 分类 | 药名 | 性味归经 | 功效与应用 | 用量用法 |
|---|---|---|---|---|
| 养心安神 | 灵芝 | 甘，平<br>归心、肺、肝、肾经 | 补气安神，止咳平喘<br>用于心神不宁，惊悸，失眠，咳喘痰多及虚劳证 | 6~12g，煎服 |
| | 首乌藤 | 甘，平<br>归心、肝经 | 养血安神，祛风通络<br>用于心神不宁，失眠多梦，血虚身痛，风湿痹痛；外治皮肤瘙痒 | 9~15g，煎服<br>外用适量，煎水洗患处 |

**思考与练习**

1. 试述安神药的含义、适用范围。
2. 比较下列各组药物在功效与应用方面的异同点：
　　朱砂与磁石　酸枣仁与柏子仁
3. 朱砂、琥珀的用量用法和使用注意是什么？

# 第十五章　平肝息风药

凡以平肝潜阳，息风止痉为主要作用的药物，称为平肝息风药。

本类药物大多味咸性寒，主入肝经，以介类、虫类等动物及矿物类药居多，具有平肝潜阳、缓和或制止肝阳上亢及息风止痉、制止或缓解痉挛抽搐的作用，主要适用于肝阳上亢所致头晕、头痛、耳鸣和肝风内动所致惊痫、抽搐、震颤等两类病证。

平肝息风药根据其功效及应用的不同可分为平抑肝阳药和息风止痉药两类。但由于肝风内动以肝阳化风为多见，息风止痉药又兼具平肝潜阳之功，两类药物临床常互相配合应用，故将两类药物合称为平肝息风药。

临床应用本类药物时，可根据病证的病因、病机及兼证之不同，灵活配伍相应药物。如治疗肝阳上亢证时，为了益阴以制阳，常配伍滋养肝肾之阴的药物，以标本兼顾。对于肝风内动，属肝阳化风者，应将息风止痉药与平抑肝阳药配伍同用；属热极生风所致者，当配伍清热泻火、滋阴舒筋药；属阴血亏虚所致虚风内动者，可配伍滋阴养血药物。此外，兼有窍闭神昏者，可配伍开窍醒神药物；兼有心神不安者，可配伍安神药；兼有痰者，可配伍祛痰药；兼有肝火旺者，又可配伍清泻肝火药物等。

平肝息风药的药性有寒凉和温燥的不同，临床使用时应注意区别。凡脾虚慢惊者，不宜使用寒凉之品；阴虚血亏者，则温燥之品当禁用。

平肝息风药中的矿物及介贝类药物，入汤剂有效成分不易煎出，用量应大，生用且宜打碎先煎或久煎；入丸散则有碍胃之弊，故应适当配伍益脾健胃药物。

## 第一节　平抑肝阳药

凡能平抑肝阳，主要治疗肝阳上亢病证的药物，称平抑肝阳药。

本类药物多为介贝类或矿石类药物，性味咸寒，质重善降，具有平肝潜阳或平抑肝阳之功，部分药物兼有清肝热、安心神等作用，故前人有"介类潜阳，虫类搜风"之说。其临床主要用于治疗肝阳上亢所致头晕目眩、头痛、目胀耳鸣和肝火上攻所致面红、口苦、目赤肿痛、头痛头昏、烦躁易怒等证。其次，也常与息风止痉药配伍，治疗肝风内动所致痉挛抽搐；与安神药配伍，治疗浮阳上扰所致烦躁不眠。

### 石　决　明

本品为鲍科动物杂色鲍（光底石决明）*Haliotis diversicolor* Reeve、皱纹盘鲍（毛底石决明）*Haliotis discus hannai* Ino、羊鲍 *Haliotis ovina* Gmelin、澳洲鲍 *Haliotis ruber*（Leach）、耳鲍 *Haliotis asinina* Linnaeus 或白鲍 *Haliotis laevigata*（Donovan）的贝壳。多分布于广东、福建、辽宁、山东、海南等沿海地区。夏季和秋季捕取，剥除肉后，洗净贝壳，去除附着的杂质，晒干。生用或煅用。用时打碎。

【性味归经】咸，寒。归肝经。

【功效】平肝潜阳，清肝明目。

【应用】

1. 用于肝阳上亢所致头晕目眩。本品质重善降，入肝经，能平肝潜阳。治肝肾阴虚、肝阳上亢所致眩晕，常与生地黄、白芍药、牡蛎等养阴、平肝阳之品同用；治肝阳亢盛而有热象所致头晕头痛，失眠，烦躁易怒者，常与清肝热、平肝阳之菊花、黄芩、栀子、天麻、钩藤等同用，如天麻钩藤饮。

2. 用于目赤肿痛、翳障、视物昏花、青盲雀目等目疾。本品性寒入肝，为清肝明目之要药。治肝火上炎所致目赤肿痛，常与夏枯草、决明子、菊花等清肝热药同用；治外感风热之目赤肿痛，翳膜遮睛，常与菊花、木贼、蝉蜕等发散风热药同用，如石决明散（《证治准绳》）；治阴虚血少之目暗不明、雀盲眼花，常与熟地黄、枸杞子、菟丝子等滋补阴血药同用；治青盲雀目，也可与苍术、猪肝同用。

此外，煅石决明还有收敛、制酸、止痛、止血等作用，内服可用于胃酸过多之胃脘痛，研末外敷则可用于外伤出血。

【性能特点】石决明性咸寒质重，独入肝经，质重可镇潜肝阳，性寒可清泄肝热，故有平肝潜阳、清泄肝热、明目退翳之效，为镇肝、凉肝之要药，善治肝阳上亢和肝火上攻之头晕、头痛及目赤翳障、视物昏花等目疾。

【用量用法】6~20g，入汤剂，宜打碎先煎。平肝、清肝宜生用，外用、制酸、止血宜煅用，点眼当水飞。

## 牡 蛎

本品为牡蛎科动物长牡蛎 *Ostrea gigas* Thunb.、大连湾牡蛎 *Ostrea talienwhanensis* Crosse 或近江牡蛎 *Ostrea rivularis* Gould 的贝壳。我国沿海一带均有分布。全年均可采收，以冬季、春季产量最多。采得后，去肉取壳，洗净晒干。生用或煅用，用时打碎。

【性味归经】咸，微寒。归肝、胆、肾经。

【功效】潜阳补阴，重镇安神，软坚散结。

【应用】

1. 用于肝阳上亢之眩晕，耳鸣。本品咸寒质重，入肝肾，善重镇平肝、益阴潜阳。治疗肝肾阴虚、肝阳上亢所致头晕目眩、目胀耳鸣，常与赭石、龙骨、牛膝、龟甲等滋补肝肾、平肝潜阳药同用，如镇肝息风汤。对于热病伤阴，虚风内动之四肢抽搐亦可应用，常与鸡子黄、白芍、生地黄、龟甲、鳖甲等育阴潜阳、息风止痉药同用，如大定风珠。

2. 用于惊悸失眠，心神不安。本品能重镇安神，凡惊悸怔忡、失眠多梦等心神不安证，不论虚实皆可使用，常与龙骨相须配伍，如桂枝甘草龙骨牡蛎汤。亦可配伍朱砂、琥珀、酸枣仁等安神药物。

3.用于痰核，瘰疬，癥瘕积聚。本品味咸，能软坚散结。治痰火郁结所致痰核、瘰疬，常与浙贝母、玄参等同用，如消瘰丸；治血瘀气结所致癥瘕痞块，常与鳖甲、丹参、莪术等同用。近代常用治肝、脾肿大。

4.用于滑脱证。本品煅用具收敛固涩之效，常与煅龙骨相须为用，治疗多种正虚不固之滑脱不禁证。治疗自汗、盗汗，常与麻黄根、黄芪等药同用，如牡蛎散；治疗肾虚精关不固之遗精、滑精，常与沙苑子、龙骨、芡实等同用，如金锁固精丸；治尿频、遗尿，常与桑螵蛸、金樱子、益智仁等同用；治疗崩漏，常与山茱萸、海螵蛸、生白芍等同用，如固冲汤；治疗带下过多，常与山药、海螵蛸等同用，如清带汤。

此外，煅牡蛎有制酸止痛作用，可用于胃酸过多，胃溃疡等。

【性能特点】本品味咸质重，入肝肾。质重沉降以镇潜，善平肝潜阳，重镇安神；味咸，可软坚散结，咸寒尚能益阴；煅用性涩，又能收敛固涩、制酸止痛。平肝潜阳的作用类似石决明，镇惊安神、收敛固涩之功又与龙骨相似，但力弱于龙骨。

【用量用法】9~30g，入汤剂，宜打碎先煎。潜阳、软坚宜生用；收敛、制酸宜煅用。

## 赭　石

本品为氧化物类矿物刚玉族赤铁矿，主含三氧化二铁（$Fe_2O_3$）。主产于山西、河北、河南、山东等地。开采后，除去杂石泥土，打碎生用或醋淬研粉用。

【性味归经】苦，寒。归肝、心、肺、胃经。

【功效】平肝潜阳，重镇降逆，凉血止血。

【应用】

1.用于肝阳上亢所致眩晕，头痛，耳鸣。本品为矿石类药物，质重善降，入肝经，故为镇潜肝阳之佳品。治肝肾阴虚，肝阳上亢之头晕、头痛、目胀、耳鸣、头重脚轻等，常与牛膝、龟甲、牡蛎、白芍等同用，如镇肝息风汤；治肝阳上亢兼肝火盛之头晕头痛，常与石决明、夏枯草、牛膝等同用。

2.用于胃气上逆所致呕吐，呃逆，噫气。如因胃气亏虚、痰浊阻滞而致者，常与旋覆花、半夏、生姜、人参等同用，如旋覆代赭汤。若因宿食结于肠间所致兼大便不通者，常与朴硝、甘遂等同用。

3.用于肺气上逆所致之喘证。治肺肾不足、阴阳两虚之虚喘，常与党参、山茱萸、胡桃肉等同用，如参赭镇气汤。

4.用于吐衄，崩漏下血。本品性寒沉降，入肝心血分，善降逆气、凉血而止血。如胃热盛、火气上逆所致之吐血、衄血，常与白芍药、竹茹、清半夏等同用，如寒降汤。若治妇人血气不足、脾肾虚寒、冲任失固之崩漏下血，常与禹余粮、赤石脂、五灵脂等同用，如震灵丹。

【性能特点】本品为矿石类药物，质重沉降而长于镇降逆气，入肝经，能平肝潜阳以治肝阳上亢之头晕头痛、目胀耳鸣；入肺胃经，又可降肺气而平喘、降胃气而止呕、止呃、止噫。其性味苦寒，入肝心血分，还可清降肝火及凉血止血。

【用量用法】9～30g，煎服，宜打碎先煎；或入丸、散剂，每次1～3g。平肝、降逆宜生用；止血宜煅用。

【使用注意】孕妇慎用。因含微量砷，故不宜长期服用。

## 珍珠母

本品为蚌科动物三角帆蚌 *Hyriopsis cumingii*（Lea）、褶纹冠蚌 *Cristaria plicata*（Leach）或珍珠贝科动物马氏珍珠贝 *Pteria martensii*（Dunker）的贝壳。三角帆蚌和褶纹冠蚌在全国各地的江河湖沼中均产，马氏珍珠贝主产于海南岛、广东、广西沿海。全年均可采收。去肉后将贝壳用碱水煮过，漂净，刮去外层黑皮，晒干。生用或煅用。用时打碎。

【性味归经】咸，寒。归肝、心经。

【功效】平肝潜阳，安神定惊，明目退翳。

【应用】

1.用于肝阳上亢所致头痛、眩晕。本品咸寒质重，入肝经，长于平肝潜阳、清泄肝火。治肝阳上亢之头晕、头痛，常与牡蛎、磁石等同用；若兼具肝热见烦躁易怒者，常与钩藤、菊花、夏枯草等同用。

2.用于目赤翳障、视物昏花等目疾。治肝热所致之目赤、翳障，常配清肝明目退翳之石决明、菊花、车前子等；治肝肾阴虚之目暗、视物昏花，常配滋补肝肾、明目之枸杞子、女贞子、黑芝麻等；治夜盲雀目，常与苍术、猪肝或鸡肝同煮服用。

3.用于心神不安，惊悸失眠。本品质重入心经，兼具镇惊安神之功。治阴血不足、肝阳偏亢之惊悸失眠，常与朱砂、龙骨、琥珀等同用，如珍珠母丸；治癫痫，惊风抽搐，常与天麻、钩藤、天南星等同用。

此外，本品研细末外用，能燥湿敛疮，用于湿疮、溃疡久不收口。

【用量用法】10～25g，入汤剂，宜打碎先煎。或入丸、散剂。外用适量。

## 罗布麻叶

为夹竹桃科植物罗布麻 *Apoueynum venetum* L. 的干燥叶。主产于我国东北、西北、华北等地。现江苏、山东、安徽、河北等地有大量种植。叶在夏季开花前采摘，晒干或阴干，也有蒸炒揉制后使用者；全草在夏季收取，除去杂质，干燥，切段用。

【性味归经】甘、苦，凉。归肝经。

【功效】平肝安神，清热利水。

【应用】

1.用于肝阳上亢之头晕目眩。本品味苦性凉，专入肝经，既有平抑肝阳之功，又有清泻肝热之效。治肝阳上亢之头晕目眩，单用本品有效，煎服或开水浸泡代茶饮，亦可与牡蛎、石决明、代赭石等平肝潜阳药同用；兼肝火上攻者，则常与钩藤、夏枯草、野菊花等平肝、清肝药同用。

2. 水肿，小便不利。本品具有较好的清热利尿作用，其根效果尤佳。治水肿、小便不利而有热者，单用即可，或配伍车前子、木通、猪苓、泽泻等。

3. 用于心悸失眠。本品味苦善降，有安神定悸之功。治心神不安、心悸失眠等症，可配牡蛎、珍珠母、酸枣仁、夜交藤等安神之品。

【用量用法】6～12g，煎服或开水泡服。治疗眩晕、心悸失眠宜用叶，治疗水肿、小便不利宜用根。

【使用注意】本品有小毒，不宜过量或长期服用，以免中毒。

# 第二节　息风止痉药

凡以平息肝风为主要作用，主治肝风内动、惊厥抽搐病证的药物，称息风止痉药。

本类药物以动物类或虫类药物居多，皆入肝经，有平熄肝风、止痉挛抽搐的功效。主要适用于温热病热极动风、肝阳化风及血虚、阴虚生风等所致眩晕欲仆、项强肢颤、痉挛抽搐；亦治风阳夹痰、痰热上扰所致癫痫、惊风抽搐；以及风毒侵袭、引动内风所致破伤风之痉挛抽搐、角弓反张等。

部分息风止痉药物还兼有平肝潜阳、清泻肝火等作用，可用于肝阳上亢所致头晕、目眩及肝火上攻所致目赤、头昏等。此外，某些息风止痉药，尚兼开窍醒神或祛风通络之效，还可用于热闭神昏或风中经络之口眼㖞斜、肢麻痉挛、痹证等。

## 羚　羊　角

本品为牛科动物赛加羚羊 *Saiga tatarica* Linnaeus 的角。主产于新疆、青海等地。全年均可捕捉，但以秋季猎取最佳。猎取后锯取其角，晒干。用时镑成薄片、锉末或磨汁。

【性味归经】咸，寒。归肝、心经。

【功效】平肝息风，清肝明目，散血解毒。

【应用】

1. 用于肝风内动，惊痫抽搐。本品息风止痉之力较强，为治肝风内动、惊痫抽搐之佳品。治温热病热邪炽盛、热极动风所致高热神昏、惊厥抽搐，常与钩藤、菊花、白芍等凉肝息风药同用，如羚角钩藤汤；治痰热蒙弊之癫痫见昏仆抽搐、口吐白沫，常与天麻、全蝎、天竺黄、郁金、石菖蒲等息风化痰药同用。治妇女妊娠中风之子痫见目吊口噤、角弓反张，可与防风、独活、酸枣仁等同用，如《济生》羚羊角散。

2. 用于肝阳上亢，头痛眩晕。本品质重沉降，能平潜肝阳。如治肝阳上亢兼肝火内盛之头痛眩晕，常与石决明、龟板、白芍、菊花、夏枯草等同用，如羚羊角汤。

3. 用于肝火上炎，目赤翳障。本品性寒入肝，善清泄肝火。治风热毒邪上攻眼目所致之暴发赤肿、隐涩羞明，常与龙胆草、决明子、黄芩等同用，如《局方》羚羊角散。治肝热上攻之目生赤膜、胬肉攀睛，常与芜蔚子、玄参、黄芩、栀子等同用，如羚羊饮。

4. 用于热毒发斑，痈肿疮毒。本品性味咸寒，为血肉有情之品，入心肝二经，具清热解毒、凉血散血之功。治温热病之壮热、谵语发斑，常与石膏、知母、犀角等同用。治热毒内盛之痈肿热疮，常与生地、赤芍等同用，如羚羊角散（《朱氏集验方》）。

【性能特点】本品咸寒质重，入肝、心二经。质重沉降，既长于息风止痉，治疗肝风内动、惊痫抽搐（尤宜于热极生风者）；还可平肝潜阳，治疗肝阳上亢之头痛眩晕。性寒善清热，既能清泄肝火，以治肝火上攻之目赤翳障等目疾；还能清热解毒、凉血散血，以治血分热盛之发斑、痈肿疮毒。

【用量用法】入煎剂，1～3g，宜另煎2小时以上；磨汁或研粉服，每次0.3～0.6g。

# 牛　黄

本品为牛科动物牛 Bos taurus domesticus Gmelin 的干燥胆结石（天然牛黄）。主产于我国西北和东北地区，河南、河北、江苏等地亦产。宰牛时，如发现胆囊、胆管或肝管中有牛黄，应滤去胆汁，立即将牛黄取出，除去外部薄膜，阴干。用时研极细粉末。

【性味归经】甘，凉。归心、肝经。

【功效】凉肝息风，豁痰开窍，清心解毒。

【应用】

1. 用于惊痫抽搐。本品性凉入肝经，善于凉肝息风止痉。治小儿急惊风之高热、惊厥抽搐，常与钩藤、全蝎、朱砂等同用，如牛黄散；治癫痫发作之突然昏仆、口吐涎沫、四肢抽搐属痰热蒙蔽者，常与胆南星、珍珠、远志等同用。

2. 用于热病神昏，中风痰迷，癫痫发狂。本品性凉入心，气味芳香，善清心豁痰、开窍醒神。如治温病热闭心包及中风、癫痫属痰热蒙蔽心窍所致之神昏、谵语者，常与麝香、冰片、栀子、黄连等同用，如安宫牛黄丸。

3. 用于热毒炽盛之咽喉肿痛，口舌生疮，痈肿疔疮。本品性凉，长于清热解毒，为治热毒壅滞之疮疡痈肿之良药，不论内服、外用均有良效。如治咽喉肿痛，口舌生疮，常与黄芩、雄黄、大黄等同用，如牛黄解毒丸；治痈疽疔疮，常配金银花、生甘草等，如牛黄解毒散。

【性能特点】本品性味甘凉，其气芳香，入心、肝二经。既能凉肝息风而止痉抽，又可清心热、化痰开窍而醒神，为治肝热生风抽搐及痰热蒙蔽心窍神昏之要药。并善清热解毒，内服外用以治热毒郁结之疮痈诸证。

【用量用法】0.15～0.35g，多入丸散用。外用适量，研细末敷患处。

【使用注意】非实热证不宜用，孕妇慎用。

# 钩　藤

本品为茜草科常绿木质藤本植物钩藤 Uncaria rhynchophylla（Miq.）Jacks.、大叶钩藤 Uncaria macrophylla Wall. 毛钩藤 Uncaria hirsuta Havil.、华钩藤 Uncaria sinensis（Oliv.）Havil. 或无柄果钩藤 Uncaria sessilifructus Roxb. 的带钩茎枝。主产于长江以南至福建、广东、广西等地。秋、冬二季采收，去叶，切段，晒干。

【性味归经】甘，凉。归肝、心包经。

【功效】息风定痉，清热平肝。

【应用】

1. 用于肝风内动，惊痫抽搐。本品能息风止痉，因其性寒凉，故尤适宜于属实证、热证者。如治温病热极生风之高热抽搐，常与羚羊角、白芍、生地等同用，如羚角钩藤汤；痰热壅盛之小儿天钓惊风见高热惊厥、手足抽搐、头目仰视者，常与天麻、全蝎、羚羊角等同用，如钩藤饮；治诸痫啼叫，痉挛抽搐者，常与天竺黄、蝉蜕等同用，如钩藤饮子。

2. 用于肝阳上亢，头痛晕眩。本品性凉入肝，善平抑肝阳、清泄肝热。如治肝阳上亢之头痛晕眩、失眠，常与天麻、石决明、夜交藤等同用，如天麻钩藤饮；治肝火上攻之头痛口苦、急躁善怒，常与夏枯草、龙胆草等同用。

此外，本品性寒入心包、肝经，能清心凉肝止惊，故与蝉蜕、薄荷等同用，也可用治受惊吓或积热所致之小儿惊啼、夜啼。

【性能特点】本品味甘性凉，入肝和心包经。既能凉肝息风而定惊，又善平抑肝阳而止眩晕，且作用和缓，为治疗肝风内动、惊痫抽搐属实热者及肝阳上亢或兼肝热上攻之头痛眩晕之良药。

【用量用法】3～12g，水煎服，宜后下。因其有效成分钩藤碱加热后易破坏，故不宜久煎，一般不超过 15 分钟。

## 天　麻

本品为兰科植物天麻 *Gastrodia elata* Bl. 的干燥块茎。我国南北各地均有分布，主产于四川、云南、贵州等地。冬春季节采集，冬季茎枯时采挖者名为"冬麻"，质量优良；春季发芽时采挖者名为"春麻"，质量较差。采挖后除去地上茎及须根，洗净，蒸透，晒干、晾干或烘干。用时润透，切片。

【性味归经】甘，平。归肝经。

【功效】息风止痉，平抑肝阳，祛风通络。

【应用】

1. 用于肝风内动，惊痫抽搐。本品能息风止痉，但药性平和，故肝风内动病证不论寒热虚实，皆可应用。对于痰热壅盛所致之小儿急惊风，常与钩藤、羚羊角、全蝎等同用，如钩藤饮；治小儿脾虚所致慢惊风，常与人参、全蝎、白僵蚕等同用，如醒脾丸；对于风痰闭阻之癫痫抽搐，常配全蝎、胆南星等药物，如定痫丸；也可适用于破伤风之痉挛抽搐，常与天南星、白附子等同用，如玉真散。

2. 用于眩晕，头痛。本品甘平柔润，善平抑肝阳，适用于肝肾阴虚，阴不制阳，肝阳上亢所致眩晕、头痛，常与钩藤、石决明、牛膝等同用，如天麻钩藤饮；因本品又可息风，对于痰湿内盛，引动肝风，风痰上扰所致者也可应用，常与半夏、白术、茯苓等燥湿化痰药同用，如半夏白术天麻汤。

3. 用于肢体麻木，手足不遂，风湿痹痛。本品还能祛外风，通经络而止痹痛。对于风湿瘀阻、肝肾不足所致痹证，见肢体拘挛、手足麻木、腰腿酸痛者，常与羌活、独活、制附子等同用，如天麻丸；治风湿所致之肩背臂膊疼痛，常与秦艽、羌活、川芎、桑枝等同用，如秦艽天麻汤。

【性能特点】本品专入肝经，味甘质润，作用平和，既能熄肝风、止痉抽，又善平肝阳而止眩晕，为治惊痫抽搐及眩晕头痛之良药，通过配伍，可用于多种原因所致惊痫抽搐及眩晕头痛。本品既息内风，还祛外风，对于肢体麻木、手足不遂、拘挛痹痛等属风湿为患也可配伍使用，而获祛风通络止痛之效。

【用量用法】水煎服，3～10g；研末冲服，每次1～1.5g。

## 全　蝎

本品为钳蝎科动物东亚钳蝎 *Buthus martensii* Karsch 的干燥体。主产于河南、山东、湖北、安徽等地。饲养蝎一般在秋季，隔年收捕一次；野生蝎春末至秋初均可捕捉。捕得后，先浸入清水中，待其吐出泥土，置沸水或沸盐水中，煮至全身僵硬，捞出，置通风处，阴干。

【性味归经】辛，平；有毒。归肝经。

【功效】息风镇痉，通络止痛，攻毒散结。

【应用】

1. 用于痉挛抽搐。本品性善走窜，有较强的息风止痉之功，为治痉挛抽搐之要药。如与蜈蚣等量同用，即止痉散，研细末内服，可治各种原因所致痉挛抽搐。治小儿急惊风之高热抽搐，常与钩藤、羚羊角、天麻等同用，如钩藤饮；治小儿慢惊风，常与天麻、白僵蚕、人参等同用，如醒脾丸；治癫痫抽搐，常与天麻、胆南星等同用，如定痫丸；治破伤风痉挛抽搐，常与蜈蚣、天南星、蝉蜕同用，如五虎追风散；治风中经络之口眼㖞斜，常与白僵蚕、白附子同用，如牵正散。

2. 用于风湿顽痹，偏正头痛。本品味辛善走，长于通络搜风而止痛。对于风湿顽痹之筋脉拘挛，甚则关节变形者，多有佳效。常与川乌、白花蛇、没药等同用。治偏正头痛，单用研末即可，病情重者可配蜈蚣、地龙、川芎等药，以增其效。

3. 用于疮疡肿毒，瘰疬结核。本品味辛散结，以毒攻毒，为疮疡肿毒、瘰疬结核所常用，单用即效。如以本品10枚，焙焦，分二次用黄酒冲服，可治颌下肿硬；配栀子，用麻油煎黑去渣，入黄蜡为膏外敷，可治疗诸疮肿毒。

【性能特点】本品辛平有毒，专入肝经，性善走窜，息风镇痉、通络搜风、止痛之力较强，为治疗肝风内动、小儿惊风、破伤风、中风后遗证之痉挛抽搐及风湿顽痹、偏正头痛之良药。又善攻毒散结，也为治疗疮疡肿毒、瘰疬结核之佳品。

【用量用法】入汤剂，3～6g；研末吞服，每次0.6～1g。外用适量。

【使用注意】本品有毒，用量不宜过大。孕妇及阴血亏虚生风者均当慎用。

## 蜈　蚣

本品为蜈蚣科动物少棘巨蜈蚣 *Scolopendra subspinipes mutilans* L. Koch 的干燥体。

主产于江苏、浙江、湖北、湖南、河南、陕西等地。春、夏两季捕捉，用两端削尖的竹片插入头、尾，绷直，干燥，或先用沸水烫过，然后晒干或烘干。

【性味归经】辛，温；有毒。归肝经。

【功效】息风镇痉，通络止痛，攻毒散结。

【应用】

1. 用于痉挛抽搐。本品性味辛温，息风镇痉定搐之力甚强，常用治多种原因引起的痉挛抽搐。如治急性热病痉厥、小儿急惊风、癫痫、破伤风等所致痉挛抽搐，常与全蝎同用，如止痉散；治小儿撮口，手足抽搐，常与全蝎、钩藤、僵蚕等同用，如撮风散。与全蝎、白花蛇等同用，也可治疗中风口喝、半身不遂。

2. 用于风湿顽痹，偏正头痛。本品药性温燥，善于走窜通达，其搜风、通络止痛之力俱佳。治风湿顽痹，常与防风、独活、威灵仙等同用。治久治不愈之顽固性头部抽掣疼痛或偏正头痛，多与全蝎合用，或配天麻、川芎、白僵蚕等药物，以增通络止痛之效。

3. 用于疮疡肿毒，瘰疬结核。本品有毒能攻毒，味辛可散结，有较强的解毒散结作用。如不二散，用本品配雄黄、猪胆汁，制膏外敷善治肿毒恶疮；与茶叶研末外敷，可治瘰疬溃烂。以本品单味焙黄，研末冲服，或配生甘草、黄连、大黄等，又能治毒蛇咬伤。

【性能特点】本品辛温有毒，专入肝经，辛行温通，性善走窜通达、力猛而燥，其息风镇痉、通络止痛、攻毒散结之力均强于全蝎，常与全蝎相须使用，以治疗各种原因引起的痉挛抽搐、风湿痹证、偏正头痛、疮疡瘰疬等病情较重者。

【用量用法】入汤剂，3~5g；研末吞服，每次0.6~1g。外用适量。

【使用注意】本品有毒，用量不宜过大。孕妇禁用。

## 地　龙

本品为钜蚓科动物参环毛蚓 *Pheretima aspergillum*（E.Perrier）、通俗环毛蚓 *Pheretima vulgaris* Chen、威廉环毛蚓 *Pheretima guillelmi*（Michaelsen）或栉盲环毛蚓 *Pheretima pectinifera* Michaelsen 的干燥体。第一种习称"广地龙"，主产于广东、广西、福建等地；后三种习称"沪地龙"，主产于上海。广地龙春季至秋季捕捉，沪地龙夏季捕捉，及时剖开腹部，洗去内脏及泥沙，晒干或低温干燥。生用或鲜用。

【性味归经】咸，寒。归肝、脾、膀胱经。

【功效】清热定惊，通络，平喘，利尿。

【应用】

1. 用于高热神昏，惊痫抽搐。本品性味咸寒，入肝经，既能息风定痉，又善清泄热邪，对于热极生风、小儿惊风、癫痫等见惊痫抽搐、高热神昏属于热证者，尤其适宜。可单用本品同盐化水服，或与钩藤、牛黄、白僵蚕等同用。

2. 用于肢体麻木，半身不遂。本品性善走窜，通行经络力优。如补阳还五汤，即为本品配伍黄芪、川芎、桃仁、红花等药物，以治疗中风之肢体麻木、口眼喎斜、半身不遂等属气虚血滞，脉络不利所致者。

3. 用于痹证之关节痹痛。本品有通络止痛之功，因性寒尤宜于热痹证。治热痹所致关节红肿疼痛、屈伸不利，常与防己、秦艽等同用；若配伍川乌、草乌、天南星、乳香等祛风除湿、温里散寒、通络止痛之品，也可用于风寒湿痹所致肢体关节麻木、疼痛、屈伸不利，如大、小活络丹。

4. 用于肺热喘咳。可单用本品研末内服，或与麻黄、石膏、杏仁等同用。

5. 用于水肿，尿少。性寒凉入膀胱经，有清热利尿之功。如治热结膀胱之小便不利、肢体浮肿，可单用，或与车前子、木通、泽泻等同用。

【用量用法】5～10g，入汤剂，鲜品10～20g；研末吞服，每次1～2g。外用适量。

## 附：其他平肝息风药（表2-15-1）

**表 2-15-1　其他平肝息风药**

| 分类 | 药名 | 性味归经 | 功效与应用 | 用量用法 |
|------|------|----------|------------|----------|
| 平抑肝阳 | 蒺藜 | 苦、辛，平<br>归肝经 | 平抑肝阳，疏肝解郁，祛风止痒，明目<br>用于肝阳上亢，头晕目眩，胸胁胀痛，乳汁不通，目赤翳障，风疹瘙痒，白癜风 | 6～10g，煎服 |
| 息风止痉 | 珍珠 | 甘、咸，寒<br>归心、肝经 | 镇心定惊，清肝除翳，收敛生肌<br>用于惊悸，癫痫，惊风，目赤肿痛，翳障胬肉等眼病，溃疡，烂蚀诸证 | 0.1～0.3g，多入丸散剂<br>外用适量 |
| | 僵蚕 | 咸、辛，平<br>归肝、肺经 | 息风止痉，祛风止痛，解毒散结<br>用于惊痫抽搐；风热或肝热所致头痛目赤，咽喉肿痛；风中经络之口眼㖞斜；痰核，瘰疬 | 5～10g，煎服；研末吞服，每次1～1.5g。散风热宜生用，一般多炒用 |

**思考与练习**

1. 试述平肝息风药的含义、性能特点、功效、适应范围及使用注意。

2. 简述平抑肝阳药的性能特点、功效和适应范围。

3. 试述石决明、赭石、牡蛎、羚羊角、牛黄的性能特点、功效、应用及用量用法。

4. 试述珍珠母、罗布麻、地龙的功效及应用。

5. 比较下列各组药物在功效、应用方面的异同点：

天麻与钩藤　全蝎与蜈蚣

# 第十六章 开窍药

凡具辛香走窜之性，以开窍醒神为主要作用的药物，称为开窍药。

开窍药主要用于治疗闭证神昏病证。心主神明，为君主之官，实邪蒙蔽清窍则神明内闭，易致神志昏迷、不省人事。本类药物，味辛入心，气味芳香，善于行散走窜，能通关启闭、开窍醒神，故主要用治温病热邪内陷心包、痰浊蒙蔽清窍之神昏谵语，以及惊风、癫痫、中风等见卒然昏厥等症者。部分药物兼有行气、活血、止痛、解毒之功。

神志昏迷的起因有虚、实之分。虚证即脱证，治当补虚固脱，非本章药物所宜。实证为实邪蒙蔽心窍所致，故又称为闭证，可首选开窍药。闭证根据病机不同可分为热闭和寒闭，热闭多因热邪或痰热闭阻所致，常伴见面红、身热、苔黄、脉数，治宜凉开，常配伍清热解毒之品；寒闭多因寒痰秽浊之邪闭阻所致，可伴见面青、身凉、苔白、脉迟，治当温开，常配伍温里祛寒、化痰理气之品。兼惊厥抽搐者，须配伍息风止痉药；兼疼痛者，须配伍理气、活血药物。

开窍药辛香走窜，易耗伤正气，故仅为治标、救急之品，只宜暂用，不可久服。因本类药物味辛芳香，其有效成分易于挥发，内服多入丸散剂，不宜入煎剂使用。

## 麝 香

本品为鹿科动物林麝 *Moschus berezovskii* Flerov、马麝 *Moschus sifanicus* Przewalski 或原麝 *Moschus moschiferus* Linnaeus 成熟雄体香囊中的干燥分泌物。主产于四川、西藏、云南、陕西、甘肃、内蒙古等地。野生麝多在冬季至次春猎取，猎取后，割取香囊，阴干，习称"毛壳麝香"，用时剖开香囊，除去囊壳，称"麝香仁"。人工驯养麝多采用手术取香法，直接从香囊中取出麝香仁，阴干或用干燥器密闭干燥。

【性味归经】辛，温。归心、脾经。

【功效】开窍醒神，活血通经，消肿止痛。

【应用】

1. 用于闭证神昏。本品辛散温通，气香走窜，开窍醒神之力峻烈。治温病热陷心包、小儿惊风神昏、中风昏厥等属热闭者，常与牛黄、冰片、朱砂等清热解毒、化痰开窍之品同用，如安宫牛黄丸、至宝丹等；治中风痰厥、气郁暴厥、中恶昏迷等属寒闭神昏者，常与苏合香、檀香、丁香、安息香等温里散寒、行气宣通、辟秽化浊之品同用，如苏合香丸。

2. 用于痈肿瘰疬，咽喉肿痛。本品辛香行散，能活血散结、消肿止痛，内服、外用均可。如治疮疡肿毒，常与雄黄、乳香、没药等同用；治瘰疬，与皂荚子等同用；治咽喉肿痛，常与牛黄、蟾酥、珍珠等同用，如六神丸。

3. 用于经闭、癥瘕、胸痹心痛、心腹暴痛、跌仆伤痛、痹痛麻木。本品具有辛行温通之性，善活血通经、消肿止痛，故常用治血瘀所致之上述诸证。如治虚火久蒸、瘀血内阻之经闭，常与红花、桃仁、川芎等同用，如通窍活血汤；治胸痹心痛、心腹暴痛，常与苏合香、檀香、乳香等同用，如苏合香丸；治跌仆肿痛，常与乳香、没药、红花等同用，如七厘散；治顽痹疼痛，常与独活、威灵仙等同用。

4. 用于难产，胎死腹中，胎衣不下。本品尚有催生下胎之效。如以本品与猪牙皂、天花粉同用，葱汁为丸，外用，如堕胎丸。

【性能特点】本品辛温，气味极香，走窜之性甚烈，开窍通闭醒神作用极强，为醒神回苏之要药，对于闭证神昏，无论寒闭、热闭，皆为首选。其辛香、开通行散之性，又可开经络之壅遏、行血中之瘀滞，无论内服、外用，皆有良好的活血散结，消肿止痛作用，故又常用于治疗痈肿瘰疬、血瘀痛证及难产、经闭等妇科诸疾。

【用量用法】入丸散剂，每次 0.03 ~ 0.1g。不宜入煎剂。外用适量。

【使用注意】本品应密闭，避光贮存。孕妇禁用。

## 冰 片

本品为龙脑香科植物龙脑香 *Dryobalanops aromatica* Gaertn. f. 树脂的加工品，或龙脑香的树干经蒸馏冷却而得的结晶，称"龙脑冰片"，亦称"梅片"。由菊科植物艾纳香（大艾）Blumea balsamifera DC. 叶的升华物经加工劈削而成，称"艾片"。现多用松节油、樟脑等，经化学方法合成，称"机制冰片"。龙脑香主产于东南亚地区，我国台湾有引种，艾纳香主产于广东、广西、云南、贵州等地。冰片成品须贮于阴凉处，密闭。研粉用。

【性味归经】辛、苦，微寒。归心、脾、肺经。

【功效】开窍醒神，清热止痛。

【应用】

1. 用于闭证神昏。本品味辛气香，善开窍醒神，但药力较麝香弱，二者常相须使用。然性偏寒凉，尤宜于热闭神昏者。如安宫牛黄丸，即为冰片与牛黄、麝香、黄连等配伍而成，以治热闭神昏及中风昏迷、小儿惊厥等属痰热内闭之凉开剂。若配伍苏合香、麝香、檀香等温开药，则又可用于中风痰厥、气郁暴厥、中恶昏迷等属寒闭者，如苏合香丸。此外，用本品配伍苏合香、檀香、乳香、木香理气活血止痛之品，还可治疗寒凝气滞、心脉不通之胸痹心痛，如冠心苏合丸。

2. 用于目赤肿痛，喉痹口疮。本品性味苦寒，长于清热解毒、消肿止痛，为五官科热证肿痛所常用。如治目赤肿痛，单用本品极细末点眼即可，或与炉甘石、硼砂、熊胆等同用制成眼药水滴眼；治咽喉肿痛、口舌生疮，常与硼砂、朱砂、玄明粉共研细末，吹敷患处，如冰硼散。治外耳道疖肿，以本品细末搅溶于核桃油中滴耳，也获良效。

3. 用于疮疡肿痛，溃后不敛。本品既清热止痛，又防腐生肌，为外科疮疡外用之佳品。如治疮疡疼痛不可忍，常与乳香、没药等研末外敷，如乳香定痛散；疮疡溃后久不收敛，常与血竭、乳香、象皮等研末外用，如生肌散。

【性能特点】本品辛香走窜，有开窍醒神之效，善治闭证神昏，功似麝香但药力较弱，因性偏寒凉，为凉开之佳品，尤宜于热闭神昏者。本品又能清热解毒、消肿止痛，外用常用治疮肿目赤、喉痹口疮，为五官及皮肤疾患之常用要药。

【用量用法】入丸散剂，每次 0.15 ~ 0.3g。不宜入煎剂。外用适量。

【使用注意】孕妇慎用。

## 苏 合 香

本品为金缕梅科植物苏合香树 *Liquidambar orientalis* Mill. 的树干渗出的香树脂经加工精制而成。主产于非洲、印度及土耳其等地，我国广西也有栽培。初夏时将树皮击伤或割破，深达木部，使香树脂渗入树皮内。至秋季剥下树皮，榨取香树脂，即为普通苏合香。如将普通苏合香溶解于酒精中，过滤，蒸去酒精，则为精制苏合香。成品应置阴凉处，密闭保存。

【性味归经】辛，温。归心、脾经。

【功效】开窍醒神，辟秽，止痛。

【应用】

1. 用于寒闭神昏。本品辛温行散，气味芳香，善开窍醒神、辟秽化浊，功似麝香而力稍逊，因性偏温，故尤宜于中风痰厥、惊痫、中暑等属寒邪、痰湿秽浊内闭之神昏者。常与麝香、安息香、檀香等同用，如苏合香丸。

2. 用于胸痹心痛，胸腹冷痛。本品温通、行散，善于温散寒凝、畅利血脉而止痛。如治寒凝心脉之胸痹心痛，常与檀香、乳香、木香等同用，如冠心苏合丸。治胸腹冷痛，常与檀香、丁香、乳香、没药等同用，如苏合香丸。

【用量用法】入丸、散剂，每次 0.3 ~ 1g。不宜入煎剂。

## 石 菖 蒲

本品为天南星科植物石菖蒲 *Acorus tatarinowii* Schott. 的干燥根茎。我国长江流域以南各省均有分布，主产于四川、浙江、江苏等地。秋、冬二季采挖，除去叶、须根及泥砂，晒干。生用。

【性味归经】辛、苦，温。归心、胃经。

【功效】开窍豁痰，醒神益智，化湿开胃。

【应用】

1. 用于痰蒙清窍，神昏癫痫。本品辛香开窍，苦温燥湿化痰，入心经，善治痰湿秽浊之邪蒙蔽心窍之神昏、癫痫。治痰迷心窍之中风神昏，舌强不语者，常与天南星、半夏、橘红等同用，如涤痰汤；治痰热蒙蔽之高热神昏，常与郁金、半夏、竹沥等同用，如菖蒲郁金汤；治痰热癫痫，可与黄连、竹茹等同用，如清心温胆汤。

2. 用于健忘，失眠，耳鸣，耳聋。本品能开心窍、安心神、聪耳益智。如治健忘，常与人参、茯神、远志等同用，如不忘散。治疗心血不足、虚火内扰之心悸失眠、头晕耳鸣，常与五味子、丹参、安神膏等同用，如安神补心丸。

3. 用于脘痞不饥，噤口下痢。本品善芳香化湿、开胃消胀。如治湿阻中焦之脘痞不饥，常与苍术、砂仁、厚朴等同用；治湿热蕴结肠中之噤口痢，常与黄连、茯苓等同用，如开噤散。

【用量用法】水煎服，3～10g，鲜品加倍。外用适量。

## 安 息 香

本品为安息香科植物白花树 *Styrax tonkinensis*（Pierre）Craib ex Hart. 的干燥树脂。主产于泰国、印度尼西亚，我国广西、云南等地也有栽培。树干经自然损伤或于夏、秋二季割裂树干，收集流出的树脂，阴干。

【性味归经】辛、苦，平。归心、脾经。

【功效】开窍醒神，行气活血，止痛。

【应用】

1. 用于闭证神昏。本品味辛行散走窜，气味芳香，入心经，善于开窍醒神、辟秽化浊，但力较麝香稍弱。因性平不燥，故不论热闭、寒闭均可使用，尤宜于痰浊蒙蔽者。如治热病神昏、中暑、中风、小儿惊厥等见神昏谵语、身热烦躁、苔黄垢腻，脉滑数属痰热内闭心窍者，常与麝香、冰片、牛黄等同用，如至宝丹；治寒痰秽浊之邪，蒙蔽心窍所致之中风、气郁暴厥见神昏、苔白脉迟者，常与苏合香、麝香、檀香等同用，如苏合香丸。

2. 用于心腹疼痛，产后血晕。本品味辛可行散气机，而气能行血，故又具行气活血、止痛之功。单用即效，如治突发心痛，时发时止者，可用本品半钱，研末开水送服；小儿腹痛，曲脚而啼，可与沉香、木香、丁香等同用，如安息香丸。治瘀血阻滞之产后血晕，见恶露过少，少腹疼痛，心下急满，甚则神昏口噤，牙关紧闭者，可与五灵脂同用，研末，炒姜汤调下。

【用量用法】0.6～1.5g，多入丸散用。

**思考与练习**

1. 试述开窍药的含义、性能特点、功效、适应范围及使用注意。
2. 麝香、冰片的功效、性能特点、主治病证及用量用法各是什么？
3. 苏合香、石菖蒲、安息香的功效、主治病证及用量用法各是什么？

# 第十七章 补虚药

凡以补虚扶弱，纠正人体气血阴阳虚衰的病理偏向，消除虚弱证候为主要功效的药物，称为补虚药，亦称补益药。

补虚药主要适用于先天不足，后天失养；大病之后正气虚衰；正虚邪实，病邪未尽，正气已衰的病证。虚证的临床表现比较复杂，但就其"证型"概括起来，不外气虚、阳虚、血虚、阴虚四类。补虚药也可根据其功效和主要适应证的不同而分为补气药、补阳药、补血药、补阴药四类。

人体气血阴阳之间，存在相互联系、相互依存的关系。一般说来，阳虚者多兼有气虚，而气虚者也易致阳虚；气虚和阳虚表示人体功能活动的衰减。阴虚者每兼见血虚，而血虚者也易致阴虚；血虚和阴虚，表示体内精血津液的耗损。与此相应，各类补虚药之间也有一定联系和共通之处。如补气药和补阳药多性温，属阳，主要能改善或消除阳气虚弱而引起的形衰乏力、畏寒肢冷等症；补血药和补阴药多性寒凉，属阴，主要能补充耗损的阴液，改善或消除精血津液不足的证候。故补气药和补阳药，补血药和补阴药，往往相辅而用。补虚药除有上述"补可扶弱"的功能外，还可配伍祛邪药，用于邪盛正衰或正气虚弱而病邪未尽的证候，以起到"扶正祛邪"的作用，达到邪去正复的目的。

使用补虚药忌不当补而误补，邪实而正不虚者，误用补虚药有"闭门留寇"之弊。补虚药多滋腻，在服用时应当照顾脾胃，或适当与健脾开胃的药物同用，以免妨碍消化吸收，影响疗效。补虚药如作汤剂，一般宜适当久煎，使药味尽出。虚弱证一般病程较长，补虚药宜采用蜜丸、煎膏等便于保存、服用的剂型。

## 第一节 补气药

补气药性味以甘温或甘平为主，以补益脏腑之气，纠正脏腑气虚为主要作用，大多数补气药主要能补益脾肺之气，适用于脾气虚所致神疲乏力，食欲不振，脘腹虚胀，面色萎黄，大便溏薄，甚或浮肿，脱肛，脏器下垂等；肺气虚所致少气懒言，语音低微，甚或喘促，易出虚汗等。

应用时，除根据不同的气虚证选择相适宜的补气药外，还常根据兼证情况酌情配伍，如兼见阳虚者配补阳药、兼见阴虚者配补阴药等。

补气药性多壅滞，易致中满，应用时常适当辅以理气药。

# 人　参

本品为五加科植物人参 *Panax ginseng* C.A. Mey. 的干燥根及根茎。主产吉林、辽宁、黑龙江等地，以吉林抚松县产量最大，质量最佳。多于秋季采挖，洗净晒干或烘干。栽培者称"园参"；播种在山林野生状态下自然生长的又称"林下参"，习称"籽海"。园参经晒干或烘干，称"生晒参"；蒸熟晒干或烘干，称"红参"；细根称"参须"。切片或粉碎用。

【性味归经】甘、微苦，平。归脾、肺、心经。

【功效】大补元气，复脉固脱，补脾益肺，生津，安神。

【应用】

1. 用于元气虚脱证。适用于因大汗、大吐、大泻、大失血或大病、久病所致元气虚极欲脱，气短神疲，脉微欲绝的危急证候，为拯危救脱要药。可单用浓煎取汁服，如独参汤。现代常用独参汤治心力衰竭、心源性休克，有较好疗效。如兼见汗出、四肢逆冷者，常与附子同用，以增强补气固脱与回阳救逆作用，如参附汤；如兼见汗多口渴，气阴两伤者，常与麦冬、五味子同用，以补气养阴，复脉固脱，如生脉散。

2. 用于脾肺肾气虚证。补脾气，可改善倦怠乏力、食少便溏等脾气虚衰症状，常与白术、茯苓、炙甘草等健脾胃药同用，如四君子汤。补肺气，可改善短气喘促、懒言声微等肺气虚衰症状，常与胡桃肉、蛤蚧等药同用。补肾气，不仅可用于肾不纳气的短气虚喘，还可用于肾虚阳痿。治虚喘，常与蛤蚧、五味子、胡桃肉等同用；治肾虚阳痿，常与鹿茸等补阳药同用，可以起益气壮阳的作用。

3. 用于热病气虚津伤口渴及消渴证。对于热病气津两伤，口渴，脉大无力者，人参既能补气，又能生津，常与石膏、知母、甘草、粳米同用；消渴一病，往往存在气阴两伤情况，人参既能补益肺脾之气，又能生津止渴，常与生地、玄参、麦冬等养阴生津药同用。

4. 用于心气虚衰所致惊悸失眠、心神不安、失眠多梦、惊悸健忘，常与当归、龙眼肉、酸枣仁等同用。

此外，本品还常与解表药、攻下药等祛邪药配伍，用于气虚外感或里实热结邪实正虚之候，以扶正祛邪。

【性能特点】本品性平，微苦而不燥，补益脾肺之效甚佳，尤善大补元气、益气救脱，为治元气虚脱的要药。元气充沛则血旺津生，故凡一切气、血、津液不足之证皆可应用。生晒参药性平和，适用于气阴不足者；红参之性偏温，适用于气弱阳虚者。

【用量用法】3～10g，另煎兑入汤剂服；也可研粉吞服，每次 2g，一日 2 次。挽救虚脱时，可用 15～30g。

【使用注意】不宜与藜芦、莱菔子同用。畏五灵脂。不宜同时吃白萝卜或喝茶，以免影响补益作用。近年有长期服人参或人参制剂，出现腹泻、皮疹、失眠、神经过敏、血压升高、忧郁、性欲亢进（或性功能减退）、头痛、心悸等不良反应的报道。

---
**附：红参**

本品为五加科植物人参的栽培品经蒸制后的干燥根和根茎。味甘、微苦，性温。归脾、肺、心、肾经。功能大补元气，复脉固脱，益气摄血。用于体虚欲脱，肢冷脉微，气不摄血，崩漏下血。用量3～9g，另煎兑服。不宜与藜芦、五灵脂同用。

---

## 党 参

本品为桔梗科植物党参 *Codonopsis pilosula*（Franch.）Nannf.、素花党参 *Codonopsis pilosula* Nannf.Var.*modesta*（Nannf.）L.T.Shen 或川党参 *Codonopsis tangshen* Oliv. 的干燥根。主产于山西、陕西、甘肃、四川等地。秋季采挖，洗净，晒干。切厚片，生用。

【性味归经】甘，平。归脾、肺经。

【功效】补中益气，补脾益肺，生津养血。

【应用】

1. 用于脾肺气虚证。本品有类似人参而弱于人参的补脾益肺作用，适用于中气不足的体虚倦怠、食少便溏等证。临床常用以代替治疗脾肺气虚诸证的古方中的人参，以治疗脾肺气虚的轻证。

2. 用于气津两伤证。本品对于热伤气津之气短口渴，亦有类似人参而弱于人参的补气生津作用，适用于气津两伤的轻证，常与麦冬、五味子等养阴生津药同用。

3. 用于气血两虚证。治气虚不能生血，或血虚无以化气，而见面色苍白或萎黄、乏力、头晕、心悸等的气血两虚证，常与黄芪、白术、当归、熟地等同用，以增强补气养血的作用。

【性能特点】本品性味甘平，不燥不腻，补气之功较为缓和。一般的脾肺气虚轻证，可以代人参使用。但人参大补元气，善治气虚欲脱，为党参所不具；而党参有养血之功，并宜于血虚之证。

【用量用法】9～30g，煎服。

【使用注意】不宜与藜芦同用。

## 黄 芪

本品为豆科植物蒙古黄芪 *Astragalus membranaceus*（Fisch.）Bge. var.*mongholicus*（Bge.）Hsiao 或膜荚黄芪 *Astragalus membranaceus*（Fisch.）Bge. 的干燥根。主产于山西、黑龙江、内蒙古等地。春、秋二季采挖，除去须根及根头，晒干。切片，生用或蜜炙用。

【性味归经】甘，温。归肺、脾经。

【功效】补气固表，利尿消肿，托毒排脓，敛疮生肌。

【应用】

1. 用于脾气虚证。治脾气虚弱，倦怠乏力，食少便溏等，常与人参、白术等补气健脾药同用；治中气下陷，久泻脱肛，子宫脱垂等，常与升麻、柴胡等同用，如补中益气汤；对脾虚水湿失运，以致浮肿尿少者，本品既能补脾益气以治本，又能利尿消肿以治标，常与防己、白术等同用。

2. 用于肺气虚证。尤宜于脾肺气虚所致卫气不固，表虚自汗，常与白术、防风、煅牡蛎、浮小麦、麻黄根等同用。

3. 用于气血亏虚，疮疡难溃难腐，或久溃不敛。治气血亏虚，疮疡难溃难腐，常与当归、穿山甲、皂角刺等同用；治疮痈久溃不敛，常与人参、当归、肉桂等同用，可生肌敛疮。

此外，对气虚血瘀之偏瘫，可重用黄芪，并与地龙、当归、川芎等同用，如补阳还五汤。现代临床可用于慢性肾炎蛋白尿，糖尿病。

【性能特点】本品甘温益脾，既补中益气，又升阳举陷，为治脾虚气陷之要药；且能补肺气，又补气固表，亦为治疗表虚自汗的要药。此外，本品能托毒排脓，敛疮生肌，为"疮痈圣药"，善治气血亏虚之疮痈脓成不溃或溃后脓出清稀、久不收口。

【用量用法】9~30g，煎服。益气补中宜蜜炙用，其他方面多生用。

## 白 术

本品为菊科植物白术 *Atractylodes macrocephala* Koidz. 的干燥根茎。主产于浙江、湖北、湖南、江西等地。冬季下部叶枯黄、上部叶变脆时采收，除去泥沙，烘干或晒干，再除去须根。切厚片，生用或土炒、麸炒用。

【性味归经】甘、苦，温。归脾、胃经。

【功效】健脾益气，燥湿利水，止汗，安胎。

【应用】

1. 用于脾气虚证。对脾虚湿滞之食少、便溏或泄泻、痰饮、水肿、带下诸证，本品既长于补气以健脾，又能燥湿、利尿，有标本兼顾之效。治脾气虚弱，食少便溏或泄泻，常与人参、茯苓等同用，如四君子汤；治脾胃虚寒，腹满泄泻，常与人参、干姜等同用，如理中汤。

2. 用于气虚自汗。本品对于脾气虚弱，卫气不固，表虚自汗者，能补脾益气、固表止汗，可单用为散服，或与黄芪、防风等同用，如玉屏风散。

3. 用于脾虚胎动不安。常与黄芩、砂仁、杜仲、续断、桑寄生等同用。

【性能特点】本品味甘，主归脾胃以健脾益气；其性温燥，为燥湿之常用药物。因脾主运化，易虚而生湿，白术能与脾虚多兼湿阻而喜温燥之性相合，故为补气健脾要药。白术善健脾益气而奏固表止汗之效，亦为表虚自汗所常用。此外，白术又有健脾益气而安胎之效，妊娠胎动不安，不论寒热虚实，均可用本品配伍相关药物治之。

【用量用法】6~12g，煎服。用于健脾、和胃、安胎，宜用炒白术。

【使用注意】热病伤津及阴虚燥渴者慎用。气滞胀闷者禁用。

## 山 药

本品为薯蓣科植物薯蓣 *Dioscorea opposita* Thunb. 的干燥根茎。主产于河南、江苏、广西、湖南等地。冬季茎叶枯萎后采挖，切去根头，洗净，除去外皮及须根，干燥。也有选择肥大顺直的干燥山药，置清水中，浸至无干心，闷透，切齐两端，用木板搓压成圆柱状，晒干，打光，习称"光山药"。润透，切厚片，生用或麸炒用。

【性味归经】甘，平。归脾、肺、肾经。

【功效】补脾养胃，生津益肺，补肾涩精。

【应用】

1. 用于脾虚证。本品既补脾气，又益脾阴，且兼涩性，能止泻。适用于脾虚气弱，食少便溏或久泻不止，常与人参（或党参）、白术、茯苓等同用，如参苓白术散。

2. 用于肺虚证。本品能补益肺气，兼能滋养肺阴，适用于肺虚咳喘，常与太子参、南沙参等同用，共起补肺定喘之效。

3. 用于肾虚证。治肾虚不固的遗精、尿频等，常与熟地黄、山茱萸、菟丝子、金樱子等同用；治肾虚不固，带下清稀，绵绵不止，常与熟地黄、山茱萸、五味子等同用。

4. 用于消渴气阴两虚证。常与黄芪、生地黄、天花粉等同用。

【性能特点】本品甘平，既补气又养阴，补而不滞，滋而不腻，为平补脾胃之佳品。并能补肾气，兼能滋养肾阴，适用于肾气虚之遗精、尿频、妇女白带过多。

【用量用法】15～30g，煎服。用于补脾止泻，宜用麸炒山药。

# 甘　草

本品为豆科植物甘草 *Glycyrrhiza uralensis* Fisch.、胀果甘草 *Glycyrrhiza inflata* Bat. 或光果甘草 *Glycyrrhiza glabra* L. 的干燥根及根茎。主产内蒙古、山西、甘肃、新疆等地。春、秋二季采挖，除去须根，晒干。切厚片，生用或蜜炙用。

【性味归经】甘，平。归心、肺、脾、胃经。

【功效】补脾益气，祛痰止咳，缓急止痛，清热解毒，调和诸药。

【应用】

1. 用于心气不足所致脉结代、心悸。常以甘草为主，配伍人参、阿胶、桂枝等同用，如炙甘草汤。

2. 用于脾气虚证。本品补益脾气之力不强，常与人参、白术、黄芪等补脾益气药配伍应用。

3. 用于咳嗽痰多。治风寒咳嗽，常与麻黄、杏仁等同用；治肺热咳喘，常与石膏、麻黄、杏仁等同用；治寒痰咳喘，常与干姜、细辛等同用；治湿痰咳嗽，常与半夏、茯苓等同用。

4. 用于脘腹、四肢挛急疼痛。治阴血不足，筋失所养而挛急作痛者，常与白芍同用，如芍药甘草汤；治脾胃虚寒，营血不能温养所致者，常与白芍、饴糖等同用，如小建中汤。

5. 用于热毒疮疡，咽喉肿痛及药物、食物中毒。治热毒疮疡，常与金银花、连翘等同用；治咽喉肿痛，常与桔梗同用；治药物、食物中毒，在尽早送医院抢救的同时，可用本品辅助解毒急救，亦常与绿豆或大豆煎汤服。

6.用于调和药性。许多方剂中常用本品调和诸药，以缓和药物烈性或减轻毒副作用，如调胃承气汤用甘草以缓和芒硝、大黄之性，使泻下不致太猛，并避免其刺激大肠而产生腹痛；又如半夏泻心汤，甘草与半夏、干姜、黄芩、黄连同用，能在其中调和寒热，平调升降，起协合作用。

【性能特点】本品药性甘缓，补益作用缓和，是甘味药中能缓能和的要药。治心气不足之心悸怔忡、脉结代，能补益心脾以复脉；治脾胃虚弱，中气不足，能补脾而益气；治肺失宣降之咳喘，能润肺而祛痰止咳；治疮疡肿毒，药物、食物中毒，能解疮毒、食毒和百药毒；治脘腹或四肢挛急疼痛，能缓解拘挛而止疼痛。又善和百药，如与热性药同用能缓和其热，以防燥热伤阴；与寒性药同用能缓和其寒，以防伤及脾胃阳气；与寒热药同用，能调和药性以得其平；与峻热药同用，又能缓和药物的作用等，故有"国老"之美称。

【用量用法】1.5～10g，煎服。清热解毒宜生用；补中缓急宜炙用。

【使用注意】不宜与京大戟、芫花、甘遂、海藻同用。湿盛胀满、浮肿者不宜用。久服较大剂量的生甘草，可引起浮肿。

## 西 洋 参

本品为五加科植物西洋参 *Panax quinquefolium* L. 的干燥根。主产于美国、加拿大及法国，我国东北、华北、西北等地亦有栽培。秋季采挖生长 3～6 年的根，洗净，晒干或低温干燥。切片生用。

【性味归经】甘、微苦，凉。归心、肺、肾经。

【功效】补气养阴，清热生津。

【应用】

1.用于气虚阴亏证。本品能补益元气，但作用弱于人参。性味苦凉，兼能清热养阴生津，适用于热病或大汗、大泻、大失血，耗伤气阴所致神疲乏力、气息短促、自汗、心烦口渴等，常与五味子、麦冬等同用。

2.用于阴虚火旺的喘咳痰血证。常与知母、川贝母、阿胶等养阴清肺、止咳化痰兼可止血的药物同用。

3.用于热病气虚津伤口渴及消渴。本品不仅能补气、养阴生津，还能清热，适用于热伤气津所致诸证。临床亦常用于消渴病气阴两伤之证。

【用量用法】3～6g，另煎兑服。

【使用注意】不宜与藜芦同用。

## 大 枣

本品为鼠李科植物枣 *Ziziphus jujuba* Mill. 的干燥成熟果实。主产于河北、河南、山东、陕西等地。秋季果实成熟时采收，晒干。生用。

【性味归经】甘，温。归脾、胃经。

【功效】补中益气，养血安神。

【应用】

1. 用于脾虚食少便溏，倦怠乏力。常与党参、白术等同用。

2. 用于脏躁及失眠证。本品能养血安神，为治疗心神无主而脏躁的要药，常与甘草、浮小麦同用，如甘麦大枣汤。

此外，本品用于药性较峻烈的方剂中，可以减少烈性药的副作用，并保护正气。如十枣汤，可缓解甘遂、大戟、芫花之烈性与毒性，保护脾胃。

【用量用法】6～15g，破开或去核煎服。

# 第二节　补阳药

补阳药性味以甘温为主，以补助阳气，纠正阳气虚衰为主要作用，补阳包括补肾阳、补脾阳、补心阳等，由于肾阳为元阳，其他阳虚往往与肾阳不足有关，所以补阳主要是温补肾阳。主要适用于肾阳不足所致畏寒肢冷，腰膝酸软，性欲淡漠，阳痿早泄，宫冷不孕，尿频遗尿；肾阳虚而不能纳气的呼多吸少，咳嗽喘促；肾阳衰微，脾失温运的脘腹冷痛，五更泄泻，水肿；肾阳虚衰，精血不足的眩晕耳鸣，须发早白，筋骨痿软，小儿发育不良，囟门不合，齿迟行迟；肾阳亏虚，下元虚冷，崩漏带下等证。

应用补阳药时，若以其助心阳、温脾阳，多配伍温里药；若兼见气虚，多配伍补脾益肺之品；精血亏虚者，多配伍养阴补血益精药。

补阳药性多温燥，易助火伤阴，故阴虚火旺者禁用。

## 鹿　茸

本品为鹿科动物梅花鹿 *Cervus nippon* Temminck 或马鹿 *Cervus elaphus* Linnaeus 的雄鹿未骨化密生茸毛的幼角。前者习称"花鹿茸"，后者习称"马鹿茸"，主产于吉林、辽宁、黑龙江、新疆、青海等地。夏、秋二季锯取鹿茸，经加工后，阴干或烘干。用时燎去毛，横切薄片，或劈成碎块，研细粉用。

【性味归经】甘、咸，温。归肾、肝经。

【功效】壮肾阳，益精血，强筋骨，调冲任，托疮毒。

【应用】

1. 用于肾阳虚衰，精血不足证。治肾阳虚，精血不足所致阳痿早泄，滑精，宫冷不孕，尿频不禁，头晕耳鸣，腰膝酸痛，肢冷神疲等。为温肾壮阳，补督脉，益精血的要药。可单服，或同山药浸酒服，亦常与人参、巴戟天等同用，如参茸固本丸。

2. 用于肾虚骨弱，腰膝无力或小儿五迟。治肝肾精血不足所致筋骨痿软、小儿发育不良、囟门过期不合、齿迟、行迟等，常与山茱萸、熟地黄等同用。

3. 用于妇女冲任虚寒，崩漏带下。治崩漏不止，常与当归、阿胶、蒲黄等同用；治白带过多，常与狗脊、白蔹等同用。

4. 用于疮疡久溃不敛，脓出清稀，或阴疽内陷不起。常与黄芪、当归、肉桂等同用，如阳和汤。

【性能特点】本品温补元阳之力较强，又益精血，为血肉有情之品，是治元阳不足，精血亏虚之要药。常用于肾阳虚之重证，且本品使阳生阴长，从而可用于精血亏虚诸证。

【用量用法】1～2g，研末冲服；或入丸散剂。

【使用注意】服用本品宜从小量开始，缓缓渐加，以免骤用大量而阳升风动，头晕目赤，或伤阴动血而致鼻衄。此乃温补之品，凡阴虚阳亢，血分有热，胃火炽盛或肺有痰热，以及外感热病者，均应忌服。

---

### 附：鹿角

　　本品为鹿科动物马鹿或梅花鹿已骨化的角或锯茸后翌年春季脱落的角基，分别习称"马鹿角""梅花鹿角""鹿角脱盘"。味咸，性温。归肾、肝经。功能温肾阳，强筋骨，行血消肿。用于肾阳不足，阳痿遗精，腰脊冷痛，阴疽疮疡，乳痈初起，瘀血肿痛。用量6～15g，煎服。

---

## 肉苁蓉

　　本品为列当科植物肉苁蓉 *Cistanche deserticola* Y.C.Ma 或管花肉苁蓉 *Cistanche tubulosa*（Schrenk）Wight 的干燥带鳞叶的肉质茎。主产于内蒙古、甘肃、新疆、青海等地。春季苗未出土或刚出土时采挖，除去花序，切段，晒干。

【性味归经】甘、咸，温。归肾、大肠经。

【功效】补肾阳，益精血，润肠通便。

【应用】

1. 用于肾阳不足，精血亏虚证。常与巴戟天、杜仲等同用。

2. 用于肠燥便秘。对肠燥便秘兼有精血亏虚者，可单用大剂量煎服，或与当归、牛膝等同用。

【性能特点】本品甘咸性温质润，善温补肾阳，益精补血，又无燥性，兼有润肠通便的作用。对于肾阳不足，精血亏虚所致腰痛、膝软、阳痿、性机能减退、眩晕耳鸣、肠燥便秘等尤宜。

【用量用法】6～10g，煎服。

## 益智

　　本品为姜科植物益智 *Alpinia oxyphylla* Miq. 的干燥成熟果实。主产于海南、广东、广西、云南等地。夏、秋间果实由绿变红时采收，晒干或低温干燥。

【性味归经】辛，温。归脾、肾经。

【功效】暖肾固精缩尿，温脾止泻摄唾。

【应用】用于脾寒泄泻，腹中冷痛，口多唾涎，肾虚遗尿，小便频数，遗精白浊。

【性能特点】本品甘温，能温补肾阳，味涩功兼固涩，尤善于固精缩尿止带。并有温肾暖脾、止泻摄唾之效，用治口中多涎、多唾、小儿流涎不止、久泻。

【用量用法】3～10g，煎服。

## 蛤　蚧

本品为壁虎科动物蛤蚧 *Gekko gecko* Linnaeus 的干燥体。主产于广西，广东、云南等地亦产。全年均可捕捉，除去内脏，拭净，用竹片撑开，使全体扁平顺直，低温干燥。

【性味归经】咸，平。归肺、肾经。

【功效】补肺益肾，纳气定喘，助阳益精。

【应用】

1. 用于肺虚咳嗽、肾虚作喘、虚劳喘咳。常与贝母、紫菀、杏仁等同用，治虚劳咳嗽；或与人参、贝母、杏仁等同用，治肺肾虚喘。

2. 用于肾虚阳痿。可单用浸酒服；或与益智仁、巴戟天、补骨脂等同用。

【性能特点】本品质润不燥，补肾助阳兼能益精养血，有固本培元之功；兼入肺肾二经，长于补肺气、助肾阳、定喘咳，为治多种虚证喘咳之佳品。

【用量用法】3～6g，多入丸散或酒剂。

## 淫 羊 藿

本品为小檗科植物淫羊藿 *Epimedium brevicornum* Maxim.、箭叶淫羊藿 *Epimedium sagittatum*（Sieb.et Zucc.）Maxim.、柔毛淫羊藿 *Epimedium pubescens* Maxim.、巫山淫羊藿 *Epimedium wushanense* T.S.Ying 或朝鲜淫羊藿 *Epimedium koreanum* Nakai. 的干燥地上部分。主产于陕西、辽宁、山西、四川等地。夏、秋季茎叶茂盛时采割，除去粗梗及杂质，晒干或阴干。切丝生用或以羊脂油炙用。

【性味归经】辛、甘，温。归肝、肾经。

【功效】补肾阳，强筋骨，祛风湿。

【应用】

1. 用于阳痿遗精，筋骨痿软。治肾阳虚之阳痿不育，可单味浸酒服，亦常与熟地、枸杞子、巴戟天等同用。治肾阳虚之尿频、遗尿，常与巴戟天、桑螵蛸等同用。

2. 用于风湿痹痛，麻木拘挛。治肢体麻木拘挛，可单用浸酒服，兼见筋骨痿软，步履艰难者，常与杜仲、巴戟天、桑寄生等同用。

此外，现代用于肾阳虚的喘咳及妇女更年期高血压等，亦有较好疗效。

【性能特点】本品能补肾阳，以壮阳见长，主要用于肾阳虚之男子阳痿不育。本品兼能祛风湿、强筋骨，故尤宜于久病及肾，或素体肾阳不足、筋骨不健而患风湿痹证者。

【用量用法】3～10g，煎服。

【使用注意】阴虚火旺者禁用。

# 杜 仲

本品为杜仲科植物杜仲 *Eucommia ulmoides* Oliv. 的干燥树皮。主产于四川、云南、贵州、湖北等地。4～6月剥取，刮去粗皮，堆置"发汗"至内皮呈紫褐色，晒干。切块或丝，生用或盐水炙用。

【性味归经】甘，温。归肝、肾经。

【功效】补肝肾，强筋骨，安胎。

【应用】

1.用于肾虚腰痛，筋骨无力。可单用浸酒服，或常与补骨脂、胡桃肉同用。治肝肾不足的阳痿尿频，常与山萸肉、菟丝子、覆盆子等同用。

2.用于妊娠出血，胎动不安，或习惯性流产。治胎动腰痛如坠，常配续断研末，枣肉为丸服。亦常与续断、菟丝子、阿胶等同用。

现代临床用于高血压病，有可靠的降血压作用，尤宜于高血压病患者有肾阳不足表现者。对老人肾虚而又血压高者，常与淫羊藿、桑寄生、怀牛膝等同用；若肝阳肝火偏亢者，常与夏枯草、菊花、黄芩等同用。

【性能特点】本品甘温，归肝肾经。功能温补肝肾，强筋健骨，药力颇强。以治肾虚筋骨不健之腰膝酸痛、下肢痿软无力见长，为治肝肾不足之腰痛、筋骨无力的要药。此外，又能安胎、降血压。

【用量用法】6～10g，煎服。

【使用注意】本品含杜仲胶，炒用可破坏其胶质，有利于有效成分煎出，故炒用疗效更佳。阴虚火旺者慎用。

# 续 断

本品为川续断科植物川续断 *Dipsacus asperoides* C.Y.Cheng et T.M.Ai 的干燥根。主产四川、湖北、湖南、贵州等地。秋季采挖，除去根头及须根，用微火烘至半干，堆置"发汗"至内部变绿色时再烘干。切薄片，生用或酒炙或盐炙用。

【性味归经】苦、辛，微温。归肝、肾经。

【功效】补肝肾，强筋骨，续折伤，止崩漏。

【应用】

1.用于腰膝酸软，风湿痹痛。治肝肾不足之腰膝酸痛，软弱无力，常与杜仲、牛膝、补骨脂等同用；治风寒湿痹，筋挛骨痛，常与萆薢、防风、牛膝等同用。

2.用于跌扑损伤，筋伤骨折。本品为伤科常用药。常与骨碎补、自然铜、土鳖虫等同用。

3.用于崩漏下血，胎动不安。治崩漏经多，常与黄芪、地榆、艾叶等同用；治胎动欲坠或习惯性流产，常与桑寄生、菟丝子、阿胶等同用。

【性能特点】本品补阳之力不强，因其补而能行，兼能强筋骨，故以治肝肾不足、腰膝酸痛、足膝无力或风寒湿痹、筋骨挛急疼痛见长。其味苦辛，有行血脉、消肿止痛之效，故可治跌扑损伤、骨折、肿痛等。还能调冲任、止血安胎，治崩漏经多、胎动欲坠或习惯性流产。

【用量用法】9 ~ 15g，煎服。外用适量研末敷。治风湿痹痛，跌扑损伤宜酒炙用；治腰膝酸软宜盐炙用。

【使用注意】风湿热痹者禁用。

## 补 骨 脂

本品为豆科植物补骨脂 *Psoralea corylifolia* L. 的干燥成熟果实。主产于河南、四川、陕西等地。秋季果实成熟时采收果序，晒干，搓出果实，除去杂质。生用或盐水炙用。

【性味归经】辛、苦，温。归肾、脾经。

【功效】温肾助阳，纳气，止泻。

【应用】

1. 用于肾虚阳痿，腰膝冷痛。治肾虚阳痿，常与菟丝子、沉香、胡桃肉同用；治腰膝冷痛，常与杜仲、胡桃肉同用。

2. 用于肾虚遗精，遗尿，尿频。治遗精，常与青盐等分同炒为末服；治肾气虚冷，小便无度，用补骨脂与茴香等分制丸服。

3. 用于肾不纳气，虚寒喘咳。常与人参、肉桂、沉香等同用。

4. 用于脾肾阳虚，五更泄泻。常与五味子、肉豆蔻、吴茱萸同用，如四神丸。

此外，可将本品制成酊剂，外涂局部用于治疗白癜风。

【性能特点】本品辛苦温，入肾、脾经。功擅补火助阳，兼具收涩之性，为治脾肾阳虚、下元不固之要药。治肾阳不足，下元虚冷之阳痿、腰膝冷痛，用之能补火壮阳、强腰健膝；治下元不固之滑精、遗精、遗尿、尿频，用之能固精缩尿；治脾肾阳虚之泄泻，用之能补火温脾而止泻；治虚寒咳喘，用之能温肾纳气而平咳喘。

【用量用法】6 ~ 10g，煎服。外用20% ~ 30%酊剂涂患处。

【使用注意】阴虚火旺及大便秘结者禁用。

## 菟 丝 子

本品为旋花科植物菟丝子 *Cuscuta chinensis* Lam. 的成熟干燥种子。我国大部分地区均有分布。秋季果实成熟时采收植株，晒干，打下种子，除去杂质，生用或盐水炙用。

【性味归经】甘，温。归肝、肾、脾经。

【功效】滋补肝肾，固精缩尿，明目，止泻，安胎。

【应用】

1. 用于肾虚腰痛，阳痿遗精，尿频，带下。治腰膝酸痛，常与杜仲同用；治阳痿遗精，常与枸杞子、五味子、覆盆子等同用，如五子衍宗丸；治尿有余沥，遗尿尿频，常与桑螵蛸、鹿茸、五味子等同用；治带下、尿浊，常与茯苓、莲子、芡实等同用。

2. 用于肝肾不足，目昏耳鸣，视力减退。本品能益肾养肝，使精血上注而明目。常与熟地黄、枸杞子、车前子等同用。

3. 用于脾肾虚泻。能温肾补脾而止虚泻，常与人参、白术、补骨脂等同用。

4. 用于肝肾不足所致胎动不安，常与续断、桑寄生、阿胶等同用。

此外，菟丝子还能治肾虚消渴，常与天花粉、五味子、鹿茸等同用。酒浸外涂，对白癜风亦有一定疗效。

【性能特点】本品甘温，入肝、肾、脾经。既能补肾阳，又能益肾精，不燥不滞，为平补肝、肾、脾三经之良药，且有固精、缩尿、明目、止泻、安胎等作用。既适用于肾虚所致腰膝酸痛，阳痿，滑精，尿频，白带过多；又适用于肝肾不足之目暗不明，胎动不安，消渴。尚可用治脾肾虚弱之便溏或泄泻。

【用量用法】6 ~ 12g，煎服。外用适量。

【使用注意】阴虚火旺，大便燥结及小便短赤者禁用。

## 紫 河 车

本品为健康产妇的胎盘。将新鲜胎盘除去羊膜及脐带，反复冲洗至去净血液，蒸或置沸水中略煮后，干燥。研粉用，亦可鲜用。

【性味归经】甘、咸，温。归心、肺、肾经。

【功效】温肾补精，益气养血。

【应用】

1. 用于肾气不足，精血亏虚的不孕、阳痿遗精、腰酸耳鸣等。可单用，或与鹿茸、人参、当归、菟丝子等补肾温阳益精之品同用。

2. 用于肺肾两虚的咳嗽气喘。本品善补益肺肾、纳气平喘，为治肺肾两虚所致虚喘证之良药。可单用，或随证与人参、蛤蚧、冬虫夏草、五味子等补肾纳气平喘药同用。

3. 用于气血不足诸证。治虚劳羸瘦，食少气短，体倦乏力，产后乳少等，可单用本品研粉服；或用鲜品煮烂食之；或随证与党参、黄芪、当归、熟地黄等同用。

【用量用法】2 ~ 3g，研末或装胶囊吞服。也可用鲜品煨食，每次半个或 1 个，每周 2 ~ 3 次。

## 冬虫夏草

本品为麦角菌科真菌冬虫夏草菌 *Cordyeps sinensis*（Berk.）Sacc 寄生在蝙蝠蛾科昆虫幼虫上的子座和幼虫尸体的干燥复合体。主产于四川、青海，云南、贵州，西藏、甘肃亦产。夏初子座出土、孢子未发散时挖取，晒至六七成干，除去似纤维状的附着物及杂质，晒干或低温干燥。

【性味归经】甘，平。归肺、肾经。

【功效】补肾益肺，止血化痰。

【应用】

1. 用于肾阳不足，精血亏虚所致阳痿遗精、腰膝酸痛。可单用浸酒服，或与淫羊藿、杜仲、巴戟天等同用。

2. 用于久咳虚喘、劳嗽痰血。可单用，或与沙参、川贝母、阿胶、生地、麦冬等同用。若肺肾两虚，摄纳无权，气虚作喘者，可与人参、黄芪、胡桃肉等同用。

此外，还可用于病后体虚不复或自汗畏寒，可以本品与鸡、鸭、猪肉等炖服。

【用量用法】3~9g，煎服。也可入丸、散。

## 巴 戟 天

本品为茜草科植物巴戟天 *Morinda officinalis* How 的干燥根。主产于广东、广西、福建等地。全年均可采挖，洗净，除去须根，晒至六七成干，轻轻捶扁，晒干。用时润透或蒸透，除去木质心，切段，干燥。生用或盐水炙用。

【性味归经】甘、辛，微温。归肾、肝经。

【功效】补肾阳，强筋骨，祛风湿。

【应用】

1. 用于阳痿遗精，宫冷不孕，月经不调，少腹冷痛。治阳痿、不孕，常与淫羊藿、仙茅、枸杞子等同用；治下元虚冷，月经不调，少腹冷痛，常与高良姜、肉桂、吴茱萸等同用。

2. 用于风湿痹痛，筋骨痿软。治肾阳虚或风湿之腰膝疼痛或软弱无力，步履艰难，既可补阳益精而强筋骨，又兼能祛风除湿而止痹痛，常与杜仲、续断等同用。

【用量用法】3~10g，煎服。

【使用注意】阴虚火旺或有湿热者禁用。

# 第三节　补血药

补血药性味以甘温或甘平为主，个别药物性微寒，以滋养营血，纠正营血亏虚为主要作用。主要适用于心肝血虚所致面色萎黄，唇甲色淡，眩晕耳鸣，心悸怔忡，失眠健忘，或月经愆期，量少色淡，甚至经闭，脉细弱等证。

应用时，如兼见气虚者，常配伍补气药，使气旺以生血；兼见阴虚者，常配伍补阴药，或选用补血而又兼能补阴的阿胶、熟地黄、桑椹之类。"后天之本在脾"，脾的运化功能衰弱，补血药就不能充分发挥作用，故还常适当配伍健运脾胃药。

补血药多滋腻黏滞，妨碍运化。故凡脾虚湿滞，脘腹胀满，食少便溏者应慎用。必要时，常配伍健脾消食药，以助运化。

## 当 归

本品为伞形科植物当归 *Angelica sinensis*（Oliv.）Diels 的干燥根。主产于甘肃东南部岷县（秦州），产量多，质量好；其次陕西、四川、云南等地也有栽培。秋末采挖，除去须根及泥沙，待水分稍蒸发后，捆成小把，上棚，用烟火慢慢熏干。切薄片，生用或酒炙用。

【性味归经】甘、辛，温。归肝、心、脾经。

【功效】补血活血，调经止痛，润肠通便。

【应用】

1.用于血虚诸证。本品甘温质润，为补血之圣药，适用于血虚引起的各种证候，如面色萎黄、眩晕心悸等，常与熟地黄、白芍等同用，如四物汤。若气血两虚者，常与黄芪、人参等同用，如当归补血汤。

2.用于血虚或血虚而兼有瘀滞的月经不调、经闭痛经等证。当归既能补血、活血，又能调经，为妇科要药，常与补血调经药同用，如四物汤既为补血之要剂，又为妇科调经的基础方。若兼气虚者，常配人参、黄芪；若兼气滞血瘀者，常配香附、桃仁、红花；若血虚寒凝者，常配肉桂、艾叶；若兼血热者，常配赤芍、丹皮等。

3.用于虚寒腹痛，风湿痹痛，跌扑损伤。当归补血活血，又兼能散寒止痛，故可随证配伍应用。治虚寒腹痛，常与桂枝、白芍等同用；治血痢腹痛，常与黄芩、黄连、木香等同用；治跌扑损伤，常与乳香、没药等同用；治风湿痹痛、肢体麻木，常与羌活、桂枝、秦艽等同用。

4.用于痈疽疮疡。疮疡初期，常与金银花、连翘、穿山甲等同用，以消肿止痛；痈疽溃后，气血亏虚，常与人参、黄芪、熟地黄等同用，以补血生肌。

5.用于血虚肠燥便秘。常与火麻仁、肉苁蓉等同用。

【性能特点】本品甘辛温润，味甘能补，为补血之圣药，用于血虚诸证。味辛能行，可活血止痛，其温润之性，可散寒，既可用于血虚或血虚而兼有瘀滞的月经不调、经闭痛经等证，又可用于虚寒腹痛、风湿痹痛、跌扑损伤、痈疽疮疡等。当归补血而兼行血，血虚与血瘀皆宜，但尤宜于血虚而兼瘀滞疼痛者。此外，当归既补血，又质润，故善治血虚肠燥便秘。

【用量用法】6～12g，煎服。一般生用，若为加强活血通经作用时则酒炒用。

【使用注意】湿盛中满、大便溏泄者禁用。

## 熟 地 黄

本品为玄参科植物地黄 *Rehmannia glutinosa* Libosch. 的根经加工炮制而成。主产于河南，浙江、河北、辽宁、山东、四川等地亦产，以河南怀庆产者最著名。切厚片或块，干燥。

【性味归经】甘，微温。归肝、肾经。

【功效】滋阴补血，益精填髓。

【应用】

1.用于血虚诸证，为养血补虚之要药。治血虚面色萎黄、眩晕、心悸、失眠、月经不调、崩漏等，常与当归、白芍等同用，并随证配伍相应的药物。

2.用于肝肾阴虚诸证，为滋补肾阴之要药。治骨蒸潮热、盗汗、遗精、内热消渴等。常与山茱萸、山药等同用，如六味地黄丸。

3.用于肝肾精血亏虚证。治腰膝酸软、眩晕耳鸣、须发早白等，能补精益髓，常与制何首乌、枸杞子、菟丝子等补精血、乌须发药同用。本品还可用于肾精亏虚所致小儿生长发育迟缓及成人早衰诸证。

【性能特点】本品味甘厚柔润，性微温，长于补血滋阴，益精填髓，为治肝肾阴虚之要药。故凡血虚、肾阴虚及肝肾精血亏虚所致各种证候，用之均有良效。

【用量用法】9～15g，煎服。

【使用注意】脾胃虚弱，中满痰盛及食少便溏者慎用。

## 阿　胶

本品为马科动物驴 *Equus asinus* L. 的干燥皮或鲜皮经煎煮、浓缩制成的固体胶。主产于山东、浙江、江苏等地。以原胶块用，或捣成碎块；或以蛤粉烫炒成珠用。

【性味归经】甘，平。归肺、肝、肾经。

【功效】补血，滋阴，润燥，止血。

【应用】

1. 用于血虚诸证。本品为补血要药，治血虚面色萎黄、眩晕心悸、肌痿无力等症，常与熟地黄、当归、黄芪等补益气血药同用。因其长于止血，故多用于失血所致血虚证；又兼能滋阴，对阴血俱虚者有兼顾之效。

2. 用于阴虚证及燥证。治温燥伤肺，干咳无痰，常与麦冬、杏仁等同用，如清燥救肺汤；治热病伤阴，心烦不眠，常与白芍、鸡子黄等同用；治热病伤阴，虚风内动，手足瘈疭，常与龟甲、牡蛎、白芍、生地黄等同用，如大定风珠。

3. 用于多种出血证。本品止血作用良好。对出血而兼见阴虚、血虚证者，尤为适宜。治血热吐衄，常与蒲黄、生地黄同用；治先便后血，常与白芍、黄连等同用；治冲任不固，崩漏及妊娠出血，常与生地黄、艾叶等同用。

【性能特点】本品甘平滋润，入肺、肝、肾经，为补血、止血、滋阴要药，且具清肺润燥之功。治血虚眩晕、心悸，或阴虚心烦、失眠，用之能补血滋阴；治咯血、吐血、衄血、便血、尿血、崩漏等多种出血证，用之有良好的止血作用。其补血与止血之效俱佳，特别对失血而兼见阴虚、血虚者尤宜，用蛤粉烫制成珠后，可增强其止血作用；治虚劳咳嗽，或阴虚燥咳，用之能滋阴清肺润燥而平咳喘。

【用量用法】3～10g，烊化兑服。止血常用阿胶珠或用蒲黄炒；润肺常用蛤粉炒阿胶。

【使用注意】本品性滋腻，有碍消化，脾胃虚弱便溏者慎用。

## 白　芍

本品为毛茛科植物芍药 *Paeonia lactiflora* Pall. 的干燥根。主产于浙江、安徽、四川等地。夏、秋二季采挖，洗净，除去头尾及细根，置沸水中煮后除去外皮，或去皮后再煮至无硬心，捞起晒干。切薄片，生用，或炒用、酒炙用。

【性味归经】苦、酸，微寒。归肝、脾经。

【功效】平肝止痛，养血调经，敛阴止汗。

【应用】

1. 用于头痛眩晕，胁痛腹痛，四肢挛痛。本品有养肝阴，调肝气，平肝阳，缓急止痛之效。治肝阳上亢的头痛眩晕，常与生地黄、牛膝、石决明等同用；治肝郁胁肋疼痛，常与当归、白术、柴胡等同用，如逍遥散；治肝脾不和，腹痛泄泻，常与防风、白术同用，如痛泻要方；治脘腹手足挛急疼痛，常与甘草同用，如芍药甘草汤。

2. 用于肝血亏虚，月经不调。治肝血亏虚，面色萎黄，或月经不调，崩漏等，常与当归、熟地黄等同用，如四物汤；若阴虚有热，月经先期、量多，或崩漏不止，常与阿胶、地骨皮等同用。

3. 用于阴虚盗汗，表虚自汗。治阴虚盗汗，常与生地黄、牡蛎、浮小麦等同用，以敛阴而止汗；治营卫不和，表虚自汗，常与桂枝同用，以调和营卫而止汗，如桂枝汤。

【性能特点】本品苦酸甘，微寒，入肝、脾经。功善平肝止痛，养血调经，敛阴止汗。主治血虚阴亏，肝阳偏亢诸证。又白芍长于养血柔肝，缓急止痛；对肝阴不足，血虚肝旺，肝气不舒所致胁肋疼痛、脘腹四肢拘挛作痛，治之每有良效。且能敛阴和营而止汗，治阴虚盗汗及营卫不和之表虚自汗。

【用量用法】6～15g，煎服。大剂量可用至 15～30g。

【使用注意】不宜与藜芦同用。阳衰虚寒之证忌用。

## 何 首 乌

本品为蓼科植物何首乌 *Polygonum multiflorum* Thunb. 的干燥块根。我国大部分地区，如河南、湖北、广西、广东、贵州、四川、江苏等地均有出产。秋、冬二季叶枯萎时采挖，削去两端，洗净，切厚片，干燥，称生何首乌；若以黑豆汁拌匀，蒸至内外均呈棕褐色，晒干，称为制何首乌。

【性味归经】苦、甘、涩，温。归肝、心、肾经。

【功效】截疟，解毒消痈，润肠通便（生何首乌）；补肝肾，益精血，乌须发，强筋骨（制何首乌）。

【应用】

1. 用于体虚久疟，痈疽，瘰疬，肠燥便秘。生何首乌有截疟，解毒消痈，润肠通便之效。治体虚久疟，气血耗伤者，常与人参、当归等同用；治痈疽疮疡，常与金银花、连翘等同用；治瘰疬结核，常与夏枯草、土贝母、香附等同用；治肠燥便秘，血虚津亏者，常与当归、火麻仁等同用。

2. 用于血虚所致头昏目眩、心悸失眠、萎黄乏力，及肝肾精血亏虚所致眩晕耳鸣、腰膝酸软、肢体麻木、遗精、崩漏带下、须发早白。制何首乌能补肝肾，益精血，乌须发，强筋骨。治血虚萎黄、失眠健忘等，常与熟地黄、当归、酸枣仁等同用；治肝肾精血亏虚诸证，常与当归、枸杞子、菟丝子等同用。

此外，现代将制何首乌用于高血脂有肝肾精血不足表现者，有较好效果。

【性能特点】本品制用甘涩微温，不燥不腻，入肝、肾经。功能补肝肾，益精血，且可收敛精气，为滋补良药，尤为治须发早白、早衰之要药。常用治肝肾精血亏虚之眩晕耳鸣，腰膝酸软，须发早白以及遗精，崩漏等。生用补益力弱，且无收敛之性，功能截疟，解毒消痈，润肠通便，可用治体虚久疟，痈疽瘰疬及肠燥便秘等证。

【用量用法】6~12g，煎服。

【使用注意】大便溏泄及湿痰较重者忌用。

## 龙 眼 肉

本品为无患子科植物龙眼 *Dimocarpus longan* Lour. 的假种皮。主产于广东、福建、台湾、广西等地。夏、秋二季采收成熟果实，干燥，除去壳、核，晒至干爽不黏。

【性味归经】甘，温。归心、脾经。

【功效】补益心脾，养血安神。

【应用】用于气血不足，心悸怔忡，健忘失眠，血虚萎黄。

【用量用法】9~15g，煎服。

# 第四节　补阴药

补阴药性多甘寒质润，能补阴、滋液、润燥，以治疗阴虚液亏之证为主。历代医家相沿以"甘寒养阴"来概括其性用。"阴虚则内热"，而补阴药的寒凉之性又可以清除阴虚不足之热，故阴虚内热者用之尤宜。阴虚证多见于热病后期及若干慢性疾病。最常见的证候为肺、胃及肝、肾阴虚。补阴药各有其长，有的长于补肺阴、胃阴，有的长于补肝阴、肾阴，常随证选用。

应用时，还常随证配伍。如热邪伤阴而邪热未尽者，常配伍清热药；阴虚内热者，常配伍清虚热药；阴虚阳亢者，常配伍潜阳药；阴虚风动者，常配伍息风药；阴血俱虚者，常配补血之品。

补阴药大多甘寒滋腻，凡脾胃虚弱、痰湿内阻、腹满便溏者不宜用。

## 北 沙 参

本品为伞形科植物珊瑚菜 *Glehnia littoralis* Fr.Schmidt ex Miq. 的干燥根。主产于山东、河北、辽宁、江苏等地。夏、秋二季采挖，除去须根，洗净，稍晾，置沸水中烫后，除去外皮，干燥。或洗净直接干燥，切段，生用。

【性味归经】甘、微苦，微寒。归肺、胃经。

【功效】养阴清肺，益胃生津。

【应用】

1. 用于肺阴虚证。见肺热燥咳，干咳少痰，或痨嗽痰血，久咳，咽干音哑等，常与麦冬、玉竹、天花粉、川贝母等同用。

2. 用于胃阴虚证。见口渴咽干，舌质红绛，胃脘隐痛、嘈杂、干呕等，常与麦冬、石斛等同用。

【性能特点】本品甘而微寒，入肺、胃二经。能补肺阴、清肺热、润肺燥，养胃阴、清热生津。善治肺阴虚或燥热伤肺之干咳少痰，胃阴虚或热伤胃阴、津液不足之口渴咽干等。为治肺胃阴虚有热之证的常用药物。

【用量用法】5～10g，煎服。

【使用注意】不宜与藜芦同用。风寒咳嗽及肺胃虚寒者禁用。

## 南 沙 参

本品为桔梗科植物轮叶沙参 *Adenophora tetraphylla*（Thunb.）Fisch. 或沙参 *Adenophora stricta* Miq. 的干燥根。主产于安徽、江苏、浙江、贵州等地。春、秋二季采挖，除去须根，洗后趁鲜刮去粗皮，洗净，干燥。切厚片或短段，生用。

【性味归经】甘，微寒。归肺、胃经。

【功效】养阴清肺，化痰，益气。

【应用】

1. 用于肺阴虚证。见燥热咳嗽，干咳痰黏等，常与麦冬、桑叶、知母、川贝母等同用。

2. 用于胃阴虚证。见咽干口燥，舌红少津，饥不欲食者，常与石斛、麦冬、山药、谷芽等同用。

【性能特点】本品甘微寒，入肺经，既能养肺阴、清肺热，又可化痰止咳，故多用于肺阴虚的燥热咳嗽、痰黏难咯者；入胃经，既能养胃阴、生津液，又兼益气之功，故又常用于热病后气津不足或脾胃虚弱之咽干口燥、饥不欲食者，为治气阴两伤及燥痰咳嗽之证的常用药物。

【用量用法】9～15g，煎服。

【使用注意】不宜与藜芦同用。风寒咳嗽、寒饮喘咳及肺胃虚寒者慎用。

## 麦 冬

本品为百合科植物麦冬 *Ophiopogon japonicus*（Thunb.）Ker-Gawl. 的干燥块根。主产于四川、浙江、江苏、湖北等地。夏季采挖，洗净，反复曝晒、堆置，至七八成干，除去须根，干燥。生用。

【性味归经】甘、微苦，微寒。归心、肺、胃经。

【功效】养阴生津，润肺清心。

【应用】

1. 用于胃阴虚证。本品能滋养胃阴，兼清胃热，广泛用于胃阴虚有热之津伤口渴、胃脘疼痛、饥不欲食、呕逆、肠燥便秘等。治热伤胃阴的口渴，常与玉竹、沙参等同用；治热病津伤，肠燥便秘，常与玄参、生地黄等同用；治内热消渴，常与天花粉、乌梅等同用。

2. 用于肺阴虚证。本品能养肺阴，清肺热，适用于阴虚肺燥有热之咽干鼻燥、干咳痰少。治燥咳痰黏、咽干鼻燥，常与桑叶、杏仁、阿胶等同用，如清燥救肺汤；治劳嗽咳血，常与天冬同用。

3. 用于心阴虚证。本品能养心阴，清心热，并略具除烦安神作用，适用于心阴虚有热之心烦、失眠、健忘、心悸怔忡等。治心烦失眠，常与生地黄、酸枣仁等同用，如天王补心丹；治邪扰心营、身热烦躁、舌绛而干等，常与黄连、生地黄、玄参等同用，如清营汤。

【性能特点】本品甘以养阴，苦寒清热，归心、肺、胃经。此三经阴虚或热病耗津之证，皆宜使用。尤以养胃阴、生津液之功为佳。此外，还可用于热病伤阴之肠燥便秘，有滋阴润肠通便之功。

【用量用法】6～12g，煎服。

【使用注意】外感风寒或痰饮湿浊的咳嗽，以及脾胃虚寒泄泻者禁用。

## 枸 杞 子

本品为茄科植物宁夏枸杞 *Lycium barbarum* L. 的干燥成熟果实。主产于宁夏、甘肃等地。夏、秋二季果实呈红色时采收，热风烘干，除去果梗，或晾至皮皱后，晒干，除去果梗。生用。

【性味归经】甘，平。归肝、肾经。

【功效】滋补肝肾，益精明目。

【应用】

1. 用于肝肾阴虚所致头晕目眩，视力减退，腰膝酸软，内热消渴等。本品能明目，尤适宜用于肝肾阴虚或精亏血虚之两目干涩，内障目昏。治肝肾阴虚，视力模糊，常与菊花、地黄等同用，如杞菊地黄丸；治内热消渴，常与生地黄、麦冬、天花粉等同用。

2. 用于精亏血虚所致须发早白，面色萎黄，视力减退，腰膝酸软，梦遗滑精等。治肾虚遗精，常与熟地黄、沙苑子、菟丝子等同用。

【性能特点】本品平补肝肾，作用缓和，为滋补肝肾、养血补精、明目之良药，善治虚劳精亏，腰膝酸痛，眩晕耳鸣，内热消渴，血虚萎黄，目暗不明等证。

【用量用法】6～12g，煎服。

## 鳖 甲

本品为鳖科动物鳖 *Trionyx sinensis* Wiegmann 的背甲。主产于河北、湖南、安徽、浙江等地。全年均可捕捉，杀死后，置沸水中烫至背甲上的硬皮能剥落时取出，剥取背甲，除去残肉，晒干。以砂炒后醋淬用。

【性味归经】咸，微寒。归肝、肾经。

【功效】滋阴潜阳，软坚散结，退热除蒸。

【应用】

1. 用于肝肾阴虚证。本品能滋养肝肾之阴，适用于肝肾阴虚所致阴虚发热、阴虚风动、阴虚阳亢诸证。对阴虚发热证，本品兼能退虚热，有标本兼顾之效，故尤为临床多用，并常与青蒿、秦艽、知母等同用，如青蒿鳖甲汤；治热病伤阴，阴虚风动，手足蠕动，常与生地黄、龟甲、牡蛎等同用；治阴虚阳亢，头晕目眩，常与生地黄、牡蛎、菊花等同用。

2. 用于癥瘕积聚，久疟疟母。本品长于软坚散结，适用于肝脾肿大等癥瘕积聚，常与柴胡、牡丹皮、土鳖虫等同用，如鳖甲煎丸。

【性能特点】本品主入肝、肾经，其滋阴与退热之功俱佳，为治阴虚发热、阴虚风动、阴虚阳亢之要药。又善软坚散结，为治癥瘕积聚，久疟疟母所常用。

【用量用法】9～24g，煎服。宜打碎先煎。本品经砂炒醋淬后，有效成分更易煎出，并能除去腥气，易于粉碎。

## 龟　甲

本品为龟科动物乌龟 *Chinemys reevesii*（Gray）的背甲及腹甲。主产于浙江、湖北、湖南、安徽、江苏等地。全年均可捕捉，捕捉后杀死，或用沸水烫死，剥取背甲及腹甲，除去残肉，晒干。以砂炒后醋淬用。

【性味归经】咸、甘，微寒。归肝、肾、心经。

【功效】滋阴潜阳，益肾强骨，养血补心。

【应用】

1. 用于阴虚阳亢，阴虚内热，阴虚风动诸证。治阴虚阳亢，头晕目眩，常与生地黄、石决明、菊花等同用；治阴虚内热，骨蒸盗汗，常与熟地黄、知母、黄柏等同用，如大补阴丸；治热病伤阴，虚风内动，手足蠕动，常与生地黄、牡蛎、鳖甲等同用。

2. 用于筋骨痿软，小儿囟门不合。凡肾虚腰膝痿软，筋骨不健及小儿囟门不合、齿迟、行迟等，皆可用本品治之，常与熟地、锁阳、牛膝等同用。

3. 用于心虚惊悸、失眠、健忘。常与龙骨、远志等同用。

4. 用于阴虚血热，冲任不固之崩漏、月经过多等。常与椿根皮、黄柏、香附等同用，如固经丸。

【性能特点】本品甘咸而寒，入肝、肾、心经，为滋阴益肾，养血补心之佳品。治阴虚阳亢，用之能滋补肝肾而退虚热；治热病伤阴，虚风内动，用之能滋肾阴，潜降肝阳而息风；治肾虚骨痿，小儿囟门不合，用之能益肾滋阴养血而强壮筋骨；治心虚惊悸，失眠健忘，用之能养血补心而安神益智。且性寒清热，还能补肾阴而固经止血，故对阴虚血热，冲任不固之崩漏、月经过多尤为多用。

【用量用法】9～24g，煎服。宜打碎先煎。本品经砂炒醋淬后，有效成分更易煎出，并能除去腥气，易于粉碎。

## 百　合

本品为百合科植物卷丹 *Lilium lancifolium* Thunb.、百合 *Lilium brownii* F.E. Brown var. viridulum Baker 或细叶百合 *Lilium pumilum* DC. 的干燥肉质鳞叶。全国各地均产，以湖南、浙江产者为多。秋季采挖，洗净，剥取鳞叶，置沸水中略烫，干燥。生用或蜜炙用。

【性味归经】甘，寒。归心、肺经。

【功效】养阴润肺，清心安神。

【应用】

1. 用于阴虚久咳，痰中带血。治阴虚肺燥有热之干咳少痰、咳血、咽干音哑等，常与款冬花同用；治肺虚久咳，痰中带血，常与生地黄、玄参、川贝母等同用，如百合固金汤。

2. 用于虚烦惊悸，失眠多梦，精神恍惚。治热病伤阴，余热未尽所致者，常与知母、生地黄等同用。

【用量用法】6～12g，煎服。清心宜生用，润肺蜜炙用。

【使用注意】风寒咳嗽及中寒便溏者禁用。

## 天 冬

本品为百合科植物天冬 *Asparagus cochinchinensis*（Lour.）Merr. 的干燥块根。主产于贵州、四川、广西等地。秋、冬二季采挖，洗净，除去茎基和须根，置沸水中煮或蒸至透心，趁热除去外皮，洗净，干燥。切片，生用。

【性味归经】甘、苦，寒。归肺、肾经。

【功效】养阴润燥，清肺生津。

【应用】

1. 用于肺阴虚证。治肺燥干咳少痰，咽痛音哑等，常与麦冬、沙参、川贝母等同用；治劳嗽咳血，或干咳痰黏，痰中带血，常与麦冬、川贝母、生地黄、阿胶等同用。

2. 用于肾阴虚证。对肾阴不足，阴虚火旺的潮热盗汗、遗精，内热消渴等，能滋肾补阴，清降虚火，生津润燥。治肾虚火旺，潮热遗精等，常与熟地黄、知母、黄柏等同用；治内热消渴，常与山药、生地黄、女贞子等同用。

3. 用于热病伤津之食欲不振、口渴及肠燥便秘。治气阴两伤，食欲不振，口渴者，常与人参、生地黄等同用；治热伤津液的肠燥便秘，常与生地黄、玄参等同用。

【用量用法】6～12g，煎服。

【使用注意】本品甘寒滋腻之性较强，脾胃虚寒泄泻、痰湿内盛者禁用。

## 石 斛

本品为兰科植物金钗石斛 *Dendrobium nobile* Lindl.、铁皮石斛 *Dendrobium candidum* Wall.ex Lindl. 或马鞭石斛 *Dendrobium fimbriatum* Hook.var.*oculatum* Hook. 及其近似种的新鲜或干燥茎。主产于四川、贵州、云南、广东、广西等地。全年均可采收，以秋季采收为佳。鲜用者除去根及泥沙；干用者采收后除去杂质，干燥。铁皮石斛剪去部分须根后，边炒边扭成螺旋形或弹簧状，烘干，习称"铁皮枫斗（耳环石斛）"。切段，生用。

【性味归经】甘，微寒。归胃、肾经。

【功效】益胃生津，滋阴清热。

【应用】

1. 用于热病伤津证。治低热烦渴，口燥咽干，舌红苔少，常与生地黄、麦冬等同用。

2. 用于胃阴虚证。治胃阴不足，口渴咽干，食少呕逆，胃脘嘈杂、隐痛或灼痛等，常与麦冬、竹茹、白芍等同用。

3.用于肾阴虚证。治肾虚目暗，视力减退，内障失明等，常与菊花、枸杞子、熟地黄等同用；治肾阴亏虚，筋骨痿软者，常与熟地黄、怀牛膝、杜仲、山茱萸等同用。

【用量用法】6~12g，鲜品 15~30g，煎服。入复方宜先煎，单用可久煎。

## 玉 竹

本品为百合科植物玉竹 *Polygonatum odoratum*（Mill.）Druce 的干燥根茎。主产于湖南、河北、江苏等地。秋季采挖，除去须根，洗净，晒至柔软后，反复揉搓，晾晒至无硬心，晒干；或蒸透后，揉至半透明，晒干。切厚片或切段用。

【性味归经】甘，微寒。归肺、胃经。

【功效】养阴润燥，生津止渴。

【应用】

1.用于肺阴虚证。治阴虚肺燥所致干咳少痰、咳血、声音嘶哑等，常与沙参、麦冬、川贝母等同用。

2.用于热病伤津，烦热口渴及消渴等。本品能益胃生津，并治内热消渴。治热病伤津的烦热口渴，常与生地、麦冬等同用；治消渴，常与生地黄、天花粉等同用。

【用量用法】6~12g，煎服。

### 附：其他补虚药（表 2-17-1）

**表 2-17-1 其他补虚药**

| 分类 | 药名 | 性味归经 | 功效与应用 | 用量用法 |
|---|---|---|---|---|
| 补气 | 太子参 | 甘、微苦，平 归脾、肺经 | 益气健脾，生津润肺 用于脾虚体倦，食欲不振，病后虚弱，气阴不足，自汗口渴，肺燥干咳 | 9~30g，煎服 |
| | 白扁豆 | 甘，微温 归脾、胃经 | 健脾化湿，和中消暑 用于脾胃虚弱，食欲不振，白带过多，暑湿吐泻，胸闷腹胀。炒白扁豆健脾化湿。用于脾虚泄泻，白带过多 | 9~15g，煎服 |
| | 刺五加 | 辛、微苦，温 归脾、肾、心经 | 益气健脾，补肾安神 用于脾肾阳虚，体虚乏力，食欲不振，腰膝酸痛，失眠多梦 | 9~27g，煎服 |
| | 绞股蓝 | 甘、苦，寒 归脾、肺经 | 益气健脾，化痰止咳，清热解毒 用于脾胃气虚，体倦乏力，食欲不振，肺中燥热，咳嗽痰黏；肿瘤、溃疡等有热毒之证 | 10~20g，煎服 亦可泡茶服 |
| | 红景天 | 甘、苦，平 归肺、心经 | 益气活血，通脉平喘 用于气虚血瘀，胸痹心痛，中风偏瘫，倦怠气喘 | 3~6g，煎服 |

续表

| 分类 | 药名 | 性味归经 | 功效与应用 | 用量用法 |
|---|---|---|---|---|
| 补气 | 沙棘 | 酸、涩，温<br>归脾、胃、肺经 | 止咳祛痰，消食化滞，活血散瘀<br>用于咳嗽痰多，消化不良，食积腹痛，瘀血经闭，跌扑瘀肿 | 3~10g，煎服 |
| | 蜂蜜 | 甘，平<br>归肺、脾、大肠经 | 补中，润燥，止痛，解毒<br>用于脘腹虚痛，肺燥干咳，肠燥便秘；外治疮疡不敛，水火烫伤 | 15~30g，煎服或冲服<br>外用适量 |
| 补阳 | 仙茅 | 辛，热；有小毒<br>归肾、肝、脾经 | 补肾阳，强筋骨，祛寒湿<br>用于阳痿精冷，筋骨痿软，腰膝冷痹，阳虚冷泻 | 3~10g，煎服<br>不可久服或过量 |
| | 沙苑子 | 甘，温<br>归肝、肾经 | 温补肝肾，固精，缩尿，明目<br>用于肾虚腰痛，遗精早泄，白浊带下，小便余沥，眩晕目昏 | 9~15g，煎服 |
| | 核桃仁 | 甘，温<br>归肾、肺、大肠经 | 补肾，温肺，润肠<br>用于腰膝酸软，阳痿遗精，虚寒咳喘，大便秘结 | 6~10g，煎服 |
| | 海马 | 甘，温<br>归肝、肾经 | 温肾壮阳，散结消肿<br>用于阳痿，遗尿，肾虚作喘，癥瘕积聚，跌扑损伤；外治痈肿疔疮 | 3~10g，煎服<br>外用适量，研末敷患处 |
| | 海龙 | 甘、咸，温<br>归肝、肾经 | 温肾壮阳，散结消肿<br>用于肾阳不足，阳痿遗精，癥瘕积聚，瘰疬痰核，跌扑损伤，外治痈肿疔疮 | 3~9g，煎服<br>外用适量，研末敷患处 |
| | 锁阳 | 甘，温<br>归肝、肾、大肠经 | 补肾阳，益精血，润肠通便<br>用于肾阳不足，精血亏虚，腰膝痿软，阳痿滑精，肠燥便秘 | 5~10g，煎服 |
| | 韭菜子 | 辛、甘，温<br>归肝、肾经 | 温补肝肾，壮阳固精<br>用于肝肾亏虚，腰膝酸痛，阳痿遗精，遗尿尿频，白浊带下 | 3~9g，煎服 |
| | 胡芦巴 | 苦，温<br>归肾经 | 温肾助阳，祛寒止痛<br>用于肾阳不足，下元虚冷，小腹冷痛，寒疝腹痛，寒湿脚气 | 5~10g，煎服 |
| | 哈蟆油 | 甘、咸，平<br>归肺、肾经 | 补肾益精，养阴润肺<br>用于阴虚体弱，神疲乏力，心悸失眠，盗汗不止，劳嗽咯血 | 5~15g，用水浸泡，炖服，或作丸剂服 |
| 补血 | 楮实子 | 甘，寒<br>归肝、肾经 | 补肾清肝，明目，利尿<br>用于肝肾不足，腰膝酸软，虚劳骨蒸，头晕目昏，目生翳膜，水肿胀满 | 6~12g，煎服 |

续表

| 分类 | 药名 | 性味归经 | 功效与应用 | 用量用法 |
|---|---|---|---|---|
| 补阴 | 黄精 | 甘，平<br>归脾、肺、肾经 | 补气养阴，润肺，健脾，益肾<br>用于脾胃虚弱，体倦乏力，口干食少，肺虚燥咳，精血不足，内热消渴 | 9～15g，煎服 |
| | 明党参 | 甘、微苦，微寒<br>归肺、脾、肝经 | 润肺化痰，养阴和胃，平肝，解毒<br>用于肺热咳嗽，呕吐反胃，食少口干，目赤眩晕，疔毒疮疡 | 5～12g，煎服 |
| | 女贞子 | 甘、苦，凉<br>归肝、肾经 | 滋补肝肾，明目乌发<br>用于眩晕耳鸣，腰膝酸软，须发早白，目暗不明 | 6～12g，煎服 |
| | 桑椹 | 甘、酸，寒<br>归心、肝、肾经 | 补血滋阴，生津润燥<br>用于眩晕耳鸣，心悸失眠，须发早白，津伤口渴，内热消渴，血虚便秘 | 9～15g，煎服 |
| | 黑芝麻 | 甘，平<br>归肝、肾、大肠经 | 补肝肾，益精血，润肠燥<br>用于精血亏虚，头晕眼花，耳鸣耳聋，须发早白，病后脱发，肠燥便秘 | 9～15g，煎服 |
| | 墨旱莲 | 甘、酸，寒<br>归肾、肝经 | 滋补肝肾，凉血止血。<br>用于肝肾阴虚，牙齿松动，须发早白，眩晕耳鸣，腰膝酸软，阴虚血热吐血、衄血、尿血，血痢，崩漏下血，外伤出血 | 6～12g，煎服 |

## 思考与练习

1. 补虚药的含义、功效、适应证各是什么？
2. 补虚药分哪几类？各适用于何种病证？
3. 简述补虚药的使用注意点。
4. 简述人参、黄芪、白术、杜仲、当归、阿胶、北沙参、枸杞子的性能特点。
5. 鹿茸的使用注意事项是什么？
6. 鉴别下列各组药物功用的异同点：
　白术与苍术　人参与党参　人参与西洋参　党参与黄芪　补骨脂与益智仁
　生地黄与熟地黄　白芍与赤芍　北沙参与南沙参　麦冬与天冬　龟甲与鳖甲
7. 治脾肾阳虚，下元不固的要药是哪味药？
8. 治肝肾阴虚的要药是哪味药？
9. 治须发早白，早衰的要药是哪味药？

# 第十八章　固涩药

凡以收敛固涩为主要功效的药物，称为固涩药，又称收涩药。

固涩药味多酸涩，性温或平，主入肺、脾、肾、大肠经。分别具有固表止汗、敛肺止咳、涩肠止泻、固精缩尿、收敛止血、止带等作用。适用于久病正气不固，脏腑功能衰退所致自汗、盗汗、虚喘、久泻、遗精、遗尿、尿频、崩带不止等病证。

固涩药，是以收敛固涩之性敛其耗散，固其滑脱。但本证的根源在正气虚弱，收敛固涩属于治标应急的方法，不能根本消除导致滑脱诸证的病机，因此在固涩治标的同时，须标本兼顾，与相应的补益药配伍应用。如气虚自汗，阴虚盗汗，当分别与补气药或养阴药同用；脾胃虚弱，久泻不止或带下，应与补脾固肾药同用；肾虚遗精遗尿，应配补肾药；属肝肾虚的崩漏下血，应配以补肝肾、固冲任的药；久嗽不止，应配以补肺益肾、止咳化痰之药。总之，应根据滑脱病证的形成病因，有选择地配伍应用补益药，以补涩共施，标本兼顾。

固涩药性涩，有敛邪之弊，凡属外感邪实者，应当禁用或慎用，以免误用导致"闭门留寇"。而虚极欲脱之证亦非收敛药所能奏效，治当求本。但有一些固涩药除收涩作用之外，兼有清湿热、解毒等功效，则又当别论。

本类药物，根据其作用特点，一般可分为固表止汗药、敛肺涩肠药、固精缩尿止带药三类。但在药物作用方面，某些药物往往表现出多种的功用，需进一步予以综合比较。

## 第一节　固表止汗药

固表止汗药多性味甘平，药性收敛，能行肌表，调节卫分，而有固表止汗的功效。适用于肺气不足之证，肌表疏松，卫表不固，腠理开泄而致的自汗；或阴虚火旺，烦劳过度，亡血失精，或邪热耗阴，以致阴精亏虚，虚火内生，阴津被扰，不能自藏，外泄而盗汗。

### 麻黄根

本品为麻黄科植物草麻黄 *Ephedra sinica* Stapf、中麻黄 *Ephedra intermedia* Schrenk et C. A. Mey. 或木贼麻黄 *Ephedra equisetina* Bge. 的干燥根及根茎。主产于河北、山西、内蒙古、甘肃等地。秋末采挖，除去残茎、须根及泥沙，干燥，切段。生用。

【性味归经】甘，涩，平。归心、肺经。

【功效】固表止汗。

【应用】

1.用于气虚自汗。见体倦、汗多、气短、心悸等。常与黄芪、白术等同用。

2.用于阴虚盗汗。见五心烦热、午后潮热、颧红、舌红、脉细数。常与五味子、柏子仁、牡蛎等同用。

3.用于产后虚汗。常与黄芪、当归等同用。

【用量用法】3～9g,煎服。外用适量,研粉撒扑。

【使用注意】有表邪者忌用。

## 浮 小 麦

本品为禾本科植物小麦 *Triticum aestivum* L. 未成熟的颖果。我国各地均产。夏至前后采收。成熟果实采收后,取瘪瘦轻浮与未脱净皮的麦粒,筛去灰屑,用水漂洗。或以水淘之,浮起者为佳,晒干。生用或炒用。

【性味归经】甘,咸,凉,归心经。

【功效】益气,止汗,除热。

【应用】

1.用于自汗,盗汗。本品甘能益气,凉可除热,凡阳虚自汗、阴虚盗汗均可应用。治体虚自汗不止,常与牡蛎、麻黄根、黄芪同用,如牡蛎散。

2.用于骨蒸劳热。本品有益气、除热、止汗作用,故也可用于退劳热,常与生地、麦冬、地骨皮等养阴清虚热药同用。

【用量用法】6～12g,煎服。或炒焦研末服,每次 3～5g。

【使用注意】实证汗出者慎服。

# 第二节　敛肺涩肠药

敛肺涩肠药酸涩收敛,主入肺经或大肠经。分别具有敛肺止咳喘和涩肠止泻痢作用。

适用于久咳肺虚,气阴耗伤,症见咳嗽、气喘、自汗、脉虚数,以及脾肾虚寒所致久泻久痢。

## 五 味 子

本品为木兰科植物五味子 *Schisandra chinensis*（Turcz.）Baill. 的干燥成熟果实。习称"北五味子"。主产于辽宁、吉林、黑龙江、山西等地。秋季果实成熟时采摘,晒干或蒸后晒干,除去果梗及杂质。生用、蒸用或蜜炙用。

【性味归经】酸、甘,温。归肺、心、肾经。

【功效】收敛固涩,益气生津,补肾宁心。

【应用】

1.用于气虚津伤所致体倦汗多,气短心悸,口干,以及气虚喘咳。常与人参、麦冬同用,如生脉散。

2. 用于肺虚久咳及肺肾两虚咳喘。治肺虚久咳，常与罂粟壳同用；治肺肾两虚咳喘，常与山茱萸、熟地黄、山药等同用。

3. 用于体虚自汗，盗汗，遗精，尿频，久泻不止。治虚汗证，常与麻黄根、牡蛎同用；治遗精，尿频，常与桑螵蛸、益智仁同用；治久泻不止，常与补骨脂、肉豆蔻同用。

4. 用于阴血亏虚，心神不安之心悸、失眠、多梦。常与生地、丹参、酸枣仁同用。

【性能特点】本品味以酸甘为主，虽曰性温，但温而能润。上敛肺气而止咳喘，下滋肾水更善固涩，内能生津止渴、宁心安神，外能收敛止汗。

【用量用法】1.5 ~ 6g，煎服；研末服，每次 1 ~ 3g。

【使用注意】本品酸涩收敛，凡表邪未解，内有实热、咳嗽初起，麻疹初发，均不宜使用。

## 乌　梅

本品为蔷薇科植物梅 *Prunus mume*( Sieb. )Sieb. et Zucc. 的干燥近成熟果实。主产于浙江、福建、云南。夏季果实近成熟时采收，低温烘干后闷至色变黑。去核生用，或炒炭用。

【性味归经】酸、涩，平。归肝、脾、肺、大肠经。

【功效】敛肺止咳，涩肠止泻，生津止渴，安蛔止痛。

【应用】

1. 用于肺虚久咳少痰或干咳无痰。常与罂粟壳、杏仁等同用。

2. 用于久泻久痢。常与罂粟壳、诃子等同用。

3. 用于虚热消渴。常与天花粉、麦冬、葛根、人参等同用。

4. 用于蛔厥腹痛，呕吐。常与细辛、川椒、黄连、附子等同用，如乌梅丸。

此外，本品内服还可止血，治崩漏下血；外敷能消疮毒，并治胬肉外突。

【性能特点】本品诸效，无不缘于味酸。酸能收敛，以敛肺而止咳，涩肠而止泻，固崩而止血。酸能生津，以生津益胃而止渴。"蛔得酸则伏"，酸能安蛔而止痛。

【用量用法】6 ~ 12g，大剂量可用至 30g，煎服。外用适量。安蛔生津宜生用，止血止泻宜炒炭用。

【使用注意】外有表邪或内有实热积滞者均忌用。

## 诃　子

本品为使君子科植物诃子 *Terminalia chebula* Retz. 或绒毛诃子 *Terminalia chebula* Eetz. var. *tomentella* Kurt. 的干燥成熟果实。原产印度、马来西亚、缅甸，现主产我国云南及广东、广西等地。于 7 ~ 8 月采收，晒干。生用或煨用，若用果肉则去核。

【性味归经】苦、酸、涩，平。归肺、大肠经。

【功效】涩肠止泻，敛肺止咳，利咽开音。

【应用】

1. 用于久泻，久痢，脱肛。治痢疾腹痛而偏热者，常与黄连、木香、甘草同用；治久泻久痢而偏寒者，常与干姜、肉豆蔻同用；治泻痢日久，气阴两伤，常与党参、白术、山药等益气健脾养阴药同用，如真人养脏汤。

2. 用于肺虚喘咳或久咳失音。治肺虚喘咳，常与党参、麦冬、五味子等同用。

3. 治痰火壅肺，久咳失音，常与瓜蒌皮、川贝母、桔梗等同用。

【用量用法】3～9g，煎服。敛肺清热，利咽开音宜生用；涩肠止泻宜煨用。

【使用注意】凡外有表邪，内有湿热积滞者忌用。

## 肉 豆 蔻

本品为肉豆蔻科植物肉豆蔻 *Myristica fragrans* Houtt 的干燥成熟种仁。主产于马来西亚、印度尼西亚、斯里兰卡等国。每年采收两次，4～6月一次，11～12月一次。除去杂质，洗净，干燥。煨制去油用。

【性味归经】辛，温。归脾、胃、大肠经。

【功效】温中行气，涩肠止泻。

【应用】

1. 用于虚寒气滞，脘腹胀痛，食少呕吐。常与木香、干姜、半夏等同用。

2. 用于中焦虚寒，脾虚久泻及脾肾虚寒，五更泻。常与补骨脂、五味子、吴茱萸同用，如四神丸。

【用量用法】3～9g，煎服；或入丸散剂，每次 0.5～1g。内服须煨制去油用，煨用可增强温中止泻之功。

【使用注意】湿热泻痢者禁用。

## 五 倍 子

本品为漆树科植物盐肤木 *Rhus chinensis* Mill、青麸杨 *Rhus potaninii* Maxim. 或红麸杨 *Rhus punjabensis* Stew.var.*sinica*（Diels）Rehd.etwils. 叶上的虫瘿，主要是五倍子蚜寄生而形成。主产于贵州、四川等地。秋季采摘，置沸水中略煮或蒸至表面呈灰色，杀死蚜虫，取出，干燥。按外形不同，分为"肚倍"和"角倍"。

【性味归经】酸、涩，寒。归肺、大肠、肾经。

【功效】敛肺降火，涩肠止泻，敛汗止血，收湿敛疮。

【应用】

1. 用于肺虚久咳，肺热痰嗽。

2. 用于久泻遗精。

3. 用于自汗盗汗，消渴；便血痔血，外伤出血。

4. 用于痈肿疮毒，皮肤湿烂。

【用量用法】3～6g，煎服；外用适量。

## 罂 粟 壳

本品为罂粟科植物罂粟 *Papaver somniferum* L. 的干燥成熟果壳。原产于外国，我国部分地区的药物种植场有少量栽培。秋季将成熟果实或已割取浆汁后的成熟果实摘下，破开，除去种子和枝梗，干燥。

【性味归经】酸、涩，平；有毒。归肺、大肠、肾经。

【功效】敛肺止咳，涩肠止泻，止痛。

【应用】

1. 用于肺虚久咳，疼痛。

2. 用于久泻，久痢。

【用量用法】3~6g，煎服。

【使用注意】本品易成瘾，不宜常服；孕妇及儿童禁用；运动员慎用。

## 第三节　固精缩尿止带药

固精缩尿止带药酸涩收敛，主入肾、膀胱经。具有固精，缩尿，止带作用。适用于肾虚不固所致遗精滑泄，尿频，遗尿，妇女带下清稀等。

### 山茱萸

本品为山茱萸科植物山茱萸 *Cornus officinalis* Sieb. et Zucc. 的干燥成熟果肉。主产于浙江、安徽、河南、四川、陕西等地。秋末冬初果皮变红时采收果实，用文火烘或置沸水中略烫后，及时除去果核，干燥。生用，或蒸熟用，或加酒拌蒸用。

【性味归经】酸、涩，微温。归肝、肾经。

【功效】补益肝肾，收涩固脱。

【应用】

1. 用于遗精，盗汗，尿频，崩漏。常与熟地黄、山药等同用，如六味地黄丸、肾气丸。

2. 用于肝肾亏虚，头晕目眩，腰膝酸软，阳痿。本品既能补肾益精，又能温肾助阳，为补益肝肾之要药。

3. 用于大汗亡阳、阴虚阳浮或阴阳俱虚等引起的暴脱证。因药力较缓，重证宜用较大量，并与人参、附子、龙骨、牡蛎等同用。

4. 用于崩漏下血，月经过多。常与黄芪、白术、龙骨、五味子等同用。

【性能特点】本品酸敛温补，温而不燥，补而不峻，既能收敛精气而固摄下元、涩精固脱，又能补肝肾而益精血、助元阳，为补益肝肾之要药。

【用量用法】6~12g，大剂量可用至30g，煎服。

【使用注意】素有湿热及小便不利者忌用。

### 桑螵蛸

本品为螳螂科昆虫大刀螂 *Tenodera sinensis* Saussure、小刀螂 *Statilia maculate*（Thunberg）或巨斧螳螂 *Hierodula patellifera*（Serville）的干燥卵鞘。分别习称"团螵蛸""长螵蛸"及"黑螵蛸"。我国南方育蚕区较多。深秋至次春采收，除去杂质，蒸死虫卵，干燥。

【性味归经】甘、咸，平。归肝、肾经。

【功效】固精缩尿，补肾助阳。

【应用】

1. 用于肾虚阳衰所致遗精，滑精，遗尿，尿频，白带过多。遗尿、尿频尤为常见。常与益智仁、菟丝子、黄芪等同用。

2. 用于肾虚阳痿。常与枸杞子、巴戟天、仙茅等同用。

【性能特点】本品甘咸入肾，重在补肾、助阳、固涩，常用于肾虚无力固摄所致遗精、滑精、遗尿、尿频、白带过多。取其补肾助阳之功，又可用于肾虚阳痿。

【用量用法】5～9g，煎服。

【使用注意】本品助阳固涩，故阴虚多火，膀胱有热而小便频数者忌用。

## 海 螵 蛸

本品为乌贼科动物无针乌贼 *Sepiella maindroni* de Rochebrune 或金乌贼 *Sepia esculenta* Hoyle 的干燥内壳。前者主产于浙江、江苏、广东等地；后者主产于辽宁、山东等地。收集乌贼鱼的骨状内壳，洗净，干燥。生用。

【性味归经】咸、涩，温。归脾、肾经。

【功效】收敛止血，涩精止带，制酸止痛，收湿敛疮。

【应用】

1. 用于肺胃出血，崩漏下血，外伤出血以及痔血等多种出血。

2. 用于下元虚冷，男子遗精，滑精，妇女寒湿带下。常与山茱萸、菟丝子等同用。

3. 用于胃痛吐酸。为治胃脘痛及胃酸过多之佳品，常与延胡索、白及等同用。

4. 用于湿疮，湿疹，溃疡不敛，溃疡多脓。多外用。

【性能特点】本品温涩收敛，有固精止带之功，用治肾失固藏之遗精、滑精。味咸而涩，能制酸止痛，为治疗胃脘痛、胃酸过多之佳品。

【用量用法】5～9g，煎服；外用适量，研末敷患处。

## 莲 子

本品为睡莲科植物莲 *Nelumbo nucifera* Gaertn. 的干燥成熟种子。主产于湖南、福建、江苏。秋季果实成熟时采割莲房，取出果实，除去果皮，干燥。生用。

【性味归经】甘、涩，平。归脾、肾、心经。

【功效】补脾止泻，固涩止带，益肾涩精，养心安神。

【应用】

1. 用于脾虚久泻，食欲不振。常与人参、茯苓、白术、山药等同用。

2. 用于带下证。常与白术、党参、金樱子等同用。

3. 用于肾虚遗精，滑精，小便白浊。常与芡实、龙骨、牡蛎等同用，如金锁固精丸。

4. 用于心肾气阴不足所致虚烦，心悸，失眠。常与酸枣仁、茯神、远志等同用。

【性能特点】本品甘味补益，涩可收涩，性平力缓，为药食两用之佳品。

【用量用法】6~15g，煎服。去心打碎用。

# 覆盆子

本品为蔷薇科植物华东覆盆子 *Rubus chingii* Hu 的干燥果实。主产于浙江、福建等地。夏初果实由绿变黄时采收，除去梗、叶，置沸水中略烫或略蒸，取出，干燥。

【性味归经】甘、酸，温。归肝、肾、膀胱经。

【功效】益肾，固精，缩尿，养肝明目。

【应用】用于肾虚不固的遗精，滑精，遗尿，尿频及目暗昏花。

【用量用法】6~12g，煎服。

附：其他固涩药（表2-18-1）

表 2-18-1　其他固涩药

| | 药名 | 性味归经 | 功效及应用 | 用量用法 |
|---|---|---|---|---|
| 敛肺涩肠 | 石榴皮 | 酸、涩，温 归大肠经 | 涩肠止泻，止血，驱虫<br>用于久泻，久痢，便血，脱肛，崩漏，带下，虫积腹痛 | 3~9g，煎服 |
| | 赤石脂 | 甘、酸、涩，温 归大肠、胃经 | 涩肠止泻，收敛止血，生肌敛疮<br>用于久泻久痢，大便出血，崩漏带下；外治疮疡久溃不敛，湿疮脓水浸淫 | 9~12g，先煎 外用适量 |
| 固精缩尿止带 | 芡实 | 甘、涩，平。 归脾、肾经 | 益肾固精，补脾止泻，除湿止带<br>用于遗精滑精，遗尿尿频，脾虚久泻，白浊，带下 | 9~15g，煎服 |
| | 金樱子 | 酸、甘、涩，平 归肾、膀胱、大肠经 | 固精缩尿，固崩止带，涩肠止泻<br>用于遗精滑精，遗尿尿频，崩漏带下，久泻久痢 | 5~12g，煎服 |
| | 椿皮 | 苦、涩，寒 归大肠、胃、肝经 | 清热燥湿，收涩止带，止泻，止血<br>用于赤白带下，湿热泻痢，久泻久痢，便血，崩漏 | 6~9g，煎服 |
| | 鸡冠花 | 甘、涩，凉 归肝、大肠经 | 收涩止血，止带，止痢<br>用于吐血，崩漏，便血，痔血，赤白带下，久痢不止 | 6~12g，煎服 |

**思考与练习**

1. 简述固涩药的含义、分类与适应证。

2. 简述固涩药的使用注意事项。

3. 分述五味子、乌梅、山茱萸的功效及应用。

4. 比较下列各组药物功用的异同：

桑螵蛸与覆盆子　肉豆蔻与赤石脂　莲子与芡实　麻黄与麻黄根　五味子与五倍子

# 第十九章　其他类中药

本章主要包括外用药，其次也收集了部分涌吐、截疟、止痛、软坚散结等药物。因这部分药物功效特殊，用法复杂，数量较少，不便分别单独成章，故将其汇为一章。

外用药是以外用为主的一部分药物。具有攻毒疗疮，拔毒化腐，生肌敛疮，燥湿杀虫等作用。主要适用于疮疡肿毒，疥癣湿痒，跌打损伤，蛇虫咬伤及五官疾患等。

涌吐药是通过涌吐，达到祛除咽喉、胸膈、胃脘间各种有形实邪的作用。适用于咽喉痰涎壅盛，顽痰蓄积胸膈，宿食停滞胃脘，误食毒物尚未吸收等。

截疟药具有控制疟疾的发作，缓解疟疾寒热症状的作用。主要适用于疟疾病。

止痛药具有缓解疼痛的作用。适用于疮疡、肿瘤、外伤等多种原因所致疼痛病证。但须强调，止痛仅属治标之法，故在疼痛缓解后，还应针对疼痛的病因之本，以审因论治。

软坚散结药具有软化或消散坚硬肿块的作用。适用于瘿瘤、瘰疬、癥瘕痞块等。

本章药物大部分具有不同程度的毒性，无论外用或内服，均应严格遵守炮制及制剂法度，严格控制剂量和用法，不可过量或持续服用，以防中毒。

## 常　山

本品为虎耳草科植物常山 *Dichroa febrifuga* Lour. 的干燥根。主产于甘肃、陕西、四川等地。秋季采挖，除去须根，洗净，晒干。生用，或酒炙，或醋炙用。

【性味归经】苦、辛，寒；有毒。归肺、肝、心经。

【功效】涌吐痰涎，截疟。

【应用】

1. 用于痰饮积胸，胸膈胀闷，欲吐不能者。常与甘草、蜂蜜同用。

2. 用于疟疾寒热，湿邪偏胜者。常与草果、槟榔、青皮等同用。

【用量用法】5～9g，煎服。入丸散剂用量酌减。涌吐宜生用，截疟宜酒炒用。

【使用注意】本品作用强烈，因能催吐，损伤正气，故用量不宜过大。体虚者及孕妇禁用。

## 瓜　蒂

本品为葫芦科植物甜瓜 *Cucumis melo* L. 的干燥果蒂。全国各地均产。夏季果熟时切取果蒂，阴干。生用或炒黄用。

【性味归经】苦，寒；有毒。归心、胃、胆经。

【功效】涌吐痰食，除湿退黄。

【应用】

1.用于郁积，痰迷清窍，精神错乱，以及误食毒物，停于胃脘，尚未吸收者。

2.用于湿热黄疸，四肢浮肿，鼻塞，喉痹。

【用量用法】0.6～1.5g，煎服；研末吞服。涌吐宜生用，截疟宜酒炒用。外用适量。研末吹鼻，待鼻中流出黄水即可停药。

【使用注意】体弱、心脏病患者及孕妇忌用。

## 胆 矾

本品为天然的硫酸盐类矿物胆矾的晶体，或为人工制成的含水硫酸铜（$CuSO_4 \cdot 5H_2O$）。主产于云南、山西等地。全年均可采挖。研成粉末或煅后研成细粉。

【性味归经】酸、辛，寒；有毒。归肝、胆经。

【功效】涌吐风痰，解毒收湿，祛腐蚀疮。

【应用】

1.用于风痰壅塞，喉痹，癫痫，误食毒物。

2.用于风眼赤烂，口疮，牙疳。宜小量外用。

3.用于疮疡不破，胬肉疼痛。本品外用剂量稍大，有蚀疮祛腐之功。

【用量用法】0.3～0.6g，研末服；外用适量，煅后研末敷患处。若洗目，应作千倍之水溶液使用。

【使用注意】体虚者、孕妇禁用。本品有毒，不宜大量及久服。

## 雄 黄

本品为硫化物类矿物雄黄族雄黄，主含二硫化二砷（$As_2S_2$）。主产于湖南、湖北、贵州等地。全年均可采挖。采挖后，除去杂质。研细或水飞用。

【性味归经】辛，温；有毒。归肝、大肠经。

【功效】解毒杀虫，燥湿祛痰，截疟。

【应用】

1.用于痈肿疔疮，湿疹疥癣，蛇虫咬伤。

2.用于蛔虫等肠道寄生虫病引起的虫积腹痛。常与槟榔、牵牛子等驱虫药同用。

此外，本品亦有燥湿祛痰、截疟定惊作用，还可用于哮喘、疟疾、惊痫等证。

【用量用法】0.05～0.1g，入丸散剂；不入汤剂。外用适量，研末撒，或烧烟熏涂患处，或香油调敷。

【使用注意】本品毒性较强，内服时不可过量久服。外用时不宜大面积涂擦及长期持续使用。孕妇禁用。切忌火煅，烧煅后分解为三氧化二砷，即砒霜，有剧毒。配制时，严禁与火硝同研，以防爆炸。

## 硫　黄

本品为自然元素类矿物硫族自然硫或用含硫矿物经加工制得。主产于青海硫黄山及山西、河南、山东等地。全年均可采挖。采挖后，加热熔化，除去杂质。

【性味归经】酸，温；有毒。归肾、大肠经。

【功效】外用解毒杀虫疗疮，内服补火助阳通便。

【应用】

1. 外用主要用于皮肤瘙痒，顽癣，湿疹瘙痒，疥疮。尤为治疥疮之要药。

2. 内服主要用于肾阳不足，命门火衰所致阳痿、尿频、虚寒咳嗽。还可用于虚冷便秘。

【用量用法】外用适量，研末撒敷或香油调涂。内服 1.5～3g，炮制后入丸散剂。

【使用注意】本品大热有毒，内服宜用制品，不宜多服、久服。阴虚火旺者及孕妇慎用。不宜与芒硝、玄明粉同用。

## 白　矾

本品为硫酸盐类矿物明矾石经加工提炼制成。主含含水硫酸铝钾〔$KAl(SO_4)_2 \cdot 12H_2O$〕。主产于安徽、浙江、山西、湖北等地。全年均可采挖。将采得的明矾石，打碎加水溶解，滤过，滤液加热浓缩，放冷析出结晶。煅后称"枯矾"。

【性味归经】酸、涩，寒。归肺、脾、肝、大肠经。

【功效】外用解毒杀虫，燥湿止痒；内服止血止泻，祛除风痰。

【应用】

1. 用于湿疮湿疹，痈肿恶疮，疥癣，耳流脓，毒蛇咬伤。多外用，尤以创面湿烂瘙痒者为宜。

2. 用于肠滑久泻，久痢。无论新久，皆可使用。

3. 用于便血，崩漏及创伤出血，吐血，衄血，外伤出血。

4. 用于痰热内郁，痰迷癫狂。

此外，本品还可用于痔疮、脱肛、子宫脱垂、湿热黄疸等病证。枯矾收湿敛疮，止血化腐。用于阴痒带下，鼻衄齿衄，鼻息肉。

【用量用法】0.6～1.5g，研末内服；或入丸散剂。外用适量，研末，撒，或吹喉，或调敷，或化水洗漱。

【使用注意】本品内服过量易致呕吐，体虚胃弱及无湿热痰火者忌服。

## 蛇　床　子

本品为伞形科植物蛇床 *Cnidium monnieri* (L.) Cuss. 的干燥成熟果实。主产于河北、山东、浙江、江苏、四川等地。夏、秋二季果实成熟时采收。除去杂质，晒干，生用。

【性味归经】辛、苦，温；有小毒。归肾经。

【功效】燥湿祛风，杀虫止痒，温肾壮阳。

【应用】

1. 用于寒湿带下，湿痹腰痛。

2. 用于外阴湿疹，湿疮，疥癣等。

3. 用于肾阳衰微，下焦虚寒所致男子阳痿、女子宫寒不孕。

【用量用法】3 ~ 9g，煎服；或入丸散剂。外用适量，多煎汤熏洗或研末调敷，或制成油膏、软膏，或制成栓剂。

【使用注意】阴虚火旺及下焦湿热者忌用。

## 木 鳖 子

本品为葫芦科植物木鳖 *Momordica cochinchinensis*（Lour.）Spreng. 干燥成熟种子。主产于湖北、广西、四川等地。冬季采收成熟果实，剖开，晒至半干，除去果肉，取出种子，干燥。

【性味归经】苦、微甘，凉；有毒。归肝、脾、胃经。

【功效】散结消肿，攻毒疗疮。

【应用】用于疮疡肿毒，乳痈，瘰疬，痔瘘，干癣，秃疮。

【用量用法】0.9 ~ 1.2g。外用适量，研末，用油或醋调涂患处。

【使用注意】孕妇慎用。

## 蟾 酥

本品为蟾蜍科动物中华大蟾蜍 *Bufo bufo gargarizans* Cantor 或黑眶蟾蜍 *Bufo melanostictus* Schneider 的干燥分泌物。分布于全国各地。夏、秋二季捕捉蟾蜍，洗净，挤取耳后腺及皮肤腺的白色浆液，加工，干燥。

【性味归经】辛，温；有毒。归心经。

【功效】解毒，止痛，开窍醒神。

【应用】

1. 用于痈疽疔疮，咽喉肿痛。常与牛黄、麝香、朱砂等同用。内服、外用皆可。

2. 用于各种牙痛。可单用本品少许外搽。

3. 用于痧胀腹痛，吐泻，中暑神昏。常与麝香、丁香、苍术等同用。

近年用蟾酥治疗各种癌肿，有一定的攻毒抗癌、消肿止痛作用，内服或外用均有一定的疗效。

【用量用法】0.015 ~ 0.03g，多入丸、散用。外用适量，研末调敷或掺膏药内贴患处。

【使用注意】本品有毒，内服切勿过量。外用不可入目。孕妇慎用。

## 土 荆 皮

本品为松科植物金钱松 *Pseudolarix kaempferi* Gord. 的干燥根皮或近根树皮。主产于浙江、安徽、江苏等地。夏季剥取，晒干。生用。

【性味归经】辛，温；有毒。归肺、脾经。

【功效】杀虫，疗癣，止痒。

【应用】

1. 用于皮肤疥癣瘙痒。

2. 用于局限性神经性皮炎。

【用量用法】外用适量，捣敷或煎水洗。醋或酒浸涂擦，或研末调涂患处。

【使用注意】只供外用，不宜内服。

## 藜　芦

本品为百合科藜芦属植物藜芦 *Veratrum nigrum* L. 以根部和带根全草入药。5～6月末抽花茎前采挖根部，除去地上部分，洗净晒干。

【性味归经】辛，苦，寒；有毒。

【功效】祛痰，催吐，杀虫。

【应用】

1. 用于中风痰壅，癫痫，疟疾，骨折。

2. 用于外用治疥癣，灭蝇蛆。

【用量用法】0.3～0.6g；外用适量，研末敷患处。

【使用注意】内服宜慎，孕妇忌服。不宜与人参、沙参、丹参、玄参、苦参、细辛、芍药等同用。

## 猫　爪　草

本品为毛茛科植物小毛茛 *Ranunculus terrnatus* Thunb. 的干燥块根。主产于河南、江苏、安徽等地。春季采挖，除去须根和泥沙，晒干。

【性味归经】甘、辛，温。归肝、肺经。

【功效】化痰散结，解毒消肿。

【应用】

用于瘰疬痰核，疔疮肿毒，蛇虫咬伤。

【用量用法】15～30g，单味药可用至120g。

## 蜂　房

本品为胡蜂科昆虫果马蜂 *Polistes olivaceous*（DeGeer）、日本长脚胡蜂 *Polistes japonicus* Saussure 或异腹胡蜂 *Parapolybia varia* Fabricius 的巢。全国均产。秋、冬二季采收。晒干，或略蒸，除去死蜂死蛹，晒干。剪块生用或炒用。

【性味归经】甘，平；有毒。归胃经。

【功效】攻毒杀虫，祛风止痛。

【应用】

1. 用于痈疽疮毒，瘰疬，乳痈，皮肤顽癣，鹅掌风。

2. 用于风湿痹痛，龋齿牙痛，风疹瘙痒等。

【用量用法】3～5g，煎服。外用适量，研末油调敷患处，或煎水漱口，或外洗患处。

【使用注意】气虚血弱及肾功能不全者慎服。

## 大　蒜

本品为百合科植物大蒜 *Allium sativum* L. 的干燥鳞茎。全国各地均有生产。5 月叶枯时采挖，晾干。生用。

【性味归经】辛，温。归脾、胃、肺经。

【功效】解毒消肿，杀虫，止痢。

【应用】

1. 主治痈肿疮毒，癣疮瘙痒。捣烂外敷或切片外擦。

2. 用于钩虫病，蛲虫病。常与槟榔、鹤虱、苦楝根皮等同用。对钩虫病，本品还可作预防用，在下田劳动前，将大蒜捣烂，涂于四肢。对蛲虫病也可将本品捣烂，加菜油少许，临睡前涂于肛门周围。

3. 用于肺痨顿咳，痢疾泄泻。

此外，现代常用以防治流行性感冒、细菌性痢疾及食蟹中毒等。

【用量用法】9～15g，煎服或生食或制成糖浆服。外用适量，捣敷，切片擦或隔蒜灸。

【使用注意】大蒜外用，易引起皮肤发红、灼热、起泡，故不可敷之过久。灌肠法孕妇禁用。皮肤过敏者慎用。阴虚火旺及目疾，舌、喉、口齿诸疾均不宜服用。

## 升　药

本品为水银、火硝、白矾各等分混合升华而成。红色者称红升，黄色者称黄升。主产于河北、江苏、湖南、湖北等地。研细末入药。

【性味归经】辛，热；有大毒。归肺、脾经。

【功效】拔毒排脓，祛腐生肌，燥湿止痒。

【应用】

1. 用于痈疽溃后，脓出不畅，或腐肉不去、新肉不生。常与煅石膏研细末外用。煅石膏与升药的比例为 9:1 者，称为九一丹，拔毒力轻；1:1 者，称五五丹，拔毒力较强；1:9 者，称九转丹，拔毒力更强。

2. 用于湿疮，湿疹，顽癣。

【用量用法】外用适量。不用纯品，常与煅石膏配伍研末外用。

【使用注意】本品有毒，只宜外用，不可内服。外用切不可大量持续使用，疮疡腐肉已去或脓水已净者，不宜使用本品。

## 砒　石

本品为天然产含砷矿物砷华，或毒砂、雄黄等矿石的加工制成品。主产于江西、湖南、广东、贵州等地。生者名砒黄，炼者名砒霜。少数选取天然砷华矿石，除去杂质即可。多数用含砷的矿物：毒砂、雄黄或雌黄，砸成小块，燃烧生成三氧化二砷（$As_2O_3$）及二氧化硫气体，使三氧化二砷冷凝制得，二氧化硫由烟道排出。

【性味归经】辛，大热；有大毒。归肺、脾、肝经。

【功效】外用攻毒杀虫，蚀疮去腐；内用劫痰平喘，攻毒抑癌。

【应用】

1. 用于溃疡腐肉不脱，癣疮，瘰疬，牙疳，痢疾，痔疮。

2. 用于寒痰哮喘久治不愈之证。

3. 用于癌肿。

【用量用法】外用适量，研末撒敷或调敷；宜作复方散剂或入膏药、药捻用。内服每次 0.002 ~ 0.004g，入丸散剂。

【使用注意】本品剧毒，内服宜慎用，须掌握好用量用法，不可持续服用，亦不能作酒剂服用。外用也不宜过量，以防局部吸收中毒。体虚、孕妇及肝肾功能不全者禁用。不可作酒剂服。畏水银。忌火煅。

## 轻　粉

本品主要成分是甘汞，即氯化亚汞（$Hg_2Cl_2$）。由水银、白矾、食盐合炼而成。主产于湖北、河北、湖南、云南等地。全年均可制作。研细末用。

【性味归经】辛，寒；有毒。归大肠、小肠经。

【功效】外用杀虫，攻毒敛疮；内服祛痰消积，逐水通便。

【应用】

1. 用于疥癣，瘰疬，下疳，梅毒，疮疡溃烂。

2. 用于水肿，鼓胀，二便不利。常与大黄、牵牛、甘遂等同用。

【用量用法】外用适量，研末掺敷患处，调涂或制膏外贴或干撒。内服每次 0.1 ~ 0.2g，一日 1 ~ 2 次，多入丸散或装胶囊服，服后漱口。

【使用注意】本品有毒，不论外用或内服，均不可过量和久用，以防中毒。服后要及时漱口，以免口腔糜烂。内服慎用，孕妇禁用。

## 铅　丹

本品为铅的氧化物四氧化三铅（$Pb_3O_4$）。主产于河南、广东、福建等地。全年均可制作，生用或炒用。

【性味归经】辛，咸，寒；有毒。归心、脾、肝经。

【功效】外用拔毒生肌；内服坠痰镇惊。

【应用】

1. 用于疮疡溃烂，黄水湿疮。为外科常用药，常与煅石膏研末外用。

2. 用于惊痫癫狂。

【用量用法】外用适量，研末撒，调敷，或作药捻，或熬膏药敷贴。内服 0.9 ~ 1.5g，入丸散剂。

【使用注意】本品有毒，不可过量或持续内服，以防蓄积中毒。一般不作内服，必要时应控制剂量，只可暂用。孕妇、小儿禁用。

## 炉 甘 石

本品为碳酸盐类矿物方解石族菱锌矿石，主含碳酸锌（$ZnCO_3$）。主产于广西、四川、云南等地。全年可采。采挖后，洗净，晒干，除去杂石。水飞用。

【性味归经】甘，平。归肝、脾经。

【功效】解毒明目退翳，收湿止痒敛疮。

【应用】

1. 用于目赤肿痛翳障，眼缘赤烂，翳膜胬肉，烂弦风眼。本品为眼科外用要药，常与黄连、黄柏、冰片等同用。

2. 用于溃疡不敛，皮肤湿疮，脓水淋漓，皮肤瘙痒。常与青黛、黄柏、煅石膏等研末外用。

【用量用法】外用适量。水飞点眼，研末撒或调敷。本品专作外用，不作内服。

## 硼 砂

本品为天然产硼砂经精制而成的结晶。主产于青海、西藏等地。于 8～11 月间采挖。将矿砂溶于沸水中，倒入缸内，缸上放几条横棍，棍上系数条麻绳，垂入缸内，待水溶液冷却后，绳上或缸底有成串的大块结晶析出，取出干燥，得"月石坠""月石块"。如不放绳，可得盆状结晶体，称"盆砂"。生用或煅用。

【性味归经】甘、咸，凉。归肺、胃经。

【功效】清热解毒，清肺化痰。

【应用】

1. 用于肺胃火盛，口舌生疮，咽喉肿烂，以及目赤肿痛、目生翳膜等。本品为喉科、眼科常用要药。

2. 用于痰热壅滞，痰黄黏稠，咳吐不利及久嗽声嘶喉肿等证。常与瓜蒂、贝母等同用。

【用量用法】外用适量，沸水溶化冲洗，或研末撒或调敷患处。内服入丸散剂，每次 1.5～3g。

【使用注意】多作外用，内服宜慎。化痰可生用，外敷宜煅用。体弱者慎服。不可多服，久服。

### 思考与练习

1. 简述砒石、铅丹、轻粉的功效应用。
2. 简述蟾酥、升药、白矾的使用方法及注意事项。
3. 比较硫黄与蛇床子在功效、应用上的异同点。
4. 比较炉甘石与硼砂在功效、应用上的异同点。

# 下篇　常用方剂

# 第一章　解表剂

　　凡以解表药为主组成，具有发汗、解肌、透疹等作用，用以治疗表证的方剂，统称解表剂。属于"八法"中的"汗法"。

　　外感六淫之邪，侵犯人体肌表，出现表证。症见恶寒发热，头身疼痛，脉浮等。表证的性质有寒、热之分，表寒证者治宜辛温解表，表热证者治宜辛凉解表。此外，如果患者兼见气、血、阴、阳不足者，治宜解表与补益结合应用。所以解表剂分为发散风寒、发散风热和扶正解表三类。

　　解表剂多选用辛散轻扬之品，不宜久煎，否则药性耗散，作用减弱。同时，凡服用解表剂后，宜避风寒，或增加衣被，以助发汗。但解表取汗以遍身微汗为佳，汗出太过或汗出不透，都不适宜。因汗出不透，则病邪不解；汗出太过，则易耗气伤津。药后应忌食生冷、油腻之品，以免影响药物的吸收及药效的发挥。

## 第一节　发散风寒剂

　　发散风寒剂，又称辛温解表剂，适用于外感风寒表证。症见恶寒发热，头项强痛，肢体酸痛，口不渴，无汗或汗出，舌苔薄白，脉浮紧或浮缓等。常用发散风寒药如麻黄、桂枝、荆芥、防风、苏叶等为主，配伍止咳平喘、敛阴和营、温肺化饮等药组成方剂。代表方如麻黄汤、桂枝汤、九味羌活汤、小青龙汤、止嗽散等。

## 麻黄汤《伤寒论》

【组成】麻黄去节，三两（9g）　桂枝二两（6g）　杏仁去皮尖，七十个（6g）　炙甘草一两（3g）

【用法】水煎服。服药后宜增加衣被，以微汗为宜。

【功效】发汗解表，宣肺平喘。

【主治】外感风寒表实证。症见恶寒发热，头身疼痛，无汗而喘，舌苔薄白，脉浮紧。

【方解】本方治证为外感风寒表实证。风寒之邪，侵袭肌表，邪正相争，故恶寒发热、头身疼痛；肺主气，外合皮毛，因风寒袭表，皮毛闭塞，肺气失宣，故无汗而喘。治宜发汗解表，宣肺平喘，以驱除在表之风寒，使表邪得解，肺气宣通，诸症可除。方中：

君药：麻黄，发汗解表，宣肺平喘。本方重用麻黄，并用以作为方名。

臣药：桂枝，发汗解肌，温经散寒，协助麻黄以加强发汗解表之功。

佐药：杏仁，宣肺利气，止咳平喘，助麻黄平喘。

使药：炙甘草，调和诸药，益气和中。

【临床应用】本方为治疗外感风寒表实证的基础方。现代临床常用本方加减治疗感冒、流行性感冒，以及急性支气管炎、支气管哮喘属风寒表实证者。

【歌诀】麻黄汤中臣桂枝，杏仁甘草四般施，发汗解表宣肺气，风寒表实无汗宜。

## 桂枝汤《伤寒论》

【组成】桂枝三两（9g）　芍药三两（9g）　炙甘草二两（6g）　生姜三两（9g）　大枣十二枚（3枚）

【用法】水煎服。服药后片刻，喝少量热稀粥或开水，以助药力；再增衣被，取微汗为宜。

【功效】解肌发表，调和营卫。

【主治】外感风寒表虚证。症见发热头痛，汗出恶风，鼻鸣干呕，舌苔薄白，脉浮缓。

【方解】本方治证为外感风寒表虚证。外感风寒，邪在肌表，应见恶寒发热而无汗等症状，今发热汗出而恶风，是腠理不固，营卫不和所致。治宜解肌发表，调和营卫，使风寒外散，营卫调和，则病可愈。方中：

君药：桂枝，解肌发表，温经止痛，以散肌表之风寒，并用以作为方名。

臣药：芍药，益阴和营，使桂枝辛散而不伤阴，桂、芍相合，一散一收，调和营卫，是相须为用。

佐药：生姜，辛温，助桂枝以解表散寒；大枣，甘平，既能益气和中，又能补脾生津，姜、枣相合，加强桂、芍调和营卫之功。

使药：炙甘草，调和诸药，甘、芍相合，补养营阴。

【加减化裁】若兼喘咳者，加厚朴、杏仁以平喘咳；兼有项背强者，加葛根以解肌发表、生津舒筋；兼有遗精、自汗等症，加龙骨、牡蛎；虚寒腹痛，可增加芍药用量。

【临床应用】本方为治疗外感风寒表虚证的基础方，又是和营卫、调阴阳的代表方。现代临床常用本方加减治疗感冒、流行性感冒、原因不明的低热，或多形红斑、荨麻疹、皮肤瘙痒、冬季皮炎、冻疮以及妊娠呕吐、产后病后低热等病，属阴阳营卫不和者。

【歌诀】桂枝芍药等量伍，姜枣甘草微火煮，解肌发表调营卫，风寒表虚自汗除。

## 九味羌活汤《此事难知》

【组成】羌活一两半（9g） 防风一两半（9g） 苍术一两半（9g） 细辛五分（3g） 川芎一两（6g） 白芷一两（6g） 生地黄一两（6g） 黄芩一两（6g） 甘草一两（6g）

【用法】水煎温服。

【功效】发汗祛湿，兼清里热。

【主治】外感风寒湿邪，兼有里热证。症见恶寒发热，无汗，头痛项强，肢体酸楚疼痛，口苦微渴，舌苔白或微黄，脉浮。

【方解】本方治证由外感风寒湿邪，兼内有蕴热所致。治宜发散风寒湿邪为主，兼清里热为辅。方中：

君药：羌活，味辛苦性温，发散风寒，祛风胜湿，宣痹止痛。

臣药：防风、苍术，协助羌活祛风散寒，除湿止痛。

佐药：细辛、川芎、白芷，散寒祛风，并能行气活血，宣痹以止头身之痛；生地、黄芩，清泄里热，并防诸辛温香燥之药伤津，二药相合苦寒化燥又不助湿。

使药：甘草，调和诸药。

【加减化裁】若肢体酸痛较剧者，可倍用羌活以加强通痹止痛之力；湿邪较轻，肢体酸痛不重者，可去苍术、细辛以减温燥之性；湿邪偏重胸满者，去滋腻的生地，加枳壳、厚朴以行气化湿；里热甚而烦渴者，加石膏、知母以清热除烦止渴。

【临床应用】现代临床常用本方加减治疗感冒、风湿性关节炎、偏头痛、腰肌劳损等属外感风寒湿邪，兼有里热者。

【歌诀】九味羌活用防风，细辛苍芷与川芎，黄芩生地同甘草，分经论治宜变通。

## 小青龙汤《伤寒论》

【组成】麻黄去节，三两（9g） 芍药三两（9g） 细辛三两（6g） 干姜三两（6g） 炙甘草三两（6g） 桂枝三两（9g） 半夏半升（9g） 五味子半升（6g）

【用法】水煎服。

【功效】解表散寒，温肺化饮。

【主治】外感风寒，水饮内停证。症见恶寒发热，无汗，咳喘，痰多而稀，或见头面四肢浮肿，舌苔白滑，脉浮。

【方解】本方为治外感风寒，水饮内停而致咳喘的常用方剂。治宜发汗解表与温化痰饮相结合，共收解表化饮之功。方中：

君药：麻黄、桂枝，相须为用，发汗解表，宣肺平喘。

臣药：干姜、细辛，温肺化饮，兼助麻、桂以解表。

佐药：五味子，敛肺止咳，可防肺气耗散太过；半夏，祛痰和胃，降逆散结；芍药，敛阴和营，与桂枝调和营卫。

使药：炙甘草，益气和中，调和诸药。

【加减化裁】若恶寒重者，可重用麻黄、桂枝以增强发汗解表的作用；恶风自汗者，可加重桂枝、芍药用量，亦可加姜、枣以调和营卫；喘咳甚者，宜重用细辛、半夏、干姜以散寒、化饮、降逆。

【临床应用】现代临床常用本方加减治疗慢性支气管炎或急性发作、支气管哮喘、老年性肺气肿等病属外寒内饮证者。

【歌诀】解表化饮小青龙，麻桂姜辛夏草从，芍药五味敛气阴，表寒内饮最有功。

### 止嗽散《医学心悟》

【组成】荆芥二斤（10g）　紫菀二斤（10g）　陈皮一斤（6g）　百部二斤（10g）　桔梗二斤（10g）　白前二斤（10g）　甘草十二两（5g）

【用法】共为末，每服 6～9g，开水调，温服。初感风寒，生姜汤调下。

【功效】疏风宣肺，止咳化痰。

【主治】风邪犯肺。症见咳嗽咽痒，咯痰不爽，或微有恶风发热，舌苔薄白，脉浮缓。

【方解】本方治证为外感咳嗽，经服解表宣肺药咳仍不止者。风邪阻肺，肺气不宣，则咳嗽，痰少稠黄，胸痛。治宜疏风宣肺，止咳化痰。方中：

君药：紫菀、百部，化痰止咳，适于新旧咳嗽。

臣药：桔梗，开宣肺气；白前，降气化痰。两者共用，一宣一降，以复肺气之宣降，增强君药止咳化痰之力。

佐药：荆芥，疏风解表利咽；陈皮，理气化痰。

使药：甘草，缓急和中，调和诸药，利咽止咳，亦作佐药用。

【临床应用】现代临床常用本方加减治疗上呼吸道感染、支气管炎、百日咳等属表邪未尽，肺气失宣者。

【歌诀】止嗽散用百部菀，白前桔草荆陈研，宣肺疏风止咳痰，姜汤调服不必煎。

## 第二节　发散风热剂

发散风热剂，又称辛凉解表剂，适用于外感风热表证。症见发热，微恶风寒，头痛，口渴，咽痛或咳嗽，舌苔薄黄，脉浮数。常用发散风热药如薄荷、牛蒡子、桑叶、菊花、葛根、升麻等为主，配伍化痰止咳、清热生津之品组成方剂。代表方如银翘散、桑菊饮、麻黄杏仁甘草石膏汤等。

## 银翘散《温病条辨》

【组成】连翘一两（15g）　银花一两（15g）　桔梗六钱（6g）　薄荷六钱（6g）　竹叶四钱（4g）　生甘草五钱（5g）　荆芥穗四钱（4g）　淡豆豉五钱（5g）　牛蒡子六钱（6g）

【用法】共为粗末，每服18g，加芦根15g，水煎服。亦可作汤剂，用量按原方比例酌减。现有制成丸剂或片剂者，名银翘解毒丸（片），每次一丸（或四片），日二次。

【功效】辛凉解表，清热解毒。

【主治】温病初起，风热表证。症见发热，微恶风寒，无汗或有汗不畅，头痛口渴，咳嗽咽痛，舌尖红，苔薄白或薄黄，脉浮数。

【方解】本方治证为温病初起，风热表证。表证宜散，热邪宜清，故治宜辛凉解表，清热解毒。方中：

君药：金银花、连翘，清热解毒，轻宣透表，并作为方名。

臣药：薄荷、荆芥、豆豉，辛散表邪，以加强透表之力，其中荆芥、豆豉虽属辛温之品，但温而不燥，与辛凉解表药合用，可增强本方解表作用。

佐药：桔梗、牛蒡子、甘草，三者合用，能宣肺化痰，清利咽喉；竹叶、芦根，清热生津。

使药：甘草，调和诸药。

【加减化裁】若口渴重者，加天花粉以清热生津；咳嗽较重者，加杏仁以宣肺利气；胸膈满闷者，加藿香、郁金理气化湿解郁。

【临床应用】本方为治疗风热表证的常用方。现代临床常用本方加减治疗流行性感冒、急性扁桃体炎、麻疹初起，以及乙型脑炎、流行性脑膜炎、腮腺炎等初起属卫分风热证候者。皮肤病如风疹、荨麻疹、疮痈疖肿，亦多用之。

【歌诀】银翘散主上焦疴，竹叶荆蒡豉薄荷，甘桔芦根凉解法，发热咽痛均能除。

## 桑菊饮《温病条辨》

【组成】桑叶二钱五分（7.5g）　菊花一钱（3g）　杏仁二钱（6g）　连翘一钱五分（5g）　薄荷八分（2.5g）　桔梗二钱（6g）　生甘草八分（2.5g）　芦根二钱（6g）

【用法】水煎服。如制成丸剂或片剂，每次3～5丸或4～8片，日二次。

【功效】疏风清热，宣肺止咳。

【主治】风温初起，表热轻证。症见咳嗽，身热不甚，微渴，舌尖红苔薄黄，脉浮数。

【方解】本方治证为风温初起，表热轻证。治宜外散风热，内宣肺气。方中：

君药：桑叶、菊花，甘凉轻清，疏散上焦风热，并作为方名。

臣药：薄荷，辛凉，助桑、菊疏散上焦风热，加强辛凉解表之功；杏仁、桔梗，宣肺利咽，止咳化痰。

佐药：连翘，苦寒清热；芦根，甘寒清热，生津止渴。

使药：甘草，调和诸药，并与桔梗相配，清利咽喉。

【临床应用】本方为治疗风热犯肺之咳嗽证的常用方剂。现代临床常用本方加减治疗流行性感冒、急性支气管炎、急性扁桃体炎、上呼吸道感染等属风热犯肺之轻证者。

【歌诀】桑菊饮中桔杏翘，芦根甘草薄荷饶，清疏肺卫轻宣剂，风温咳嗽服之消。

## 麻黄杏仁甘草石膏汤《伤寒论》

【麻黄】麻黄去节，四两（9g）　杏仁去皮尖，五十个（9g）　炙甘草二两（6g）　石膏打碎先煎，半斤（18g）

【用法】水煎服。

【功效】辛凉宣肺，清热平喘。

【主治】表邪未解，肺热咳喘证。症见身热不解，咳逆气急甚则鼻煽，口渴，有汗或无汗，舌苔薄白或黄，脉滑而数。

【方解】表邪入里化热，肺中热盛，所以身热不解，咳喘气逆。治宜辛凉宣肺，清热平喘。方中：

君药：麻黄，既可解表，又能宣肺平喘；石膏，清泄肺热，其大寒之性既可制麻黄之温，又可助麻黄平喘。麻、膏合用，重在发散肺中郁热而清肺平喘，使解表宣肺而不助热，清肺平喘而不留邪。

臣药：杏仁，味苦，降气平喘，麻、杏合用，重在宣降肺气，止咳平喘。

佐使药：炙甘草，既能益气和中，又与石膏相合而生津止渴，更能调和于寒温宣降之间。

【加减化裁】本方重在清宣肺热，故对热邪壅肺的咳喘证，不论有无表证，皆可应用。若肺中热盛，汗大出，可加重石膏用量以清肺热；痰多气急可加葶苈子、桑白皮以肃降肺气；咳嗽痰黄稠加瓜蒌子、鱼腥草、浙贝母以清热化痰。

【临床应用】现代临床常用本方加减治疗感冒、上呼吸道感染、急性支气管炎、支气管肺炎、大叶性肺炎、支气管哮喘、麻疹合并肺炎等，属邪热壅肺者。

【歌诀】仲景麻杏甘石汤，辛凉宣肺清热良，热邪壅肺咳喘急，有汗无汗均可尝。

# 第三节　扶正解表剂

扶正解表剂，适用于正气虚弱而又感受外邪所致表证。此时既要解表，又要兼顾扶正，所以常用解表药配伍益气助阳或滋阴养血药组成方剂，使表证得解。代表方如败毒散、参苏饮、麻黄细辛附子汤、加减葳蕤汤等。

## 败毒散《小儿药证直诀》

【组成】柴胡　前胡　川芎　枳壳　羌活　独活　茯苓　炒桔梗　人参各一两（各9g）　甘草半两（5g）

【用法】共为粗末，每次6g，另加生姜、薄荷少量，水煎服。亦可作汤剂，用量按原方比例适当减量。

【功效】散寒祛湿，益气解表。

【主治】气虚外感证。症见恶寒发热，无汗，头项强痛，肢体酸痛，胸膈痞满，鼻塞声重，咳嗽有痰，舌苔白腻，脉浮而按之无力。

【方解】本方治证为素体气虚，复感风寒湿邪所致的气虚外感证。表证宜散，气虚宜补，故治宜散寒祛湿，益气解表。方中：

君药：羌活、独活，辛温发散，祛寒除湿。

臣药：川芎，活血祛风止痛；柴胡，疏表退热。两者助羌活、独活散外邪，止疼痛。

佐药：枳壳、桔梗、前胡、茯苓，宣肺理气，止咳化痰；人参，扶助正气，鼓邪从汗而解。

使药：甘草，调和诸药，兼以益气和中；生姜、薄荷为引，助解表之力。

【加减化裁】若用于疮疡初起，可去人参，加金银花、连翘以清热解毒，散结消肿；用于风毒瘾疹，可加蝉蜕、苦参以疏风止痒，清热除湿。

【临床应用】现代临床常用本方加减治疗感冒、支气管炎、过敏性皮炎、荨麻疹、湿疹、皮肤瘙痒等属气虚复感风寒湿邪者。

【歌诀】人参败毒草苓芎，羌独柴前枳桔共，生姜薄荷同煎服，气虚感寒有奇功。

## 麻黄细辛附子汤《伤寒论》

【组成】麻黄去节，二两（6g）　细辛二两（6g）　附子炮，去皮，破八片，一枚（15g）

【用法】水煎温服。

【功效】助阳解表。

【主治】素体阳虚，复感风寒证。症见发热，恶寒甚剧，虽厚衣重被，其寒不解，神疲欲寐，脉沉微。

【方解】本方是为素体阳虚，复感风寒之证而设。方中

君药：麻黄，辛温，发汗解表。

臣药：附子，辛热，温肾助阳。麻黄行表以开泄皮毛，逐邪于外；附子温里以振奋阳气，鼓邪达外。二药配合，相辅相成，为助阳解表的常用组合。

佐药：细辛，芳香气浓，性善走窜，通彻表里，既能祛风散寒，助麻黄解表，又可鼓动肾中真阳之气，协附子温里。

【加减化裁】若证为阳气虚弱而见面色苍白、语声低微、肢冷等，宜加人参、黄芪合附子以助阳益气；兼咳喘吐痰者，宜加半夏、杏仁以化痰止咳平喘；兼湿滞经络之肢体酸痛，加苍术、独活祛湿通络止痛。

【临床应用】现代临床常用本方加减治疗感冒、流行性感冒、支气管炎、风湿性关节炎、过敏性鼻炎、喉痹、皮肤瘙痒等属阳虚感寒者。

【方歌】麻黄附子细辛汤，温经解表法优良，少阴脉沉反发热，邪寒外解不伤阳。

附：其他解表剂（表 3-1-1）

表 3-1-1  其他解表剂

| 分类 | 方名 | 组成 | 功效与主治 | 用法 |
|---|---|---|---|---|
| 发散风寒 | 香苏散 | 香附子  紫苏叶  甘草  陈皮 | 疏散风寒，理气和中<br>用于外感风寒，气郁不舒证 | 作汤剂，水煎服 |
| | 正柴胡饮 | 柴胡  防风  陈皮  芍药  甘草<br>生姜 | 解表散寒<br>用于外感风寒轻证 | 水煎温服 |
| 发散风热 | 柴葛解肌汤 | 柴胡  干葛  甘草  黄芩  羌活<br>白芷  芍药  桔梗 | 解肌清热<br>用于外感风寒，郁而化热证 | 加生姜 3 片，大枣 2 枚，石膏 12g，水煎温服 |
| | 升麻葛根汤 | 升麻  芍药  甘草  葛根 | 解肌透疹<br>用于麻疹初起，疹发不出或出而不畅 | 作汤剂，水煎服 |
| 扶正解表 | 参苏饮 | 人参  紫苏叶  干葛  前胡<br>茯苓  枳壳  桔梗  木香<br>陈皮  甘草 | 益气解表，理气化痰<br>用于外感风寒，内有痰湿证 | 加生姜 7 片，大枣 1 枚，水煎温服 |
| | 加减葳蕤汤 | 生葳蕤  生葱白  桔梗  东白薇<br>淡豆豉  苏薄荷  炙甘草  红枣 | 滋阴解表<br>用于素体阴虚，外感风热证 | 水煎温服 |

### 思考与练习

1. 何谓解表剂？分为哪几类？其运用的原则是什么？
2. 从组成、功效、主治方面比较麻黄汤与桂枝汤的异同。
3. 从组成、功效、主治方面比较银翘散与桑菊饮的异同。
4. 试述小青龙汤中各药的配伍意义。
5. 试述麻黄杏仁甘草石膏汤中麻黄、石膏、杏仁配伍的协同意义。

# 第二章　和解剂

凡以和解少阳、调和肝脾、调和肠胃为主要功效，用于治疗伤寒邪在少阳、肝脾不和、肠胃不和等证的方剂，统称和解剂。

"和解"一词，始见于金人成无己《伤寒明理论》一书，正如书中所谓："伤寒邪在表者，必渍形以为汗；邪气在里者，必荡涤以为利。其于不外不内，半表半里者，既非发汗之所宜，又非吐下之所对，是当和解则可矣，小柴胡汤为和解表里之剂也。"其后，治疗伤寒邪入少阳证的方法为和解法，小柴胡汤为和解剂，遂被后人所公认，故和解剂原为伤寒邪入少阳而设。少阳属胆，主半表半里，邪居其间，既不可发汗，又不可吐下，惟有和解一法最为恰当。然胆附于肝，互为表里，胆经发病可影响及肝，肝经发病也可影响及胆，且肝胆疾病又易累及脾胃，而致肝脾不和；若中气虚弱，寒热错杂，又可导致肠胃不和。故本章方剂分为和解少阳、调和肝脾、调和胃肠等三类。

和解剂配伍特点是：清透并举，寒热并用，补泻兼施，肝脾同调。故其性质平稳，作用缓和，照顾全面，应用广泛。然而，和解剂毕竟以祛邪为主，故纯虚者不宜用，以防伤及正气；且又因其兼顾正气，故纯实者亦不可选，以免贻误病情。

## 第一节　和解少阳剂

和解少阳剂，适用于伤寒邪在少阳的病证。症见往来寒热，胸胁苦满，默默不欲饮食，心烦喜呕，口苦，咽干，目眩，脉弦等。其配伍特点为透表与清里同用，祛邪与扶正共施，故常用柴胡、青蒿、黄芩、人参、炙甘草等配伍组成方剂。兼有湿邪者，佐以通利湿浊之品，以导邪下泄；兼热结里实者，常配伍泻热攻下之品，以内泻热结。代表方如小柴胡汤、大柴胡汤、蒿芩清胆汤、达原饮等。

### 小柴胡汤《伤寒论》

【组成】柴胡半斤（24g）　黄芩三两（9g）　人参三两（9g）　甘草三两，炙（9g）　半夏半升，洗（9g）　生姜三两，切（9g）　大枣十二枚，擘（4枚）

【用法】水煎服。

【功效】和解少阳。

【主治】①伤寒少阳证。症见往来寒热，胸胁苦满，默默不欲饮食，心烦喜呕，口苦，咽干，目眩，舌苔薄白，脉弦。②热入血室证。妇人伤寒，经水适断，寒热发作有时。③黄疸、疟疾以及内伤杂病而见少阳证者。

【方解】本方为治疗伤寒邪犯少阳的代表方剂。少阳主半表半里，其经脉循胸布胁。今邪既不在表，又不在里，而在表里之间，则非汗、吐、下所宜，故惟有和解之法，以和解少阳，使邪气得解，枢机通利，胃气调和，则诸症可除。方中：

君药：柴胡，透达少阳之邪气，疏畅气机之郁滞，并以之为方名。

臣药：黄芩，清泄少阳之郁热。与柴胡同用，清透并举，外透半表之邪，内清半里之热，以达和解少阳，是和解少阳剂配伍的基本结构。

佐药：人参、炙甘草、大枣，益气健脾，一则取其扶正以祛邪，一则取其培补脾土之功，使正气旺盛，以绝邪气内传之机；半夏、生姜，和胃降逆止呕。

使药：炙甘草，兼以调和诸药。

【加减化裁】若胸中烦而不呕，去半夏、人参，加瓜蒌子清热理气宽胸；若口渴，去半夏，加天花粉止渴生津；若腹中痛者，去黄芩，加芍药柔肝缓急止痛；若胁下痞硬，去大枣，加牡蛎软坚散结；若咳者，去人参、大枣、生姜，加五味子、干姜温肺止咳。

【临床应用】现代临床常用本方加减治疗感冒、流行性感冒、疟疾、急性胸膜炎、慢性肝炎、肝硬化、急慢性胆囊炎、胆结石、急性胰腺炎、中耳炎、产褥热、急性乳腺炎、乳腺小叶增生、睾丸炎、胆汁反流性胃炎、消化道溃疡、急性肾盂肾炎、淋巴结炎、膀胱炎、尿道炎等属少阳证者。

【歌诀】小柴胡汤和解供，半夏人参甘草从，更有黄芩加姜枣，少阳百病此为宗。

## 大柴胡汤 《金匮要略》

【组成】柴胡半斤（15g）　黄芩三两（9g）　芍药三两（9g）　半夏半升，洗（9g）　生姜五两，切（15g）　枳实四枚，炙（9g）　大枣十二枚，擘（4枚）　大黄二两（6g）

【用法】水煎服。

【功效】和解少阳，内泻热结。

【主治】少阳阳明合病。症见往来寒热，胸胁苦满，呕不止，郁郁微烦，心下痞硬，或心下满痛，大便不解或夹热下利，舌苔黄，脉弦数有力。

【方解】本方治证为少阳证与阳明腑证同时并见，但仍以少阳证为主。在治疗上，病在少阳，本当禁用下法，但与阳明腑证并见者，则应以和解与攻下并进。故治宜和解少阳，内泻热结。方中：

君药：柴胡，透达少阳之邪气，疏畅气机之郁滞。

臣药：黄芩，清泄少阳之郁热，与柴胡同用，一清一透，清透并举，以达和解少阳之效；大黄、枳实，内泻阳明热结，行气消痞。

佐药：芍药，柔肝缓急止痛，与大黄相配以治腹中实痛，与枳实相伍可理气和血，以除心下满痛；半夏、生姜，和胃降逆止呕以治呕不止。

使药：大枣，与生姜相伍，和营卫而行津液，并能调和脾胃。

【临床应用】现代临床常用本方加减治疗急性胰腺炎、急性胆囊炎、胆石症、胆道蛔虫病、胃及十二指肠溃疡等属少阳阳明合病者。

【歌诀】大柴胡汤用大黄，枳芩夏芍枣生姜，少阳阳明合为病，和解攻里是良方。

# 第二节　调和肝脾剂

调和肝脾剂，适用于肝脾不和证。本证多因肝气郁结，横逆乘脾；或因脾虚不运，营血亏虚，肝失疏泄所致。症见胸胁脘腹胀痛，神疲食少，月经不调，手足不温等。治宜疏肝理脾，常用疏肝理气药如柴胡、枳壳、陈皮等与健脾养血药如白术、茯苓、白芍、当归等为主组成方剂，代表方如逍遥散、四逆散、痛泻要方等。

## 逍遥散《太平惠民和剂局方》

【组成】甘草微炙赤，半两（15g）　当归去苗，锉，微炒　茯苓去皮，白者　白芍药　白术　柴胡去苗各一两（各30g）

【用法】共为散，每服6~9g，煨姜、薄荷少许，同煎汤温服，日三次。亦可作汤剂，水煎服，用量按原方比例酌减。亦有丸剂，每服6~9g，每日2次。

【功效】疏肝解郁，健脾养血。

【主治】肝郁血虚脾弱证。症见两胁作痛，头痛目眩，口燥咽干，神疲食少，或往来寒热，或月经不调，乳房作胀，舌淡红，脉弦而虚者。

【方解】本方治证为肝郁血虚脾弱证。情志不舒，肝气郁结，肝阳易亢，常伤及阴血，以致肝郁血虚。肝气郁结，横逆乘脾，以致脾胃虚弱。脾虚则阴血化源不足，则血虚尤甚，不能养肝，则肝郁愈重。如此肝郁、血虚、脾虚三者相互影响，互为因果。但三者之中，常以肝郁为主。故治宜疏肝解郁为主，配合健脾养血之法，使肝郁得疏，血虚得养，脾虚得补，气血兼顾，肝脾同调，诸证可除。方中：

君药：柴胡，疏肝解郁，使肝气得以疏畅调达。

臣药：当归，养血和血；芍药，养血敛阴，柔肝缓急。归、芍与柴胡同用，使血和则肝和，血充则肝柔；又可防柴胡耗劫肝阴。

佐药：白术、茯苓、炙甘草，健脾益气，既能实土以御木乘，且使营血生化有源；薄荷少许，以疏散肝气之郁遏，透达肝经之郁热；煨生姜，温运和中，且能辛散达郁。

使药：炙甘草，兼以调和诸药。

【加减化裁】若肝郁气滞较甚者，加香附、郁金、陈皮以疏肝解郁；血虚者，加熟地以养血；肝郁化火者，加丹皮、栀子以清热凉血。

【临床应用】现代临床常用本方加减治疗慢性肝炎、肝硬化、胆石症、胃及十二指肠溃疡、慢性胃炎、胃肠神经官能症、经前期紧张症、乳腺小叶增生、更年期综合征、盆腔炎、不孕症、子宫肌瘤等属肝郁血虚脾弱者。

【歌诀】逍遥散用当归芍，柴苓术草加姜薄，肝郁血虚脾气弱，调和肝脾功效卓。

## 四逆散《伤寒论》

【组成】甘草炙　枳实破，水渍，炙干　柴胡　芍药各十分（各6g）

【用法】水煎服。用量按原方比例酌情增减。

【功效】透邪解郁，疏肝理脾。

【主治】①阳郁厥逆证。症见手足不温，或腹痛，或泄利下重，脉弦。②肝脾不和证。症见胁肋胀闷，脘腹疼痛，脉弦。

【方解】此"四逆"者，乃手足不温也，即阳郁厥逆证，与阳衰阴盛之"四逆"者迥然有别。本证缘于外邪传经入里，肝胆气机为之郁遏，不得疏泄，以至阳气内郁，不能达于四肢，而见手足不温。故治以透邪解郁，疏肝理脾为法。使邪透郁解，肝脾调和，气血调畅，清阳得伸，厥逆可除。方中：

君药：柴胡，升发阳气，透邪外出，疏肝解郁。

臣药：白芍，养血敛阴，柔肝缓急。与柴胡相伍，一散一收，以养肝血、疏肝气。并使柴胡升散而无劫阴之弊。

佐药：枳实，疏理脾气，泄热破结。与柴胡为伍，一升一降，一肝一脾，以达升清降浊、调和肝脾之效；与白芍相伍，又能理气和血，以调畅气血。

使药：甘草，调和诸药，益脾和中。与白芍为伍又善缓急止痛。

【加减化裁】若咳者，加五味子、干姜以温肺散寒止咳；小便不利者，加茯苓以利小便；腹中痛者，加炮附子以散里寒；泄利下重者，加薤白以通阳散结；气郁甚者，加香附、郁金以理气解郁；有热者，加栀子以清内热。

【临床应用】由于本方有疏肝理脾之功，因此，后世医家将本方作为调和肝脾之通用方剂，广泛应用于肝脾不和所致的胸胁脘腹胀闷疼痛诸症。现代临床常用本方加减治疗慢性肝炎、胆囊炎、胆石症、胆道蛔虫症、肋间神经痛、胃溃疡、胃炎、胃肠神经官能症、附件炎、输卵管阻塞、急性乳腺炎等属肝胆气郁，肝脾（胆胃）不和者。

【歌诀】四逆散非四逆汤，柴芍枳草共煎尝，透邪解郁疗四逆，疏肝理脾用更广。

# 第三节　调和肠胃剂

调和肠胃剂，适用于寒热错杂、虚实夹杂、升降失调等所致的肠胃不和证。症见心下痞满，恶心呕吐，肠鸣下利等。其配伍特点为：辛苦并举，寒热并用，补泻兼施。故常用辛温药如干姜、生姜、半夏等与苦寒药如黄连、黄芩等及补虚药如人参、炙甘草等为主组成方剂，代表方如半夏泻心汤。

## 半夏泻心汤《伤寒论》

【组成】半夏半升，洗（12g）　黄芩　干姜　人参各三两（各9g）　黄连一两（3g）　大枣十二枚，擘（4枚）　甘草三两，炙（9g）

【用法】水煎取汁，分二次服。

【功效】寒热平调，消痞散结。

【主治】寒热错杂之痞证。症见心下痞，但满而不痛，或呕吐，肠鸣下利，舌苔腻而微黄。

【方解】本方治证为寒热错杂之痞证。本证既有寒热错杂，又有虚实相兼，还有中焦失和、升降失调。治宜调寒热，益中气，复升降，消痞结。使寒热得调，升降得复，邪祛正安，则痞满吐利当愈。方中：

　　君药：半夏，辛温，以散结除痞，降逆止呕。

　　臣药：干姜，辛热，以温中散寒；黄芩、黄连，苦寒，以泄热开痞。君臣四药合用，寒热并投，辛苦并进，以调寒热，复升降，消痞结。

　　佐药：人参、炙甘草、大枣，甘温益气，以补脾虚。

　　使药：炙甘草，兼以调和诸药。

【加减化裁】若湿热蕴结中焦，呕甚而痞，中气不虚，或舌苔厚腻者，可去人参、甘草、大枣、干姜，加枳实、生姜以下气消痞止呕。

【临床应用】现代临床常用本方加减治疗急慢性胃肠炎、慢性结肠炎、慢性肝炎、早期肝硬化等属中气虚弱，寒热错杂者。

【歌诀】半夏泻心配连芩，干姜甘草枣人参，苦辛兼补消虚痞，法在调阳与和阴。

## 附：其他和解剂（表 3-2-1）

表 3-2-1　其他和解剂

| 分类 | 方名 | 组成 | 功效与主治 | 用法 |
|---|---|---|---|---|
| 和解少阳 | 蒿芩清胆汤 | 青蒿　淡竹茹　半夏　赤茯苓　黄芩　生枳壳　陈皮　碧玉散（滑石 甘草 青黛） | 清胆利湿，和胃化痰<br>用于少阳湿热证 | 水煎服 |
| | 达原饮 | 槟榔　厚朴　草果仁　知母　芍药　黄芩　甘草 | 开达膜原，辟秽化浊<br>用于温疫或疟疾，邪伏膜原证 | 水煎服 |
| 调和肝脾 | 痛泻要方 | 白术　白芍　陈皮　防风 | 补脾柔肝，祛湿止泻<br>用于脾虚肝旺之痛泻 | 作汤剂，水煎服，用量按原方比例酌减 |

**思考与练习**

1. 何谓和解剂？分哪几类？各适用于什么病证？
2. 和解少阳剂的配伍特点是什么？其代表方有哪些？
3. 小柴胡汤的主治是什么？方中人参、炙甘草、大枣的配伍意义如何？
4. 小柴胡汤与大柴胡汤在组成、功效、主治方面有何异同？
5. 四逆散在《伤寒论》中主治什么病证？后世医家常用以治疗什么病证？
6. 逍遥散的主治是什么？

# 第三章　清热剂

　　凡以清热药为主组成，具有清热、泻火、凉血、解毒等作用，用以治疗里热证的方剂，统称清热剂。属于"八法"中的"清法"。

　　里热证即为温、热、火邪蕴结于里所致的病证。然究其病因，不外内生外感两类。即外感六淫，皆可入里化热；五志过极，脏腑偏盛，亦可化火；内伤久病，或汗吐下太过，阴液损伤，虚热内生。

　　里热证的临床表现，有在气分、血分、脏腑之分，实热虚热之异，轻重缓急之殊。其各自的治法亦不相同。因此，本类方剂按治法相应分为清气分热、清营凉血、清热解毒、清脏腑热、清热祛暑、清虚热六大类。

　　清热剂的应用原则：一般是表证已解，热已入里，且里热已盛，尚未结实的情况下方可使用，亦即无形之热在里。至于邪热在表，当以解表；里热已成腑实，则宜攻下；表邪未解，热已入里，又宜表里双解。

　　应用清热剂要注意以下几个方面：一是辨阶段。就热病的发病阶段而言，有热在气分、热入营血之分。若热在气分而治营血，将引邪深入；若热在营血而治气，则血热难平。二是识虚实。如属实热者，治宜寒凉之剂直折其热；属虚热者，治宜甘寒之剂滋阴退热。三是分真假。对于真热假寒证，则宜大胆使用清热剂，切忌误投温热，以免火上加油；对于真寒假热证，宜温而切忌寒凉，以免冰上加霜。四是定脏腑。辨清热邪所在的脏腑，准确地选用相应的方剂，以达清解脏腑热邪的目的。五是权轻重。即指权衡热证的轻重，量证用药。若热盛而药轻，无异于杯水车薪；若热微而药重，则诛伐太过，阳气受损，热退寒生。六是用反佐。对于热邪炽盛之人，服用清热剂时，为防止寒热格拒，药入即吐，可于清热剂中少佐以温热药如生姜，或采用凉药热服法。七是勿过剂。本类方剂性质寒凉，用之太过，易伤中败胃，损伤阳气，故宜中病即止，切勿过剂，必要时可配伍醒脾、和胃、温中之品，以清热而不败胃伤阳为原则。

## 第一节　清气分热剂

　　清气分热剂，具有清热除烦，生津止渴的作用。适用于热在气分，热盛伤津证。症见壮热，烦渴，大汗出，脉洪大有力等。常用清热泻火药如石膏、知母、竹叶、栀子等为主组成方剂。应用时常随兼证不同配伍其他药物。代表方如白虎汤、竹叶石膏汤。

## 白虎汤《伤寒论》

【组成】石膏—斤，碎（50g）　知母六两（18g）　甘草二两，炙（6g）　粳米六合（9g）

【用法】水煎至米熟汤成，去渣温服。

【功效】清热生津。

【主治】阳明气分热盛证。症见壮热面赤，烦渴引饮，汗出恶热，脉洪大有力。

【方解】本方原为伤寒阳明经热盛证而设，后世温病学家将其作为治疗温病气分热盛证的代表方剂。伤寒阳明经热盛证和温病气分热盛证病因虽异，其本则同，均属热盛津伤证，故皆可表现为上述见症，故称"阳明气分热盛证"。以大热、大渴、大汗出、脉洪大为辨证依据。在治疗上，因里热虽盛，但尚未形成腑实，故不可攻下；热盛津伤，更不可任用苦寒，惟有清热生津之法最宜，使热清烦除，津生渴止，里热炽盛之诸证自除。方中：

君药：生石膏，辛甘寒，清透阳明气分实热而生津止渴除烦。

臣药：知母，苦寒质润，一以助石膏清肺胃之热；一以滋阴润燥救已伤之阴津。石膏与知母相须为用，使清热生津之力倍增，可谓"如虎添翼"也。

佐药：粳米、炙甘草，益胃护津，并防大寒之品过寒伤胃。

使药：炙甘草，兼以调和诸药。

【加减化裁】凡外感热病属气分实热者，均可用本方加减治疗。若气血两燔，引动肝风，见神昏谵语、抽搐者，加羚羊角、水牛角以凉肝息风；若兼阳明腑实，见谵语、大便秘结、小便短赤者，加大黄、芒硝以泻热攻积；消渴病而见烦渴引饮，加天花粉、芦根、麦冬等以增强清热生津之力。

【临床应用】现代临床常用本方加减治疗感染性疾病，如大叶性肺炎、流行性乙型脑炎、流行性出血热、麻疹、牙龈炎、小儿夏季热、糖尿病、风湿性关节炎等属气分热盛者。

【歌诀】白虎膏知甘草粳，气分大热此方清，热渴汗出脉洪大，加入人参气津生。

# 第二节　清营凉血剂

清营凉血剂，具有清营透热、凉血散瘀等作用。适用于温病热入营分，或热入血分证。邪热传营症见身热夜甚，时有谵语，心烦不眠，或斑疹隐隐，舌绛而干，脉细数。热入血分症见出血，发斑，昏狂，谵语，舌绛起刺，脉细数。其组方均以清营凉血药如水牛角、生地等为主组成。对于热入营分者，常配伍"透热转气"之金银花、连翘、竹叶等药物，使营分热邪透出气分而解。对于热入血分者，常配伍"凉血散血"之丹皮、赤芍等药物，既可使瘀者消散，又可防血止留瘀。代表方如清营汤、犀角地黄汤。

## 清营汤《温病条辨》

【组成】犀角三钱，水牛角代（30g）　生地黄五钱（15g）　元参三钱（9g）　竹叶心一钱
（3g）　麦冬三钱（9g）　丹参二钱（6g）　黄连一钱五分（5g）　银花三钱（9g）　连翘二钱，连心用
（6g）

【用法】作汤剂，水牛角镑片先煎，后下余药。

【功效】清营解毒，透热养阴。

【主治】热入营分证。症见身热夜甚，口渴或不渴，时有谵语，心烦不眠，或斑疹
隐隐，舌绛而干，脉细数。

【方解】本方治证乃温热病邪热内传营分，耗伤营阴。治宜清营解毒为主，辅以透
热养阴。方中：

君药：水牛角，苦咸寒，清解营分热毒，寒而不遏，并能散瘀。

臣药：生地黄，凉血滋阴；麦冬，养阴生津；元参，滋阴降火解毒。君臣相伍，既
可清营分之热毒，又可滋已伤之营阴，祛邪与扶正兼顾。

佐药：银花、连翘、竹叶心，既能清热解毒，又能轻清宣透，使营分热邪透出气分
而解；黄连，苦寒，清心解毒；丹参，清热凉血，活血化瘀，以防热与血结。

【临床应用】现代临床常用本方加减治疗乙型脑炎、流行性脑脊髓膜炎、败血症、
肠伤寒或其他热性病属热入营分者。

【歌诀】清营汤治热传营，脉数舌绛辨分明，犀地丹玄麦凉血，银翘连竹气也清。

# 第三节　清热解毒剂

清热解毒剂，具有清热、泻火、解毒等作用，适用于温疫、温毒或疮疡肿毒等证。
若三焦火毒炽盛，症见烦热错语、吐血衄血及外科热毒痈疡等；若热毒聚于胸膈，可见
身热面赤、胸膈烦热、口舌生疮、便秘溲赤等；若温毒上攻头面，气血壅滞，可见头面
红肿焮痛、咽喉不利、舌苔黄燥之大头瘟证。本类方剂常以黄芩、黄连、连翘、金银
花、蒲公英、大青叶等清热泻火解毒药为主组成。代表方如黄连解毒汤、凉膈散、仙方
活命饮、普济消毒饮等。

## 黄连解毒汤方出《肘后备急方》，名见《外台秘要》引崔氏方

【组成】黄连三两（9g）　黄芩　黄柏各二两（各6g）　栀子十四枚，擘（9g）

【用法】水煎服。

【功效】泻火解毒。

【主治】三焦火毒热盛证。症见大热烦躁，口燥咽干，错语不眠；或热病吐衄，热
甚发斑；或身热下利，湿热黄疸；或外科痈疡疔毒，小便黄赤，舌红苔黄，脉数有力。

【方解】本方治证为三焦火毒热盛证。火毒炽盛，上扰神明，则烦热错语；血为热
迫，随火上逆，则为吐衄；热伤血络，血溢肌肤，则为发斑；火热伤津，则口燥咽干；

热壅肌肤，则为疮疡。治宜泻火解毒。方中：

君药：黄连，大苦大寒，善清泻心火，因心主神明，火主于心，泻火必先泻心，心火降则诸经之火自平也；兼泻中焦之火。

臣药：黄芩，苦寒，善清上焦之火。

佐药：黄柏，苦寒，善泻下焦之火；栀子，清泻三焦之火，并能导热下行，引邪热从小便而去。

【加减化裁】若兼便秘者，加大黄泻下焦实热；吐血、衄血、发斑，加玄参、生地、丹皮以清热凉血；黄疸者，加大黄、茵陈清热祛湿退黄；疮疡肿毒者，加蒲公英、连翘以清热解毒。

【临床应用】现代临床常用本方加减治疗败血症、脓毒血症、痢疾、肺炎、泌尿系感染、流行性脑脊髓膜炎、乙型脑炎等属火毒炽盛者。

【歌诀】黄连解毒汤四味，黄芩黄柏栀子备，躁狂大热呕不眠，吐衄斑黄均可为。

## 凉膈散《太平惠民和剂局方》

【组成】川大黄　朴硝　甘草炙，各二十两（各600g）　山栀子仁　薄荷去梗　黄芩各十两（各300g）　连翘二斤半（1250g）

【用法】上药共为粗末，每服6～12g，加竹叶3g，蜜少许，水煎服。亦可作汤剂煎服，用量按原方比例酌定。

【功效】泻火通便，清上泄下。

【主治】上中二焦火热证。症见烦躁口渴，面赤唇焦，胸膈烦热，口舌生疮，睡卧不宁，谵语狂妄，或咽痛吐衄，便秘溲赤，或大便不畅，舌红苔黄，脉滑数。

【方解】本方治证为上中二焦火热证。本证以上中二焦见证为主，即上焦无形热盛，中焦有形热结。此时单清其上则热结不去，纯泻其下则郁热不解，惟有上下兼施，清泻兼顾，方能切中病情。故治宜泻火通便，清上泄下为法。方中：

君药：连翘，苦寒轻清善透，长于清热解毒，并能透散上焦之郁热。

臣药：黄芩，清胸膈郁热；栀子，通泻三焦，引热下行；大黄、芒硝，泻火通便，一则以荡中焦热结；二则导火下行，以泻代清。

佐药：薄荷、竹叶，轻清疏散，以解热于上，寓有"火郁发之"之义。

使药：甘草、白蜜，既能缓硝、黄之峻泻，又能护胃津、润肠燥、和诸药。

【临床应用】现代临床常用本方加减治疗咽炎、口腔炎、急性扁桃体炎、胆道感染、急性病毒性肝炎、流行性脑脊髓膜炎等属上、中二焦火热炽盛者。

【歌诀】凉膈硝黄栀子翘，黄芩甘草薄荷饶，竹叶蜜煎疗膈上，中焦燥实服之消。

## 仙方活命饮《校注妇人良方》

【组成】白芷六分（3g）　贝母　防风　赤芍药　当归尾　甘草节　皂角刺炒　穿山甲炙　天花粉　乳香　没药各一钱（各6g）　金银花　陈皮各三钱（各9g）

【用法】水煎服，或水酒各半煎服。

【功效】清热解毒，消肿溃坚，活血止痛。

【主治】阳证痈疡肿毒初起。症见局部红肿焮痛，或身热凛寒，苔薄白或黄，脉数有力。

【方解】本方治证为阳证痈疡肿毒初起。因外感六淫，邪从火化；或嗜食膏粱厚味，痰热内生；引起热毒壅聚，营卫不和，经络阻滞，气滞血瘀痰结所致。症以局部红、肿、热、痛为特征。治宜清热解毒为主，理气活血，消肿散结为辅。方中：

君药：金银花，性味甘寒，最善清热解毒疗疮，故前人有"疮家圣药"之称。

臣药：当归尾、赤芍、乳香、没药、陈皮，行气活血，通络散瘀，消肿止痛。

佐药：白芷、防风，通滞而散其结，使热毒从外透解；贝母、天花粉，清热化痰，散结消肿，可使脓未成即消；穿山甲、皂刺，通行经络，活血消肿，透脓溃坚，可使脓成即溃。

使药：甘草，清热解毒，调和诸药；煎药加酒者，借其活血而行周身，助药力直达病所。

【临床应用】前人称本方为"疮疡之圣药，外科之首方"，广泛应用于各类阳证疮疡肿毒。现代临床常用本方加减治疗软组织化脓性炎症，如化脓性扁桃体炎、乳腺炎、脓疱疮、疖肿、深部脓肿属热毒壅盛者。

【歌诀】仙方活命金银花，防芷归陈草芍加，贝母花粉兼乳没，山甲皂刺酒煎加。

# 第四节　清脏腑热剂

清脏腑热剂，适用于热邪偏盛于某一脏腑所致火热证候。本类方剂是根据不同脏腑的火热证候，分别使用相应的清热药为主组成方剂。如心经热盛，常用黄连、栀子、木通、莲子心等以清泻心火；肝胆实火，常用龙胆草、夏枯草、青黛等以清泻肝火；肺中有热，常用黄芩、桑白皮、石膏、知母等以清肺泻热；热在胃腑，常用石膏、黄连以清胃泻热；热在大肠，常用白头翁、黄连、黄柏以清肠解毒。此外，常根据病证的兼夹不同，灵活配伍相应药物。代表方如导赤散、龙胆泻肝汤、左金丸、苇茎汤、泻白散、清胃散、玉女煎、葛根黄芩黄连汤、芍药汤、白头翁汤等。

## 龙胆泻肝汤 《医方集解》

【组成】龙胆草酒炒（6g）　黄芩炒（9g）　栀子酒炒（9g）　泽泻（12g）　木通（6g）　当归酒炒（6g）　生地黄酒炒（9g）　柴胡（6g）　生甘草（6g）　车前子（9g）（原书无用量）

【用法】水煎服。亦可制成丸剂，每服6～9g，日二次，温开水送下。

【功效】清泻肝胆实火，清利肝经湿热。

【主治】①肝胆实火上炎证。症见头痛目赤，胁痛，口苦，耳聋，耳肿，舌红苔黄，脉弦数有力。②肝经湿热下注证。症见阴肿，阴痒，阴汗，小便淋浊，或妇女带下黄臭，舌红苔黄腻，脉弦数有力。

【方解】本方治证乃肝胆实火上炎证或肝经湿热下注证。治宜清肝胆实火，泻下焦湿热。方中：

君药：龙胆草，大苦大寒，上清肝胆实火，下泻肝经湿热。

臣药：黄芩、栀子，苦寒，泻火解毒，燥湿清热，能清上导下。与君药合用，以加强清肝火、除湿热之功。

佐药：泽泻、木通、车前子，清利湿热，导湿热从小便而去；当归、生地，养血滋阴，一防肝火灼伤阴血，二防苦寒渗利之品化燥伤阴；柴胡，疏畅肝胆气机，并能引诸药入肝胆二经；且与黄芩合用，既解肝胆之热，又增清上之力。

使药：甘草，一可缓苦寒之性防其伤胃，二可调和诸药。

【临床应用】现代临床常用本方加减治疗顽固性偏头痛、头部湿疹、高血压病、急性结膜炎、虹膜睫状体炎、外耳道疖肿、鼻炎、急性黄疸性肝炎、急性胆囊炎，以及泌尿生殖系炎症、急性肾盂肾炎、急性膀胱炎、尿道炎、外阴炎、睾丸炎、腹股沟淋巴腺炎、急性盆腔炎、带状疱疹等病属肝经实火、湿热者。

【歌诀】龙胆泻肝栀芩柴，生地车前泽泻偕，木通甘草当归合，肝经湿热力能排。

## 导赤散《小儿药证直诀》

【组成】生地黄 木通 生甘草梢各等分（各6g）

【用法】近代多作汤剂，用量按原方比例酌情增减，加入竹叶适量，水煎服。

【功效】清心利尿。

【主治】心经火热证。症见心胸烦热，口渴面赤，意欲冷饮，以及口舌生疮；或心热移于小肠，小便赤涩刺痛，舌红，脉数。

【方解】本方治证乃心经火热证或心热移于小肠证。治宜上清心火，下利小便。方中：

君药：生地黄，甘寒质润，入心、肾二经，清心热而凉血滋阴；木通，苦寒，上清心经之火，下导小肠之热。两药相伍，滋阴而不恋邪，利水而不伤阴。

臣药：竹叶，甘淡，清心除烦，引热下行。

佐使药：生甘草梢，取其直入茎中而止淋痛，并能调和诸药，还可防木通、生地寒凉伤胃。

【临床应用】现代临床常用本方加减，治疗口腔炎、鹅口疮、小儿夜啼等心经有热者；以及急性泌尿系感染属心热下移小肠者。

【歌诀】导赤生地与木通，草梢竹叶四般攻，口糜淋痛小肠火，引热同归小便中。

## 清胃散《脾胃论》

【组成】生地黄 当归身各三分（各6g） 牡丹皮半钱（9g） 黄连六分，夏月倍之（6g） 升麻一钱（9g）

【用法】作汤剂，水煎服，用量按原方比例酌情增减。

【功效】清胃凉血。

【主治】胃有积热。症见牙痛牵引头疼，面颊发热，其齿喜冷恶热，或牙龈出血，或牙龈红肿溃烂，或唇舌颊腮肿痛，口气热臭，口干舌燥，舌红苔黄，脉滑数。

【方解】本方治证乃胃有积热，循经上攻所致牙痛等证。治宜清胃凉血，使上炎之火得清，血分之热得凉，循经外发诸证可解。方中：

君药：黄连，苦寒，直折胃腑之火。

臣药：升麻，辛、甘、微寒，一取其清解阳明热毒，以治胃火牙痛，一取其轻清升散透发之性，以宣达郁遏之伏火，有"火郁发之"之意。升麻与黄连相伍，则泻火而无凉遏之弊，散火而无升焰之虞，二药清上彻下，使上炎之火得降，内郁之火得散，热毒解则牙痛止；生地黄，凉血滋阴；丹皮，凉血清热。

佐药：当归，养血活血，消肿止痛。

使药：升麻，兼以引经报使。

【加减化裁】若见肠燥便秘，加大黄以导热下行；口渴饮冷，加石膏、玄参、天花粉以清热生津；胃火炽盛之牙衄，加牛膝导血热下行。

【临床应用】现代临床常用本方加减治疗口腔炎、牙周炎、三叉神经痛等属胃火上攻者。

【歌诀】清胃散用升麻连，当归生地牡丹全，或加石膏清胃热，口疮吐衄与牙痛。

### 芍药汤《素问病机气宜保命集》

【组成】芍药一两（30g）　当归半两（15g）　黄连半两（15g）　槟榔　木香　甘草炒，各二钱（各6g）　大黄三钱（9g）　黄芩半两（15g）　官桂二钱半（5g）

【用法】水煎服。

【功效】清热燥湿，调气和血。

【主治】湿热痢疾。症见腹痛，便脓血，赤白相兼，里急后重，肛门灼热，小便短赤，舌苔黄腻，脉弦数。

【方解】本方为治疗湿热疫毒下注大肠所致之痢疾的常用方剂。本证病机为湿热蕴结大肠，气血壅滞，化为脓血。治宜清热燥湿，调气和血。方中：

君药：黄芩、黄连，苦寒，清热燥湿以解大肠湿热疫毒，消除致病之因。

臣药：芍药、当归，养血活血，缓急止痛；木香、槟榔，行气导滞。四药合用，气血并调。

佐药：大黄，苦寒降泄，合芩、连则清热燥湿之力著，合归、芍、香、槟则活血行气之力彰，更借泻下通腑之功，导湿热积滞从大便而去，有"通因通用"之妙；肉桂，借其温通行散之功，与归、芍合用以行血，与香、槟同用以行气，与芩、连合用以反佐。

使药：炙甘草，既能与芍药以缓急止痛，又能调和诸药。

【临床应用】现代临床常用本方加减治疗细菌性痢疾、阿米巴痢疾、过敏性结肠炎、急性肠炎等属湿热为患者。

【歌诀】芍药汤内用大黄，芩连槟草桂归香，清热燥湿调气血，里急便脓自然康。

# 第五节　清虚热剂

清虚热剂，具有滋阴清热、养阴透热等作用。适用于温病后期，阴液已伤，邪热未尽，深伏阴分所致夜热早凉、热退无汗、舌红少苔、脉细数；或肝肾阴虚，虚火内扰所致骨蒸潮热、盗汗面赤、或久热不退的虚热证。故本类方剂常以滋阴清热的鳖甲、知母、生地黄与清透伏热的青蒿、秦艽、银柴胡等为主组成。代表方如青蒿鳖甲汤、清骨散、当归六黄汤等。

### 青蒿鳖甲汤《温病条辨》

【组成】青蒿二钱（6g）　鳖甲五钱（15g）　细生地四钱（12g）　知母二钱（6g）　丹皮三钱（9g）

【用法】水煎服。

【功效】养阴透热。

【主治】温病后期，邪伏阴分证。症见夜热早凉，热退无汗，舌红少苔，脉细数。

【方解】本方证因温病后期，阴液已伤，邪热未尽，深伏阴分所致。对于本证，若单滋阴则易恋邪不解；纯祛邪则易致阴液难复。惟有养阴与透热并举，以养阴而不恋邪，祛邪而不伤正，阴复热祛其病自愈。方中：

君药：鳖甲，咸寒，直入阴分，既可滋养阴液以复已伤之阴液，又可入络搜邪，以清阴分之伏热；青蒿，苦辛而寒，其气芳香，为清热透邪之要药，以清热透络，引邪外出。二药合用，鳖甲入阴分而滋阴，青蒿可出阳分而透热，滋透并进，使滋阴而不恋邪，透热而不伤正，有相得益彰之妙。

臣药：生地，甘寒，滋阴凉血；知母，苦寒质润，滋阴降火，共助鳖甲养阴以退虚热。

佐药；丹皮，泄血中之伏火，以助青蒿退阴分之伏火。

【临床应用】现代临床常用本方加减，治疗各种传染病恢复期低热、原因不明的发热、慢性肾盂肾炎、肾结核等属阴虚内热、低热不退者。

【歌诀】青蒿鳖甲地知丹，热自阴来仔细看，夜热早凉无汗出，养阴透热服之安。

# 第六节　清热祛暑剂

清热祛暑剂，适用于夏月暑热证。症见身热烦渴，汗出体倦，小便短赤，舌红，脉数或洪大等。然夏月雨湿较盛，天暑下迫，地湿上蒸，人处湿热交蒸之中，故暑多夹湿；又夏暑炎热，人多喜贪凉露卧，故又易兼表寒；暑为阳邪，其性升散，又易伤气阴；故其治疗又宜随证而变。如暑月感寒者，治宜祛暑解表；兼湿邪者，法当清暑利湿；暑伤气津者，又当清暑热而益气津。代表方如清络饮、香薷散、六一散、桂苓甘露丹、清暑益气汤等。

## 香薷散《太平惠民和剂局方》

【组成】香薷去土一斤（500g）　白扁豆微炒（250g）　厚朴去粗皮姜制（250g）

【用法】水煎服，或加酒少量同煎，用量按原方比例酌减。

【功效】祛暑解表，化湿和中。

【主治】阴暑。症见恶寒发热，无汗，头重身痛，腹痛吐泻，胸脘痞闷，舌苔白腻，脉浮。

【方解】本方治证为夏月乘凉饮冷，外伤于寒，内伤于湿所致阴暑证。治宜外散肌表之寒，内化脾胃之湿。方中：

君药：香薷，辛温芳香，解表散寒，祛暑化湿，为夏月解表之要药。

臣药：厚朴，辛香温燥，行气化湿，以除痞闷。

佐药：白扁豆，健脾和中，渗湿消暑。

使药：入酒少许同煎，温经通脉，活血通阳，使药力通达全身。

【加减化裁】若兼内热者，加黄连以清热；湿盛于里者，加茯苓、甘草以利湿和中；素体脾虚，中气不足者，加人参、黄芪、白术以益气健脾燥湿。

【临床应用】现代临床常用本方加减治疗夏月胃肠型感冒、急性胃肠炎属外寒内湿者。

【歌诀】香薷散中扁豆朴，祛暑解表化湿阻，易豆为花加银翘，新加香薷治阴暑。

## 六一散《伤寒直格》

【组成】滑石六两（18g）　甘草一两（3g）

【用法】为细末，每服9g，温开水调下，每日3次。或作汤剂，水煎服。

【功效】清暑利湿。

【主治】暑湿证。症见身热烦渴，小便不利，或泄泻。

【方解】本方为暑热夹湿之证而设。方中：

君药：滑石，味甘淡性寒，质重而滑，甘以和胃气，寒以散积热，淡能渗水湿，质重下降，滑能利窍，以通水道。

佐使药：甘草，甘缓性平，既可清热泻火和中，又可缓滑石之寒滑重坠太过。二药配伍，清热解暑，利水通淋，使内蕴之湿从下而泄。

【加减化裁】临证时，若暑热较重，可加西瓜翠衣、淡竹叶等以清暑利湿；伤津较重，可加麦冬、石斛等以清热生津；用治石淋，可酌加海金沙、金钱草以通淋排石。

【临床应用】现代临床常用本方加减治疗膀胱炎、尿道炎和急性肾盂肾炎等属暑热夹湿者。

【歌诀】六一散用滑石草，清暑利湿有功效，益元碧玉与鸡苏，砂黛薄荷加之好。

## 附：其他清热剂（表 3-3-1）

表 3-3-1　其他清热剂

| 分类 | 方名 | 组成 | 功效与主治 | 用法 |
|---|---|---|---|---|
| 清气分热 | 竹叶石膏汤 | 竹叶　石膏　半夏　麦门冬　人参　甘草　粳米 | 清热生津，益气和胃<br>用于伤寒、温病、暑病余热未清，气津两伤证 | 水煎服 |
| | 防风通圣散 | 防风　川芎　当归　芍药　大黄　薄荷叶　麻黄　连翘　芒硝　石膏　黄芩　滑石　生甘草　荆芥穗　白术　栀子 | 疏风清热，解表通里<br>用于风热壅盛，表里俱实证 | 水煎服 |
| 清热解毒 | 犀角地黄汤 | 犀角（水牛角代）　地黄　芍药　丹皮 | 清热解毒，凉血散瘀<br>用于热入血分而见动血、耗血之证 | 水煎服 |
| | 普济消毒饮 | 黄芩　黄连　陈皮　甘草　玄参　柴胡　桔梗　板蓝根　连翘　马勃　牛蒡子　薄荷　僵蚕　升麻 | 清热解毒，疏风散邪<br>用于大头瘟 | 水煎服 |
| 清脏腑热 | 左金丸 | 黄连　吴茱萸 | 清泻肝火，降逆止呕<br>用于肝火犯胃证 | 为末，水泛为丸，每服2～3g，温开水送服，亦可作汤剂 |
| | 苇茎汤 | 苇茎　薏苡仁　瓜蒌　桃仁 | 清肺化痰，逐瘀排脓<br>用于肺痈 | 水煎服 |
| | 泻白散 | 地骨皮　桑白皮　炙甘草 | 清泻肺热，止咳平喘<br>用于肺热咳喘证 | 入粳米一撮，水煎服 |
| | 玉女煎 | 石膏　熟地　麦冬　知母　牛膝 | 清胃热，滋肾阴<br>用于胃热阴虚证 | 水煎服 |
| | 葛根黄芩黄连汤 | 葛根　甘草　黄芩　黄连 | 解表清里<br>用于夹热下利 | 水煎服 |
| | 白头翁汤 | 白头翁　黄柏　黄连　秦皮 | 清热解毒，凉血止痢<br>用于热毒痢疾 | 水煎服 |
| 清虚热 | 清骨散 | 银柴胡　胡黄连　秦艽　鳖甲　地骨皮　青蒿　知母　甘草 | 清虚热，退骨蒸<br>用于肝肾阴虚，虚火内扰证 | 水煎服 |
| | 当归六黄汤 | 当归　生地黄　黄芩　黄连　黄柏　熟地黄　黄芪 | 滋阴泻火，固表止汗<br>用于阴虚火旺盗汗证 | 为粗末，每服15g，水煎食前服。亦可作汤剂水煎服 |

续表

| 分类 | 方名 | 组成 | 功效与主治 | 用法 |
|---|---|---|---|---|
| 清热祛暑 | 清络饮 | 鲜荷叶边　鲜银花　丝瓜皮　西瓜翠衣　鲜扁豆花　鲜竹叶心 | 祛暑清热<br>用于暑伤肺经气分轻证 | 水煎服 |
| | 清暑益气汤 | 西洋参　石斛　麦冬　黄连　竹叶　荷梗　知母　甘草　粳米　西瓜翠衣 | 清暑益气，养阴生津<br>暑伤气津证 | 水煎服 |
| | 桂苓甘露散 | 茯苓　甘草　白术　泽泻　官桂　石膏　寒水石　滑石　猪苓 | 清暑解热，化气利湿<br>用于暑湿证 | 亦可作汤剂，水煎服 |

### 思考与练习

1. 清热剂的概念、应用原则及使用注意分别是什么？

2. 清热剂分哪几类？各适用于什么病证？

3. 白虎汤主治何证？其辨证依据是什么？方中石膏、知母的配伍意义如何？

4. 清营汤的组成、主治是什么？方中"透热转气"的药物有哪些？

5. 比较清营汤、犀角地黄汤在组成、功效、主治方面的异同点。

6. 凉膈散主治何证？方中大黄、芒硝的意义如何？体现了什么治法？

7. 被前人誉为"疮疡之圣药，外科之首方"的方剂是什么？现代临床常用于哪些病证？

8. 导赤散的组成、主治是什么？其组方意义如何？

9. 龙胆泻肝汤的组成、主治是什么？方中当归、生地及柴胡的配伍意义如何？

10. 清胃散主治何证？方中升麻、黄连的配伍意义是什么？

11. 芍药汤主治何证？方中芍药、当归及木香、槟榔的配伍意义如何？

12. 清虚热剂的适应证有哪些？

13. 青蒿鳖甲汤的主治是什么？方中青蒿、鳖甲的配伍意义如何？

14. 六一散主治何证？方中滑石、甘草的配伍意义是什么？

# 第四章　泻下剂

凡以泻下药为主组成，具有通导大便、排除胃肠积滞、荡涤实热、攻逐水饮等作用，用以治疗里实证的方剂，称为泻下剂。属于"八法"中的"下法"。

泻下剂的主要作用是通过泻下通便，以排除胃肠积滞及其他有害物质，使腑气通畅；或能清热泻火，使火热之邪通过泻下而解，起到"釜底抽薪"的效果；或能攻逐水饮，使水湿痰饮之邪随大便排出，达到祛除停饮，消除水肿的目的。适用于胃肠积滞、实热内结及水肿停饮等里实证。由于里实证的病因有寒热之别，病势有轻重缓急之异，病人的体质又有强弱不同，因而证候表现有热结、寒结、燥结、水结及里实正虚等区别，泻下剂的立法用药及作用也不同。所以，本章方剂分为寒下、温下、润下、逐水、攻补兼施五类。

使用泻下剂，应在表邪已解，里实已成时应用。凡表证未解，里实虽成，但也应权衡表里证的轻重，或先表后里，或表里双解；对于孕妇、产后、月经期、失血病人，以及年老、体弱或病后元气未复者，均应慎用或忌用。如果此类病人确有可下之证时，应配伍补益扶正药，以攻补兼施；服用泻下剂时，应中病即止，慎勿过剂，以免过泻伤正；服药期间应注意饮食调养，凡生冷、油腻、煎炸等不易消化的食物均不宜食用，以免重伤胃气。

## 第一节　寒下剂

寒下剂适用于热结里实证，症见大便秘结，脘腹痞满胀痛，痛而拒按，甚至潮热谵语，舌苔黄厚，脉实等。本类方剂以攻下积滞，荡涤实热为主要作用。常用寒下药如大黄、芒硝等为主，配伍行气药、活血祛瘀药如厚朴、枳实、桃仁、牡丹皮等组成方剂。代表方如大承气汤、大黄牡丹汤、大陷胸汤等。

### 大承气汤 《伤寒论》

【组成】大黄四两，酒洗（12g）　厚朴八两，去皮，炙（24g）　枳实五枚（12g）　芒硝三合（6g）

【用法】先煎厚朴、枳实，后下大黄，煎成去渣，加入芒硝，微火溶化后，分二次服。

【功效】峻下热结。

【主治】①阳明腑实证。症见大便秘结不通，矢气频转，脘腹痞满而硬，疼痛拒按，潮热谵语，手足漐然汗出，舌苔焦黄起刺，或焦黑燥裂，脉沉实。②热结旁流。症见下利清水，色纯青而臭秽，脐腹疼痛，按之坚硬有块，口干舌燥，脉滑实。③热厥、痉病、狂证等见有里热实证者。

【方解】阳明腑实证是伤寒之邪化热，内传阳明，热盛伤津，热邪与肠中燥屎内结成实所致。前人将阳明腑实证归纳为"痞、满、燥、实"四种："痞"指自觉胸脘有痞塞重压感；"满"指脘腹胀满，按之有抵抗感；"燥"指肠中燥屎，干结不下；"实"指腹痛拒按，大便不通。治宜釜底抽薪，急下存阴。至于热结旁流，热厥、痉病、狂证等虽临床表现各有不同，但其实质都与实热内结有关，均可用峻下热结之法治疗。方中：

君药：大黄，苦寒，泻热通便，荡涤胃肠热结，治"实"。

臣药：芒硝，咸寒，软坚润燥，泻热通便，治"燥"。二药一攻一润，相须为用，增强峻下热结之力。

佐使药：厚朴，下气除胀，治"满"；枳实，行气导滞，治"痞"。厚朴、枳实二药既可调畅气机而除痞满，以消无形之气滞，又可助大黄、芒硝泻下燥实。

四药相配，则痞、满、燥、实俱去，起到峻下热结的作用。

【加减化裁】若兼气虚，可加人参以补气，并能防止泻下气脱；兼阴津不足者，加玄参、生地黄以滋阴润燥。

【临床应用】现代临床常用本方加减治疗单纯性肠梗阻、黏连性肠梗阻、蛔虫性肠梗阻、急性胆囊炎、急性胰腺炎，以及某些热性疾病过程中出现高热、谵语、神昏、惊厥、发狂而见大便不通，苔黄脉实者。

【使用注意】凡气虚阴亏，燥结不甚者，以及年老、体弱、孕妇等均应慎用。本方作用峻猛，应中病即止，切勿过剂。

【歌诀】大承气汤用硝黄，枳朴同用泻力强，痞满燥实四症见，峻下热结宜此方。

# 第二节 温下剂

温下剂适用于里寒积滞实证。症见大便秘结，脘腹胀满，腹痛喜温，手足不温，甚或厥逆，苔白滑，脉沉紧等。因寒邪非温不化，积滞非下不去，故常用泻下药大黄配伍温里药附子、干姜等组成方剂。代表方如温脾汤、大黄附子汤等。

## 温脾汤 《备急千金要方》

【组成】大黄四两（12g） 附子一枚（9g） 干姜 当归各三两（各9g） 芒硝 人参 甘草各二两（各6g）

【用法】水煎服，大黄后下。

【功效】攻下冷积，温补脾阳。

【主治】阳虚寒积证。症见腹痛便秘，脐下绞结，绕脐不止，手足不温，苔白不渴，脉沉弦而迟。

【方解】本方治证为脾阳不足，阴寒内盛，寒积阻于肠道，阳气不运所致。治宜温通并用，温散寒凝而开闭结，通下大便而除积滞。方中：

君药：附子，大辛大热，温脾阳散寒凝；大黄，泻下通便荡积滞。

臣药：干姜，辛热，温中祛寒；芒硝，泻下攻积。二药助君共奏温下冷积之功。

佐药：人参、当归，益气养血，使下不伤正。

使药：甘草，益气和中，调和诸药。

【临床应用】现代临床常用本方加减，治疗急性单纯性肠梗阻、慢性痢疾、尿毒症等属阳虚寒积证者。

【歌诀】温脾附子大黄硝，干姜当归人参草，攻下冷积温脾阳，阳虚寒积证可疗。

# 第三节 润下剂

润下剂适用于肠燥津亏，大便秘结之证。症见大便干燥，小便短赤，或身热口干，舌燥少津。此证多因年老体弱、病后、产后、阴血不足，或阴液不足所致，故常用润下药如火麻仁、杏仁等，配伍寒下药大黄等组成方剂。代表方如麻子仁丸、济川煎等。

## 麻子仁丸《伤寒论》

【组成】麻子仁二升（20g） 芍药半斤（9g） 枳实半斤，炙（9g） 大黄一斤，去皮（12g） 厚朴一尺，炙（9g） 杏仁一升，去皮、尖，熬，别作脂（10g）

【用法】上药为末，炼蜜为丸，每次9g，每日1~2次，温开水送服。亦可水煎服，用量按原方比例酌定。

【功效】润肠通便。

【主治】肠胃燥热之便秘证。症见大便干结，小便频数。

【方解】本方证由肠胃燥热，脾津不足所致。胃之燥热有余，脾之津液不足，脾受约束，津液不得四布，但输膀胱，而致小便频数；肠胃燥热，肠失濡润，故大便秘结。治宜润燥通便，开结泄热。方中：

君药：火麻仁，润肠通便。

臣药：大黄，苦寒泄热，攻积通便；杏仁，宣肺降气，润肠通便；白芍，敛阴养血。

佐药：枳实，下气破结；厚朴，行气除满。两药共用，以加强降泄通便之力。

使药：蜂蜜，滋阴润肠。

【临床应用】本方是润肠通便的常用方。现代临床常用本方加减治疗习惯性便秘、老人与产后便秘、痔疮便秘等属肠胃燥热者。

【使用注意】本方虽属润肠缓下之剂，但仍有一定的攻下破气作用，故对老人、体虚而内无邪热的便秘，以及孕妇及血虚津亏便秘，均应慎用。

【歌诀】麻子仁丸能润肠，枳朴杏芍蜜大黄，肠胃燥热便秘证，仲景用治脾约方。

# 第四节　逐水剂

逐水剂适用于水饮壅盛于里的实证，主要表现为胸水、腹水，二便不利，脉实有力等。常以峻下逐水药如大戟、芫花、甘遂等为主，因其药力峻猛，有一定的毒性，故常需配伍养胃扶正的药物如大枣等组成方剂。代表方如十枣汤。

## 十枣汤《伤寒论》

【组成】芫花熬　甘遂　大戟各等分

【用法】上三味各等分为末，或装入胶囊，每服 0.5～1g，每日 1 次，以大枣 10 枚煎汤送服，清晨空腹服。得下之后，服糜粥以调养胃气。

【功效】攻逐水饮。

【主治】①悬饮。症见咳唾胸胁引痛，甚或胸背掣痛不得息，心下痞硬，干呕短气，头痛目眩，舌苔滑，脉沉弦。②水肿。症见一身悉肿，尤以身半以下为重，腹胀喘满，二便不利。

【方解】本方证因水饮壅盛于里，停于胸胁，或水饮泛溢肢体所致，为水饮壅盛之实证。病证急重，当攻逐水饮，使水邪速下。方中：

君药：甘遂，苦寒有毒，善泻水逐饮。

臣药：大戟，苦寒有毒，善泻脏腑之水湿；芫花，辛温有毒，善消胸胁伏饮痰癖。君臣三药合而用之，峻烈性猛，各有专攻，则脏腑胸胁积水皆能攻逐。

佐药：大枣，煎汤送服，一是缓和诸药毒性、峻烈之性；二是益气护胃，使下不伤正，故以"十枣"名之。

【临床应用】本方为攻逐水饮之峻剂。现代临床常用本方加减，治疗渗出性胸膜炎、肝硬化腹水、肾炎水肿，以及晚期血吸虫病所致腹水等属水饮内停里实证者。

【使用注意】本方为逐水峻剂，用时宜从小量开始，逐渐加量，中病即止，勿使过剂。年老体虚慎用，孕妇忌服。忌与甘草配伍。

【歌诀】十枣攻逐水饮佳，甘遂大戟与芫花，悬饮内停胸胁痛，水肿腹胀用无差。

# 第五节　攻补兼施剂

攻补兼施剂适用于里实正虚之大便秘结之证，常以脘腹胀满，大便秘结而兼气血阴津不足为主要表现。若不攻则不能去其实，不补则无以救其虚，惟有攻补兼施，邪正兼顾，方为两全。本类方剂常用攻下药如大黄、芒硝等与补虚药如人参、当归、生地黄等组成方剂。代表方如黄龙汤。

## 黄龙汤《伤寒六书》

【组成】大黄（9g）　芒硝（6g）　枳实（9g）　厚朴（6g）　甘草（3g）　人参（6g）　当归

（9g）（原书无用量）

【用法】上药加桔梗 3g，生姜 3 片，大枣 2 枚，水煎，芒硝溶服。

【功效】泻热通便，补气养血。

【主治】阳明腑实，气血不足证。症见自利清水，色纯青，或大便秘结，脘腹胀满，腹痛拒按，身热口渴，神倦少气，谵语，甚或循衣摸床，撮空理线，神昏肢厥，舌苔焦黄或焦黑，脉虚。

【方解】本方治证为邪热与燥屎内结，气血不足所致。证属邪实正虚，邪实宜攻，正虚则补。治宜泻热通便，补气养血。方中：

君药：大黄、芒硝、枳实、厚朴，攻下热结，治阳明腑实。

臣药：人参、当归，益气补血，扶正祛邪，治攻不伤正。

佐药：桔梗，开肺气而通肠胃；生姜、大枣，养胃和中。

使药：甘草，调和诸药。

【加减化裁】本方为攻补兼施的代表方。若年老体弱，去芒硝，以减缓泻下之力；阴液大伤，舌苔焦黄燥裂，脉细，可加玄参、生地黄以滋养阴液。

【临床应用】现代临床常用本方加减治疗伤寒、副伤寒、流行性脑脊髓膜炎、乙型脑炎、老年性肠梗阻等属于阳明腑实兼气血不足者。

【歌诀】黄龙朴实与硝黄，参归甘桔大枣姜，阳明腑实气血虚，攻补兼施效力强。

附：其他泻下剂（表 3-4-1）

表 3-4-1　其他泻下剂

| 分类 | 方名 | 组成 | 功效与主治 | 用法 |
|---|---|---|---|---|
| 寒下 | 小承气汤 | 大黄　厚朴　枳实 | 轻下热结　用于痞、满、实之阳明腑实证热结轻证 | 水煎服，先煎厚朴、枳实，后下大黄 |
| | 调胃承气汤 | 大黄　芒硝　甘草 | 缓下热结　用于燥、实为主之阳明腑实证热结轻缓证 | 水煎服，后下大黄，芒硝溶化 |
| | 大黄牡丹汤 | 大黄　牡丹皮　芒硝　桃仁　冬瓜仁 | 泻热破瘀，散结消肿　用于肠痈初起，湿热郁滞证 | 水煎，溶芒硝服 |
| | 大陷胸汤 | 大黄　芒硝　甘遂 | 泻热逐水　用于水热互结之结胸证 | 水煎，溶芒硝，冲甘遂末服 |
| 温下 | 大黄附子汤 | 大黄　附子　细辛 | 温里散寒，通便止痛　用于寒积里实证 | 水煎服 |
| 润下 | 济川煎 | 肉苁蓉　当归　牛膝　枳壳　泽泻　升麻 | 温肾益精，润肠通便　用于肾虚便秘证 | 水煎服 |

**思考与练习**

1. 试述泻下剂的含义、作用、适应证、分类及使用注意。
2. 试述大承气汤的组成、功效、主治、煎服方法。
3. 试述十枣汤的组成、功效、主治、用法、使用注意。
4. 温脾汤、黄龙汤、麻子仁丸的组成、功效、主治是什么?

# 第五章 祛湿剂

凡以祛湿药为主组成,具有化湿利水、通淋泄浊等作用,用以治疗水湿病证的方剂,称为祛湿剂。属"八法"中"消法"。

湿邪为病,有内湿、外湿之分。外湿者,多因居处潮湿、阴雨湿蒸、冒雾涉水、汗出沾衣、感受湿邪所致,属肌表经络为病,症见恶寒发热,头困身重,关节酸痛,面目浮肿等;内湿者,多因恣啖生冷、过食酒酪、肥甘失节、脾失健运所致,属脏腑为病,症见胸闷脘痞,呕恶泻利,黄疸淋浊等。由于肌表与脏腑表里相关,故外湿可以内传脏腑,内湿亦可外溢肌肤,因而内湿、外湿又常相兼并见。

湿邪常与风、寒、暑、热等邪气相合为病,人体又有虚实强弱之分,病变部位有表里上下之别,病情亦有寒化、热化之异。因此湿邪为病较为复杂,祛湿之法也就种类繁多。根据湿邪为病的特点及兼夹病证的不同,祛湿剂一般分为燥湿和胃、清热祛湿、利水渗湿、温化寒湿、祛风胜湿五类。

湿邪为病,最易阻滞气机,故祛湿剂中多配伍理气药,以求气化则湿亦化。祛湿剂多由辛香温燥或甘淡渗利的药物组成,易于耗伤阴液,且性较通利,故对阴虚津亏,病后体弱及孕妇等,均应慎用。

## 第一节 燥湿和胃剂

燥湿和胃剂,适用于湿阻中焦证。症见脘腹痞满,嗳气吞酸,呕吐泄泻,食少体倦等。常用苦温燥湿与芳香化湿药如苍术、藿香、厚朴、白豆蔻等为主,酌配健脾渗湿和理气之品组成方剂。代表方如平胃散、藿香正气散等。

### 平胃散《太平惠民和剂局方》

【组成】苍术去粗皮,米泔浸二日,五斤(15g) 厚朴去粗皮,姜汁制,炒香 陈皮去白,各三斤二两(各9g) 甘草锉,炒,三十两(6g)

【用法】共为细末,每服6g,生姜、大枣煎汤送服。每日2次,饭前服。

【功效】燥湿运脾,行气和胃。

【主治】湿困脾胃证。症见脘腹胀满,不思饮食,恶心呕吐,嗳气吞酸,肢体沉重,倦怠嗜卧,大便溏薄,舌苔白腻而厚,脉缓。

【方解】脾主运化,喜燥恶湿,若饮食不调,或过食生冷,均可形成湿困脾胃证。

本方治证病机为湿困脾胃，运化失常，气机阻滞，胃失和降。治宜燥湿健脾，行气和胃。方中：

君药：苍术，性味苦温而燥，最善燥湿运脾。

臣药：厚朴，性味辛苦而温，行气化湿，消胀除满。

佐药：陈皮，理气和胃，芳香醒脾，以助燥湿行气之功。

使药：炒甘草，和中，调和诸药；生姜、大枣，调和脾胃。

【加减化裁】若证属湿热者，宜加黄连、黄芩以清热燥湿；属寒湿者，宜加干姜、草豆蔻以温化寒湿；湿盛泄泻者，宜加茯苓、泽泻以利湿止泻。

【临床应用】本方为治疗湿滞脾胃之基础方。现代临床常用本方加减，治疗慢性胃炎、消化道功能紊乱、胃及十二指肠溃疡等属湿滞脾胃者。

【歌诀】平胃散用朴陈皮，苍术甘草姜枣齐，燥湿运脾除胀满，调胃和中此方宜。

## 藿香正气散《太平惠民和剂局方》

【组成】藿香去土，三两（15g） 大腹皮 白芷 紫苏 茯苓去皮，各一两（各5g） 半夏曲 白术 陈皮去白 厚朴去粗皮，姜汁炙 苦桔梗各二两（各10g） 炙甘草二两半（12g）

【用法】共为细末，每服6g，加生姜3片，大枣1枚，水煎服，一日3次。

【功效】解表化湿，理气和中。

【主治】外感风寒，内伤湿滞证。症见恶寒发热，头痛，胸膈满闷，脘腹疼痛，恶心呕吐，肠鸣泄泻，舌苔白腻，脉浮或濡缓。

【方解】本方证由于外感风寒，内伤湿滞而致湿阻中焦，升降失常，特点为痛、闷、吐、泻。治宜外散风寒，内化湿浊。方中：

君药：藿香，其性味辛温而散在表之风寒，又芳香而化在里之湿浊，且可辟秽和中止呕。

臣药：紫苏、白芷，解表化湿，以助君药外散风寒，内化湿滞。

佐药：半夏曲、陈皮，燥湿和胃，降逆止呕；白术、茯苓，健脾祛湿；厚朴、大腹皮、桔梗，行气化湿，畅中消胀。

使药：甘草，调和诸药；生姜、大枣，内调脾胃，外和营卫。

【临床应用】本方能外散风寒，内化湿滞，但以化内湿为主，故对内伤湿滞者，不论有无表证，皆可应用。现代临床常用本方加减，治疗急性胃肠炎属湿滞脾胃，外感风寒者。

【歌诀】藿香正气芷陈苏，甘桔云苓术朴俱，夏曲腹皮加姜枣，外寒内湿均能祛。

# 第二节 清热祛湿剂

清热祛湿剂，适用于外感湿热，或湿热内盛，或湿热下注所致的湿温、黄疸、热淋、痿痹等证。常用清热利湿药如茵陈、滑石、薏苡仁等，或用清热燥湿药如黄柏、黄芩等为主组成方剂。代表方如茵陈蒿汤、三仁汤、八正散、二妙散等。

## 茵陈蒿汤《伤寒论》

【组成】茵陈六两（18g）　栀子十四枚（9g）　大黄二两（6g）

【用法】水煎服。

【功效】清热利湿退黄。

【主治】湿热黄疸。症见一身面目俱黄，黄色鲜明，食少呕恶，腹微满，头汗出，小便黄赤，舌苔黄腻，脉沉数。

【方解】黄疸有阴、阳之分，阳黄责之于湿热，阴黄责之于寒湿。本方主治湿热阳黄，其病因为时疫外袭，郁而不达，或饮食失调，内伤脾胃，导致运化失司，湿浊内生，郁而化热，热不得外越，湿不得下泄，湿热交蒸，熏蒸肝胆，胆汁不循常道，浸淫肌肤而发为黄疸。既以湿热为患，则治宜清利湿热。方中：

君药：茵陈，清热利湿退黄，为治疗湿热黄疸要药。

臣药：栀子，清利三焦，使湿热之邪从小便而出。

佐药：大黄，泻热通便，使湿热之邪由大便而下。

【加减化裁】若湿重于热者，可加茯苓、泽泻、猪苓以利水渗湿；热重于湿者，可加黄柏、龙胆草以清热祛湿；胁痛明显者，可加柴胡、川楝子以疏肝理气。

【临床应用】本方为治疗湿热黄疸的第一要方。现代临床常用本方加减，治疗急性黄疸性肝炎、胆囊炎、胆石症、钩端螺旋体病等引起的黄疸属湿热内蕴者。

【使用注意】本方药性寒凉，寒湿黄疸（阴黄）不宜使用。

【歌诀】茵陈蒿汤用大黄，栀子加入共煎尝，身目黄如橘子色，清热利湿退黄良。

## 二妙散《丹溪心法》

【组成】黄柏　苍术米泔浸，炒，各三两（各15g）

【用法】共为细末，各等分，每次服3~5g。

【功效】燥湿清热。

【主治】湿热下注证。症见筋骨疼痛，下肢痿软无力，足膝红肿疼痛，或湿热带下或下部湿疮等，小便短赤，舌苔黄腻。

【方解】本方为治疗湿热下注之基础方。湿热下注，流于下肢，使筋脉弛缓，则两足痿软无力，而成痿证。湿热痹阻筋脉，以致筋骨疼痛、足膝红肿，或为脚气；湿热下注带脉与前阴，则为带下臭秽或下部湿疮；小便短赤，舌苔黄腻是为湿热之征。治宜清热燥湿。方中：

君药：黄柏，其苦为燥湿，寒以清热，其性沉降，长于清下焦湿热。

臣药：苍术，辛散苦燥，长于健湿燥脾。

二药相伍，清热燥湿，标本兼顾。

【加减化裁】对湿热痿证，可加豨莶草、木瓜、萆薢等祛湿热，强筋骨；湿热脚气，宜加薏苡仁、木瓜、槟榔等渗湿降浊；下部湿疮、湿疹，可加赤小豆、土茯苓等清湿热，解疮毒。

【临床应用】本方是燥湿清热的基础名方。现代临床常用本方加减，治疗皮肤科的湿疹、脚气，妇科各种阴道炎、急慢性泌尿系感染、盆腔炎及内科的腹泻、痢疾、肠炎等。

【歌诀】二妙散中苍柏煎，若云三妙牛膝添，再加苡仁名四妙，湿热下注痿痹痊。

## 三仁汤《温病条辨》

【组成】杏仁五钱（15g）　飞滑石六钱（18g）　白通草二钱（6g）　白蔻仁二钱（6g）　竹叶二钱（6g）　厚朴二钱（6g）　生薏苡仁六钱（18g）　半夏五钱（15g）

【用法】水煎服。

【功效】宣畅气机，清利湿热。

【主治】湿温初起及暑温夹湿证。症见头痛恶寒，身重疼痛，午后身热，面色淡黄，胸闷不饥，苔白不渴，脉弦细而濡。

【方解】本方治证为湿热之邪留恋气分，弥漫三焦，郁蒸不解，阻遏气机所致。治宜芳香苦辛，轻宣淡渗之法，以宣畅气机，清利湿热。方中：

君药：杏仁，宣通上焦肺气，使气化则湿亦化；白蔻仁，芳香畅中，化湿醒脾；薏苡仁，渗利湿热，使湿热之邪从小便而去。

臣药：半夏、厚朴，辛苦性温，除湿消痞，行气散满，既助行气化湿之功，又使寒凉不碍湿。

佐使药：通草、滑石、竹叶，清热利湿而解暑。

【临床应用】本方集宣上、畅中、渗下于一身，可使湿热之邪从三焦分消。现代临床常用本方加减，治疗肠伤寒、肾盂肾炎、布氏杆菌病及关节炎等属湿重于热者。

【歌诀】三仁杏蔻薏苡仁，夏朴通草滑竹存，清热利湿兼理气，湿温初起此方珍。

## 八正散《太平惠民和剂局方》

【组成】车前子　瞿麦　萹蓄　滑石　栀子仁　甘草炙　木通　大黄面裹煨, 去面, 切, 焙, 各一斤（各9g）

【用法】共为粗末，每服6g，加灯心草适量，水煎，食后服。

【功效】清热泻火，利水通淋。

【主治】湿热淋证。症见尿频尿急，溺时涩痛，淋漓不畅，甚则癃闭不通，小腹胀急，口燥咽干，舌苔黄腻，脉沉数。

【方解】本方治证为湿热下注，蕴结膀胱所致。治宜清热泻火，利水通淋。方中：

君药：萹蓄、瞿麦、木通、滑石、车前子，清利湿热，利尿通淋。

臣药：栀子、大黄，清热泻火，导热下行，使湿热之邪从二便分消。

佐药：灯心草，导热下行。

佐使药：甘草，调和诸药。

【临床应用】现代临床常用本方加减，治疗膀胱炎、尿道炎、急性前列腺炎、泌尿系结石、肾盂肾炎等属湿热为患者。

【歌诀】八正木通与车前，萹蓄大黄栀滑研，炙草瞿麦灯心草，通淋泻火热淋痊。

# 第三节　利水渗湿剂

利水渗湿剂，适用于水湿内停所致的水肿、泄泻、癃闭、淋浊等证。常用利水渗湿药如茯苓、泽泻、猪苓等为主，酌配健脾、行气之品组成方剂。代表方如五苓散等。

## 五苓散《伤寒论》

【组成】猪苓十八铢，去皮（9g）　泽泻一两六铢（15g）　白术十八铢（9g）　茯苓十八铢（9g）　桂枝半两，去皮（6g）

【用法】共为细末，每次6g，每日3次，服后多饮开水，汗出愈。或作汤剂，水煎服。

【功效】利水渗湿，温阳化气。

【主治】①外感风寒，水湿内停。症见发热头痛，烦渴欲饮，水入即吐，小便不利，舌苔白，脉浮。②水湿内停。水肿，泄泻，小便不利，以及霍乱吐泻等。③痰饮证。脐下动悸，吐涎沫而头眩，或短气而咳者。

【方解】本方原治太阳表邪未解，内传太阳之腑，以致膀胱气化不利，遂成太阳经腑同病之"蓄水证"。治宜利水渗湿，通阳化气，兼解表邪。方中：

君药：泽泻，重用，利水渗湿。

臣药：茯苓，甘淡利水，健脾渗湿；猪苓，利水渗湿。

佐药：白术，健脾祛湿；桂枝，助阳化气，解表散寒。

【加减化裁】若水肿兼有表证者，可与越婢汤合用；水湿壅盛者，可与五皮散合用；泄泻偏于热者，须去桂枝，可加车前子、木通以利水清热。

【临床应用】现代临床常用本方加减治疗急慢性肾炎、肝硬化引起的水肿，以及急性肠炎、尿潴留、脑积水等属水湿内盛者。

【歌诀】五苓散是利水方，二苓泽泻白术掺，桂枝化气兼解表，尿利肿消体复康。

# 第四节　温化寒湿剂

温化寒湿剂，适用于脾肾阳虚，气不化水所致的痰饮、水肿等证。常用温里助阳药如附子、桂枝、干姜、吴茱萸等，配伍利湿药如茯苓、白术、木瓜等为主组成方剂。代表方如真武汤、苓桂术甘汤、实脾散等。

## 真武汤《伤寒论》

【组成】附子炮去皮，一枚，破八片（9g）　茯苓三两（9g）　芍药三两（9g）　生姜三两（9g）　白术二两（6g）

【用法】水煎服。

【功效】温阳利水。

【主治】脾肾阳虚，水气内停证。症见小便不利，全身浮肿，四肢沉重，畏寒肢冷，腹痛下利，舌质淡胖，舌苔白滑，脉沉细。

【方解】人体水液代谢与许多脏腑功能活动有关，但与脾肾的关系最为密切。肾阳为一身阳气之根，温煦生化各脏腑组织器官，若肾阳虚衰则可引起脾阳不足，脾主运化水湿，脾阳不运，必然导致水液停聚而为阳虚水停。本方治证病机为脾肾阳虚，气化不行，水湿内停，治宜温阳利水。方中：

君药：附子，大辛大热，温肾暖土以助阳气，化气行水。

臣药：白术、茯苓，健脾益气，利水渗湿，使水气从小便而去。

佐药：生姜，宣肺暖胃，既助附子温阳化气以行水，又助术、苓健脾以化湿；白芍，酸甘缓急以治腹痛，并能兼制附子、生姜辛热伤阴之弊。

【加减化裁】若水寒射肺而咳者，加干姜、细辛温肺化饮，五味子敛肺止咳；阴盛阳衰而下利甚者，去芍药之阴柔，加干姜以助温里散寒。

【临床应用】本方为温阳利水的著名方剂，治疗时标本兼顾。现代临床常用本方加减，治疗慢性肾小球肾炎、心源性水肿、甲状腺功能低下、慢性支气管炎、慢性肠炎、梅尼埃病等属脾肾阳虚，水湿内停者。

【歌诀】温阳利水真武汤，茯苓术芍附生姜，小便不利水湿停，阳虚水肿用之康。

## 苓桂术甘汤

【组成】茯苓四两（12g）　桂枝三两（9g）　白术三两（9g）　甘草二两（6g）

【用法】水煎服。

【功效】温阳化饮，健脾利湿。

【主治】痰饮。症见胸胁支满，目眩心悸，或短气而咳，舌苔白滑，脉弦滑。

【方解】本方所治痰饮病乃因中阳不足，饮停心下所致。中焦阳虚，脾失运化，则湿聚成饮；饮阻中焦，清阳不升，故头晕目眩；上凌心肺，则心悸、胸满，或短气而咳。治宜温阳化饮，健脾利湿。方中：

君药：茯苓，健脾渗湿，利水化饮。

臣药：桂枝，温阳以化饮。

佐药：白术，健脾燥湿，以杜痰饮滋生之源，并助茯苓渗利水湿之力。

使药：甘草，益气和中，调和药性。

【临床应用】本方为治疗痰饮病的主要方剂。现代临床常用本方加减，治疗慢性支气管炎、支气管哮喘、心源性或慢性肾小球肾炎所致水肿属阳虚者。

【歌诀】苓桂术甘痰饮方，健脾祛湿又温阳，饮邪为患胸胁胀，短气心悸服之康。

## 实脾散《重订严氏济生方》

【组成】厚朴去皮，姜制，炒　白术　木瓜去瓤　木香不见火　草果仁　大腹子　附子炮，去皮脐　白茯苓去皮　干姜炮，各一两（各6g）　甘草炙，半两（3g）

【用法】共为粗末，每次 12g，加生姜 5 片，大枣 1 枚，水煎去渣温服，一日 2～3次。亦可作汤剂，加姜、枣水煎服。

【功效】温阳健脾，行气利水。

【主治】阳虚水肿。症见身半以下肿甚，手足不温，口中不渴，胸腹胀满，食少便溏，舌苔白腻，脉沉弦而迟者。

【方解】本方所治阳虚水肿，又称阴水。由于脾肾阳虚，阳不化水，水气内停所致。治宜温阳健脾，行气利水。方中：

君药：附子，善温肾阳，助气化以行水；干姜，偏温脾阳，助运化以制水。

臣药：茯苓、白术，健脾渗湿，使水湿从小便而去。

佐药：木瓜，除湿醒脾和中；厚朴、木香、大腹子、草果，行气导滞，化湿利水，使气行则水行，气顺则胀消。

使药：甘草，益气健脾，调和诸药。

【临床应用】本方为治疗阳虚水肿的主要方剂。现代临床常用本方加减，治疗慢性肾小球肾炎、心源性水肿、肝硬化腹水等属脾肾阳虚者。

【歌诀】实脾苓术与木瓜，甘草木香大腹加，草果姜附兼厚朴，虚寒阴水效堪夸。

# 第五节 祛风胜湿剂

祛风胜湿剂，适用于风湿在表或风湿侵犯筋骨经络，而见腰膝顽麻痹痛等证。常用祛风湿药如羌活、独活、防风、秦艽等为主，酌配活血养血药如当归、川芎、白芍等组成方剂。代表方如独活寄生汤、羌活胜湿汤等。

## 独活寄生汤《备急千金要方》

【组成】独活三两（9g） 桑寄生 杜仲 牛膝 细辛 秦艽 茯苓 桂心 防风 川芎 人参 甘草 当归 芍药 干地黄各二两（各6g）

【用法】水煎服。

【功效】祛风湿，止痹痛，益肝肾，补气血。

【主治】痹证日久，肝肾不足，气血两虚。症见腰膝关节疼痛，肢节屈伸不利，或麻木不仁，畏寒喜温，心悸气短，舌淡苔白，脉细弱。

【方解】痹是闭阻不通之意，凡人体肌表经络遭受风寒湿邪侵袭后，使气血运行不畅引起筋骨、肌肉、关节等处的疼痛、酸楚、重着、麻木和关节肿大、屈伸不利等症，统称痹证。本方治证为风寒湿邪日久不愈，以致损伤肝肾，耗伤气血所致。治宜祛邪与扶正兼顾，祛风湿，止痹痛，益肝肾，补气血。方中：

君药：独活，辛苦微温，长于祛下焦风寒湿邪，蠲痹止痛。

臣药：秦艽、防风，祛风湿，止痹痛；细辛，辛温发散，祛寒止痛；桂心，温里散寒，温通经脉。

佐药：桑寄生、牛膝、杜仲，补肝肾，强筋骨，壮腰膝，祛风湿；人参、茯苓、甘草（四君子汤去白术），补气健脾；当归、芍药、地黄、川芎（四物汤），养血活血。

【加减化裁】若痹证疼痛较剧者，可酌加制川乌、制草乌、白花蛇等以助搜风通络、活血止痛之效；寒邪偏盛者，酌加附子、干姜以温阳散寒；湿邪偏盛者，去地黄，酌加防己、薏苡仁、苍术以祛湿消肿；正虚不甚者，可减地黄、人参。

【临床应用】本方为治疗痹证日久，正气不足的方剂。现代临床常用本方加减，治疗慢性关节炎、腰肌劳损、骨质增生、风湿性坐骨神经痛等属肝肾两虚，气血不足者。

【歌诀】千金独活寄生汤，苓桂芎归芍地黄，参草艽防辛膝杜，冷风顽痹此方尝。

## 附：其他祛湿剂（表3-5-1）

表 3-5-1　其他祛湿剂

| 分类 | 方名 | 组　成 | 功效与主治 | 用法 |
|---|---|---|---|---|
| 清热祛湿 | 甘露消毒丹 | 滑石　茵陈　黄芩　石菖蒲　川贝母　木通　藿香　射干　连翘　薄荷　白豆蔻 | 利湿化浊，清热解毒<br>用于湿温时疫，邪在分气 | 温开水送服 |
| | 连朴饮 | 黄连　厚朴　石菖蒲　半夏　豆豉　栀子　芦根 | 清热化湿，理气和中<br>用于湿热霍乱 | 水煎服 |
| 利水渗湿 | 猪苓汤 | 猪苓　泽泻　茯苓　滑石　阿胶 | 利水，清热，养阴<br>用于水热互结证 | 水煎服 |
| | 防己黄芪汤 | 防己　黄芪　白术　甘草 | 益气祛风，健脾利水<br>用于风水、风湿 | 加生姜、大枣，水煎服 |
| 祛风胜湿 | 羌活胜湿汤 | 羌活　独活　藁本　防风　炙甘草　川芎　蔓荆子 | 发汗祛风，除湿止痛<br>用于风湿在表 | 水煎，食前服 |

### 思考与练习

1. 何谓祛湿剂？可分为几类，各适用于哪些病证？
2. 应用祛湿剂时，应注意哪些问题？
3. 为什么说茵陈蒿汤为治疗湿热黄疸的第一要方？
4. 三仁汤中"三仁"的配伍意义是什么？
5. 试述平胃散与藿香正气散的组方原理。
6. 简述独活寄生汤的配伍特点。

# 第六章　温里剂

　　凡以温热药为主组成，具有温里助阳、散寒通脉作用，治疗里寒证的方剂，统称温里剂。属于"八法"中的"温法"。

　　外寒入里或寒从内生，阴寒之邪深入脏腑经络之间，阳气受损，而出现里寒证。症见畏寒肢凉，喜温蜷卧，面色苍白，口淡不渴，小便清长，脉沉迟或缓等。治宜温里祛寒，但因病位有脏腑经络之异，病势有轻重缓急之别，里寒证可分为中焦虚寒、阴盛阳衰、亡阳欲脱、经脉寒凝等证，治宜分别采取温中散寒、回阳救逆、温经散寒等方法，故温里剂可分为温中祛寒、回阳救逆、温经散寒三类。

　　温里剂多由辛温燥热之品组成，运用时必须辨清寒热真假，禁用于热证、真热假寒证；素体阴虚或失血之人及孕妇应慎用；夏天炎暑之季，或南方温热之域，剂量宜轻，且要中病即止；若阴寒太盛或真寒假热，服药入口即吐者，可反佐少量寒凉药物，或冷服，免格拒不纳。此外，少数药物有毒，应注意炮制、用法用量，以保证用药安全。总之，应因证、因人、因时、因地制宜。

## 第一节　温中祛寒剂

　　温中祛寒剂，适用于中焦虚寒证。症见脘腹胀痛，呕吐下利，不思饮食，肢体倦怠，手足不温，舌苔白滑，脉沉细或沉迟等。常用温中散寒药如干姜、吴茱萸等为主，配伍益气健脾药如人参、白术等组成方剂。代表方如理中丸、小建中汤等。

### 理中丸《伤寒论》

【组成】人参　干姜　炙甘草　白术各三两（各9g）

【用法】上药共为末，炼蜜为丸，每服9g（1丸），每日2～3次，温开水送服。或作汤剂，水煎服，用量按原方比例酌减。

【功效】温中祛寒，补气健脾。

【主治】①脾胃虚寒证。症见脘腹绵绵作痛，喜温喜按，呕吐食少，脘痞腹胀，大便稀溏，畏寒肢冷，舌淡苔白润，脉沉细或沉迟无力。②阳虚失血证。症见便血、吐血、衄血或崩漏等，血色黯淡，质清稀。③脾胃虚寒所致的胸痹；或病后多涎唾；或小儿慢惊。

【方解】本方所治为脾胃虚寒证。治宜温中祛寒，补气健脾。方中：

君药：干姜，温暖中焦之要药，温中祛寒。

臣药：人参，甘温，补气健脾，气旺则阳复，配合干姜，温中健脾。

佐药：白术，燥湿健脾，健运中州。

使药：炙甘草，既助参、术益气健脾，又可和中缓急，调和诸药。

【加减化裁】若虚寒甚者，可加附子、肉桂以增助阳祛寒之力；兼气滞停饮，可加枳实、茯苓以理气化饮。

【临床应用】方中药性偏于温燥，故对外感发热，或阴虚者忌用。现代临床常用本方加减，治疗急慢性胃肠炎、胃及十二指肠溃疡、胃痉挛、胃下垂、胃扩张、慢性结肠炎等证属脾胃虚寒者。

【歌诀】理中干姜参术甘，温中健脾治虚寒，中阳不足痛呕利，丸汤两用腹中暖。

## 小建中汤《伤寒论》

【组成】桂枝去皮，三两（9g）　炙甘草二两（6g）　大枣擘，十二枚（6枚）　芍药六两（18g）　生姜三两（9g）　饴糖一升（30g）

【用法】水煎取汁，兑入饴糖，文火加热溶化，分两次温服。

【功效】温中补虚，和里缓急。

【主治】中焦虚寒，肝脾不和证。症见腹中拘急疼痛，喜温喜按，神疲乏力，虚怯少气；或心中悸动，虚烦不宁，面色无华；或伴四肢酸楚，手足烦热，咽干口燥。舌淡苔白，脉细弦。

【方解】本方治证因中焦虚寒，肝脾失和，化源不足所致。治宜温中补虚，兼养阴缓急止痛。方中：

君药：饴糖，甘温质润，温补中焦，缓急止痛。

臣药：桂枝，辛甘温，助阳气、祛寒邪，与饴糖配合，辛甘化阳，温中焦而补脾虚；白芍，酸甘养阴，缓肝急而止腹痛。

佐药：生姜，温中散寒；大枣，益气补脾。

使药：炙甘草，益气和中，调和诸药。

【加减化裁】若气虚甚者，加黄芪以补虚益气；若面色萎黄而血虚甚者，可加当归以补血和血而止痛。

【临床应用】本方为治虚劳诸证的常用代表方剂。现代临床常用本方加减，治疗胃及十二指肠溃疡、慢性肝炎、慢性胃炎、神经衰弱、再生障碍性贫血、功能性发热等证属中焦虚寒，肝脾不和者。

【歌诀】小建中汤芍药多，桂枝甘草姜枣和，更加饴糖补中气，虚劳腹痛服之愈。

# 第二节　回阳救逆剂

回阳救逆剂，适用于阳气衰微，阴寒内盛，甚或阴盛格阳、戴阳的危重病证。症见四肢厥逆，精神萎靡，恶寒踡卧，甚或冷汗淋漓，脉微欲绝等。常用附子、干姜、肉桂等组成方剂，若亡阳气脱者，则配大补元气之人参以益气固脱。代表方如四逆汤。

### 四逆汤《伤寒论》

【组成】炙甘草二两（6g）　干姜一两半（9g）　附子生用，去皮，破八片，一枚（15g）

【用法】先煎附子，再入余药同煎，取汁温服。

【功效】回阳救逆。

【主治】①心肾阳衰寒厥证。症见四肢厥逆，恶寒蜷卧，神衰欲寐，面色苍白，腹痛吐利，舌苔白滑，脉微细。②亡阳证。症见四肢厥逆，冷汗淋漓，脉沉迟。

【方解】本方治证乃心肾阳衰，阴寒内盛所致。阳虚不能温煦周身四末，故肢厥恶寒；阳衰，不能鼓动血行，故脉微细。心阳衰微，神失所养，则神衰欲寐；肾阳衰微，不能温煦脾阳，则腹痛吐利。此阳衰阴盛之证，必用大辛大热纯阳之品，以回阳气、逐阴寒、救厥逆。方中：

君药：附子，大辛大热，补火助阳，回阳救逆，散寒止痛。

臣药：干姜，温中散寒，助阳通脉。与附子相须为用，增强回阳救逆之力。

佐使药：炙甘草，益气补中，调和药性，缓姜、附燥烈辛散之性。

【加减化裁】若阳气衰微过甚，病情危重，或利止而四逆仍在，可加人参大补元气、益气固脱；如下利甚，脉微欲绝，则倍用干姜以增强温中回阳通脉之功。

【临床应用】本方是回阳救逆的代表方剂。现代临床常用本方加减，治疗心肌梗死、心力衰竭、急性胃肠炎吐泻过多或某些急证大汗而见休克证属阴盛阳衰者。

【歌诀】四逆汤中附草姜，阳衰寒厥急煎尝，腹痛吐泻脉沉细，急投此方可回阳。

## 第三节　温经散寒剂

温经散寒剂，适用于寒凝经脉证。症见手足厥寒，或肢体疼痛，或发阴疽等。多由阳气虚弱，营血不足，寒邪入侵经脉，血行不畅所致。常用温经散寒药如桂枝、细辛等为主，配伍补养气血药如当归、白芍、熟地等组成方剂。代表方如当归四逆汤、阳和汤。

### 当归四逆汤《伤寒论》

【组成】当归三两（12g）　桂枝去皮、三两（9g）　芍药三两（9g）　细辛三两（3g）　炙甘草二两（6g）　通草二两（6g）　大枣擘、二十五枚（8枚）

【用法】水煎温服。

【功效】温经散寒，养血通脉。

【主治】血虚寒厥证。症见手足厥冷，或腰、股、腿、足、肩臂疼痛，口不渴，舌淡苔白，脉沉细或细而欲绝。

【方解】本方治证为血虚寒厥证。因营血亏虚，寒凝经脉，血行不利，营血不能充盈血脉，阳气不能达于四肢末端，故致手足厥寒、脉沉细。治宜温经散寒，养血通脉。

方中：

君药：当归，甘温，养血和血，以补亏虚之营血；桂枝，辛温，温经通脉，以散脉中之寒邪。二药合用，温经散寒，养血通脉。

臣药：芍药，养血和营，助当归补益营血之功；细辛，温经散寒，助桂枝散寒通脉之力。

佐药：通草，通经脉，以畅血行。

使药：大枣，助归、芍补营血，防桂、辛燥烈太过，免伤阴血；甘草，补脾益气，并调和诸药。

【加减化裁】腰、股、腿、足疼痛属血虚寒凝者，加川断、牛膝、鸡血藤、木瓜等以活血祛瘀；若兼有水饮呕逆者，加吴茱萸、生姜；若妇女经期腹痛，及男子寒疝、睾丸掣痛、牵引少腹冷痛、肢冷脉弦者，可加乌药、茴香、良姜、香附等以理气止痛。

【临床应用】本方为治血虚寒凝经脉的常用代表方剂。现代临床常用本方加减，治疗血栓闭塞性脉管炎、雷诺病、小儿麻痹、冻疮、肩周炎、风湿性关节炎等属血虚寒凝者。

【歌诀】当归四逆用桂芍，细辛通草甘大枣，养血温经通脉剂，血虚寒厥服之效。

## 阳和汤《外科证治全生集》

【组成】熟地黄一两（30g） 麻黄五分（2g） 鹿角胶三钱（9g） 白芥子炒研，二钱（6g） 肉桂去皮，研粉，一钱（3g） 生甘草一钱（3g） 炮姜炭五分（2g）

【用法】水煎服。

【功效】温阳补血，散寒通滞。

【主治】阴疽。症见患处漫肿无头，皮色不变，酸痛无热，口不渴，舌淡苔白，脉沉细或迟细。

【方解】本方治证阴疽，多由素体阳虚，营血不足，寒凝痰滞，痹阻于肌肉、筋骨、血脉之间而成。治宜温阳补血，散寒通滞。方中：

君药：熟地黄，重用以补阴血，填精髓；鹿角胶，温肾阳，强筋骨，益精血。二药合用，温阳补血。

臣药：肉桂、姜炭，辛热，温阳散寒，以通血脉。

佐药：白芥子，辛温达"皮里膜外"，温阳化滞，消痰散结；麻黄，辛温达卫，开腠理，透毛窍，散寒凝；姜、桂、芥、麻，既使气血宣通，又使君药熟地黄、鹿角胶补而不滞。

使药：生甘草，解毒并调和诸药。

【临床应用】本方是治疗阴疽的常用方，只可用于阴证，阳证忌用。现代临床常用本方加减，治疗骨结核、腹膜结核、慢性骨髓炎、骨膜炎、慢性淋巴结炎、类风湿关节炎、血栓闭塞性脉管炎、肌肉深部脓疡等证属阴寒凝滞者。

【歌诀】阳和熟地鹿角胶，姜炭肉桂麻芥草，温阳补血散寒滞，阳虚寒凝阴疽疗。

附：其他温里剂（表3-6-1）

**表3-6-1　其他温里剂**

| 分类 | 方名 | 组成 | 功效与主治 | 用法 |
|---|---|---|---|---|
| 温中祛寒 | 吴茱萸汤 | 吴茱萸　人参　大枣　生姜 | 温中补虚，降逆止呕<br>用于虚寒呕吐 | 水煎服 |
| 回阳救逆 | 回阳救急汤 | 熟附子　干姜　肉桂　人参　白术　茯苓　陈皮　炙甘草　五味子　半夏 | 回阳救急，益气生脉<br>用于寒邪直中三阴，真阳衰微证 | 加生姜3片，水煎，入麝香调服 |

**思考与练习**

1. 试述温里剂的适用范围及应用注意事项。
2. 理中丸的功效、主治是什么？其配伍意义是什么？
3. 试述四逆汤适应病证及组方特点。
4. 四逆汤与当归四逆汤、当归四逆汤与阳和汤在组成、功效、主治上有何异同？
5. 简述小建中汤的组成、功效及主治。

# 第七章 理气剂

凡以理气药为主组成，具有行气或降气作用，治疗气滞或气逆病证的方剂，统称为理气剂。属"八法"中的"消法"。

气病是因脏腑功能失调，气机升降失常而产生的病证。气病主要有气虚、气陷、气滞、气逆四种，本章主要论述气滞证和气逆证的治法与方剂。气滞以肝气郁滞与脾胃气滞为主，治宜行气；气逆以肺气上逆与胃气上逆为主，治宜降气。因此，理气剂分为行气和降气两类。

使用理气剂时，首先应辨清气病之虚实：若气滞实证，当宜行气，而勿补气；若气虚之证，当宜补气，而勿行气。其次应辨有无兼夹：若气滞与气逆相兼为病时，应行气与降气配合使用，且要分清主次；若兼气虚，应配伍补气药。因理气药多属芳香辛燥之品，易伤津耗气，故应勿使过剂，尤其是年老体弱、阴虚火旺、孕妇或素有崩漏吐衄者，更应慎用。

## 第一节 行气剂

行气剂，具有舒畅气机的作用，适用于脾胃气滞及肝气郁滞。脾胃气滞证见脘腹胀痛，嗳气吞酸，呕恶食少，大便失常等，常选用理气健脾药如陈皮、厚朴、枳壳、木香、砂仁等为主组成方剂；肝气郁滞证见胸胁胀痛，或疝气痛，或月经不调，或痛经等，常选用疏肝理气药如香附、青皮、郁金、川楝子、乌药、小茴香等为主组成方剂。代表方如越鞠丸、枳实薤白桂枝汤、半夏厚朴汤。

### 越鞠丸（芎术丸）《丹溪心法》

【组成】香附　川芎　苍术　栀子　神曲各等分（各9g）

【用法】上药为末，水泛为丸，每服6～9g，温开水送服。亦可按参考用量比例作汤剂煎服。

【功效】行气解郁。

【主治】六郁证。症见胸膈痞闷，脘腹胀痛，嗳腐吞酸，恶心呕吐，饮食不消。

【方解】本方乃治气血痰火湿食六郁的代表方。肝脾气机郁滞，使气、血、痰、火、食、湿相因成郁，影响气机的升降运动。本证虽言六郁，但以气郁为主，治郁者必先理气，以气行则郁行，气阻则郁结。治宜行气解郁为主。方中：

君药：香附，主入肝经，行气解郁以治气郁。

臣佐药：川芎，活血祛瘀以治血郁，又为血中气药，可助香附行气解郁；栀子，清热泻火以治火郁；苍术，燥湿运脾以治湿郁；神曲，消食导滞以治食郁。痰郁乃气滞湿聚而成，若气行湿化，则痰郁自解。

【加减化裁】若气郁偏重，可重用香附，并加木香、厚朴、枳壳以行气解郁；如血郁偏重，可重用川芎，并加桃仁、赤芍、红花、丹参等以活血祛瘀；如湿郁偏重，重用苍术，并加泽泻、茯苓、薏苡仁以利湿；如食郁偏重，可重用神曲，并加山楂、麦芽以消食；如火郁偏重，可重用栀子，并加黄芩、黄连以清热泻火；如痰郁偏重，可酌加半夏、瓜蒌、南星等祛痰。

【临床应用】现代临床常用本方加减，治疗胃神经官能症、胃及十二指肠溃疡、慢性胃炎、胆石症、胆囊炎、肝炎、肋间神经痛、痛经、月经不调等证属"六郁"者。

【歌诀】行气解郁越鞠丸，香附芎苍栀曲研，气血痰火湿食郁，随证易君并加减。

## 枳实薤白桂枝汤《金匮要略》

【组成】枳实四枚（12g）　厚朴四两（12g）　薤白半升（9g）　桂枝一两（6g）　瓜蒌捣，一枚（12g）

【用法】枳实、厚朴水煎，取汁纳入余药，煮沸数次，分三次温服。

【功效】通阳散结，祛痰下气。

【主治】胸阳不振，痰气互结之胸痹。症见胸满而痛，甚或胸痛彻背，喘息咳唾，短气，气从胁下冲逆，上攻心胸，舌苔白腻，脉沉弦或紧。

【方解】本方治证为胸阳不振，痰浊中阻，痰气互结之胸痹证。治宜通阳散结，祛痰下气。方中：

君药：瓜蒌，主入肺，涤痰散结，利气宽胸；薤白，辛温，通阳散结，行气导滞。二药配合，祛痰结，通阳气，为治胸痹要药。

臣药：枳实，化痰消痞，破气除满；厚朴，燥湿消痰，下气除满。二药同用，共助君药宽胸散结、下气除满、通阳化痰。

佐药：桂枝，通阳散寒，降逆平冲。

【临床应用】本方是治疗胸阳不振，痰气内阻之胸痹证的基础方剂。现代临床常用本方加减，治疗冠心病心绞痛、肋间神经痛、非化脓性肋软骨炎等证属胸阳不振，痰气互结者。

【歌诀】枳实薤白桂枝汤，厚蒌合治胸痹方，胸阳不振痰气结，通阳散结下气强。

## 半夏厚朴汤《金匮要略》

【组成】半夏一升（12g）　厚朴三两（9g）　茯苓四两（12g）　生姜五两（15g）　苏叶二两（6g）

【用法】水煎服。

【功效】行气散结，降逆化痰。

【主治】梅核气。症见咽中如有物梗阻，咯吐不出，吞咽不下，胸膈满闷，胁肋胀痛，精神抑郁，或咳或呕，舌苔白润或白腻，脉弦缓或弦滑。

【方解】本方治证为气滞痰郁，痰气互结于胸膈之上所致。气不行则郁难解，痰不化则结难散，故宜行气化痰兼顾，采取行气散结、化痰降逆之法。方中：

君药：半夏，化痰散结，降逆和胃。

臣药：厚朴，燥湿消痰，下气除满。君臣相伍，行气滞，化痰结。

佐药：茯苓，渗湿健脾，助半夏化痰；生姜，辛散温行，和胃止呕，且制半夏之毒性；苏叶，芳香行气，理肺疏肝，助厚朴行气宽胸、宣通郁结之气。

【临床应用】现代临床常用本方加减，治疗癔病、胃神经官能症、慢性咽炎、慢性支气管炎、食道痉挛等证属气滞痰阻者。

【歌诀】半夏厚朴与紫苏，茯苓生姜共煎服，痰凝气聚成梅核，降逆开郁气自舒。

# 第二节 降气剂

降气剂，具有降气平喘或降逆止呕作用，适用于肺气上逆证及胃气上逆证。肺气上逆症见咳喘等，常用降气平喘药如苏子、杏仁、沉香、款冬花、紫菀等为主组成方剂；胃气上逆症见呕吐、呃逆、嗳气等，常用降逆止呕药如旋覆花、代赭石、半夏、生姜、竹茹、丁香、柿蒂等为主组成方剂。代表方如苏子降气汤、定喘汤、旋覆代赭汤。

## 苏子降气汤《太平惠民和剂局方》

【组成】紫苏子二两半（9g）　半夏汤洗七次，二两半（9g）　川当归去芦，两半（6g）　炙甘草二两（6g）　前胡去芦，一两（6g）　厚朴去粗皮，姜汁拌炒，一两（6g）　肉桂去皮，一两半（3g）

【用法】加生姜2片，枣子1个，苏叶2g，水煎热服。

【功效】降气平喘，祛痰止咳。

【主治】上实下虚之喘咳证。症见咳喘短气，痰多，胸膈满闷，或腰疼脚弱，肢体倦怠，或肢体浮肿，舌苔白滑或白腻，脉弦滑。

【方解】本方治证为上实下虚之喘咳证。上实即痰涎上壅于肺，肺失宣降，故见胸膈满闷、喘咳痰多；下虚即肾阳虚亏于下，不能纳气化饮，则腰痛脚弱、喘逆短气、肢体浮肿等。本证属上实下虚，但以上实为主，治宜降气平喘、祛痰止咳为主，兼温肾纳气。方中：

君药：紫苏子，降气化痰，止咳平喘。

臣药：半夏、厚朴、前胡，祛痰止咳，降逆平喘，君臣相伍，以治上实。

佐药：肉桂，温肾祛寒，纳气平喘；当归，既治咳逆上气，又养血润燥，同肉桂温补下元以治下虚；略加生姜、苏叶宣肺散寒。

使药：甘草、大枣，和中补虚，调和诸药。

【临床应用】本方为治痰涎壅盛，上实下虚喘咳的常用方。现代临床常用本方加减，治疗慢性支气管炎、肺气肿、支气管哮喘等证属上实下虚者。

【歌诀】苏子降气祛痰方，夏朴前苏甘枣姜，肉桂纳气归调血，上实下虚痰喘康。

## 定喘汤《摄生众妙方》

【组成】白果去壳，砸碎炒黄，二十一枚（9g）　麻黄三钱（9g）　苏子二钱（6g）　甘草一钱（3g）　款冬花三钱（9g）　杏仁去皮、尖，一钱五分（6g）　桑白皮蜜炙，三钱（9g）　黄芩微炒，一钱五分（6g）　法半夏如无，用甘草汤泡七次，去脐用，三钱（9g）

【用法】水煎服。

【功效】宣降肺气，清热化痰。

【主治】风寒外束，痰热内蕴证。症见咳喘痰多气急，质稠色黄，或微恶风寒，舌苔黄腻，脉滑数。

【方解】本方治证为风寒外束，痰热内蕴之证。胸膈素有痰热，复外感风寒，肺气壅闭，失于宣降，肺气上逆而出现哮喘咳嗽、痰多色黄、质稠不易咯出等症。宜采取宣肺降气，止咳平喘，清热祛痰之法。方中：

君药：麻黄，辛温，宣肺散邪而平喘；白果，甘涩，敛肺定喘而祛痰。二药相伍，一散一敛，使散不耗伤肺气，又增平喘之功。

臣药：半夏、苏子、杏仁、款冬花，化痰止咳，降气平喘。

佐药：桑白皮、黄芩，清泄肺热，止咳平喘。

使药：甘草，祛痰止咳，调和诸药。

【临床应用】本方为治痰热内蕴，外感风寒哮喘的常用方。现代临床常用本方加减，治疗支气管哮喘、慢性支气管炎等证属痰热壅肺者。

【歌诀】定喘白果与麻黄，款冬半夏白皮桑，苏子黄芩甘草杏，宣肺平喘效力彰。

## 旋覆代赭汤《伤寒论》

【组成】旋覆花三两（9g）　人参二两（6g）　生姜五两（15g）　代赭石一两（6g）　炙甘草三两（9g）　半夏洗，半升（9g）　大枣擘，十二枚（4枚）

【用法】水煎服。

【功效】降逆化痰，益气和胃。

【主治】胃虚痰阻气逆证。症见胃脘痞闷或胀满，按之不痛，嗳气频频，或见纳差、呃逆、恶心，甚或呕吐，舌苔白腻，脉缓或滑。

【方解】本方治证为胃气虚弱，痰浊内阻，胃气上逆证。胃虚宜补，痰阻宜化，气逆宜降，故采取益气和胃、降逆化痰之法。方中：

君药：旋覆花，下气化痰，降逆止嗳。

臣药：代赭石，苦寒质重，重镇降逆；生姜，重用，能和胃降逆以止呕，温散水气以化痰，制约赭石苦寒之性，免伐胃伤阴；半夏，祛痰散结，降逆和胃。

佐使药：人参、炙甘草、大枣，补益脾胃，扶助虚弱之中气。

【临床应用】现代临床常用本方加减，治疗胃神经官能症、胃扩张、慢性胃炎、胃及十二指肠溃疡、幽门不完全性梗阻、神经性呃逆、膈肌痉挛等证属胃虚痰阻者。

【歌诀】旋覆代赭重用姜，半夏人参甘枣尝，降逆化痰益胃气，胃虚痰阻痞嗳康。

附：其他理气剂（表 3-7-1）

表 3-7-1　其他理气剂

| 分类 | 方名 | 组成 | 功效与主治 | 用法 |
|---|---|---|---|---|
| 行气 | 天台乌药散 | 天台乌药　木香　小茴香　青皮　高良姜　槟榔　川楝子　巴豆 | 行气疏肝，散寒止痛　寒凝气滞所致小肠疝气 | 巴豆、川楝子同炒黑，去巴豆，水煎取汁，冲入适量黄酒服 |
| | 厚朴温中汤 | 厚朴　陈皮　炙甘草　茯苓　草豆蔻仁　木香　干姜 | 行气除满，温中燥湿　用于脾胃寒湿气滞证 | 加生姜三片，水煎服 |
| 降气 | 小半夏汤 | 半夏　生姜 | 化痰散饮，和胃降逆　用于痰饮呕吐 | 水煎服 |

**思考与练习**

1. 行气剂与降气剂分别具有何作用？各适用何病证？
2. 越鞠丸主治哪六郁？试述其组方特点。
3. 简述枳实薤白桂枝汤、半夏厚朴汤的组成、功效、主治。
4. 比较苏子降气汤、定喘汤、旋覆代赭汤在功效、主治上的异同点。
5. 试述苏子降气汤中各药的配伍意义。

# 第八章　消食剂

凡以消食药为主组成，具有消食健脾或化积导滞作用，治疗食积停滞的方剂，统称消食剂。属于"八法"中的"消法"。

饮食停滞多因饮食不节，暴饮暴食；或脾胃虚弱，运化无力所致。治宜消食化滞，健脾消食，因此消食剂常分为消食化滞和健脾消食两类。

食积内停，使气机阻滞，而气机阻滞又可导致积滞不化，故在使用消食剂时常配伍理气药。此外，尚有兼寒或化热之异，具体用药亦应有温清之别。消食剂属渐消缓散之剂，适用于病势较缓的食积，但仍属攻伐之剂，故不宜久服，纯虚无实者禁用。

## 第一节　消食化滞剂

消食化滞剂，适用于食积内停证。症见胸脘痞闷，嗳腐吞酸，厌食呕逆，腹痛泄泻等。常用消食药如山楂、神曲、莱菔子、麦芽等为主，并配伍理气、化湿、清热等药组成方剂。代表方如保和丸。

### 保和丸《丹溪心法》

【组成】山楂六两（180g）　神曲二两（60g）　半夏　茯苓各三两（各90g）　陈皮　连翘　莱菔子各一两（各30g）

【用法】上药为细末，水泛为丸，每服6~9g，温开水送下。亦作水煎服，用量按原方比例酌减。

【功效】消食和胃。

【主治】食滞胃脘证。症见脘腹痞满胀痛，嗳腐吞酸，厌食呕逆，或大便泄泻，舌苔厚腻，脉滑。

【方解】本方治证因饮食不节，暴饮暴食所致。食积内停，气机不畅，则脘腹痞满胀痛；脾胃升降失职，纳运失司，则嗳腐吞酸、厌食呕逆、大便泄泻等。治宜消食化滞，理气和胃。方中：

君药：山楂，重用，以消一切饮食积滞，且善消肉食油腻之积。

臣药：神曲，消食健胃，长于化酒食陈腐积滞；莱菔子，下气消食除胀，长于消谷面积滞。君臣相配，能消各种饮食积滞。

佐药：半夏、陈皮，理气化湿，和胃止呕；茯苓，渗湿健脾，和中止泻；连翘，清热散结，以助消积，且清解食积所生之热。

【临床应用】现代临床常用本方加减，治疗急慢性胃炎、急慢性肠炎、消化不良、婴幼儿腹泻等证属食积内停者。

【歌诀】保和山楂莱菔曲，夏陈茯苓连翘取，细末为丸温水下，消食和胃食积去。

# 第二节　健脾消食剂

健脾消食剂，适用于脾胃虚弱，食积内停证。症见脘腹痞满，不思饮食，面黄体瘦，倦怠乏力，大便溏薄等。常选用消食药如山楂、神曲、麦芽等药，配伍益气健脾药如人参、白术、山药等为主组成方剂。代表方如健脾丸。

## 健脾丸《证治准绳》

【组成】白术炒，二两半（75g）　木香另研，七钱半（22g）　黄连酒炒，七钱半（22g）　甘草七钱半（22g）　白茯苓去皮，二两（60g）　人参一两五钱（45g）　神曲炒，一两（30g）　陈皮一两（30g）　砂仁一两（30g）　麦芽炒取面，一两（30g）　山楂取肉，一两（30g）　山药一两（30g）　肉豆蔻面裹煨热，纸包槌去油，一两（30g）

【用法】上药为细末，糊丸或水泛为丸，每服6~9g，温开水送下，每日2次。

【功效】健脾和胃，消食止泻。

【主治】脾虚食积证。症见食少难消，脘腹痞闷，大便溏薄，倦怠乏力，苔腻微黄，脉虚弱。

【方解】本方治证为脾虚食积证。脾虚宜补，食积宜消，治宜健脾与消食并用。方中：

君药：白术、茯苓，健脾祛湿以止泻。

臣药：山楂、神曲、麦芽，消食和胃以消食积；人参、山药，补气益脾，以助君药健脾之功。

佐药：木香、砂仁、陈皮，理气和胃，醒脾化湿，以助运消痞；山药、肉豆蔻，健脾涩肠以止泻；黄连，清热燥湿，可清解食积所化之热。

使药：甘草，调和诸药。

【临床应用】现代临床常用于慢性胃肠炎、消化不良证属脾虚食滞者。

【歌诀】健脾参术苓草陈，肉蔻香连合砂仁，楂肉山药曲麦炒，消补兼施不伤正。

## 附：其他消食剂（表 3-8-1）

**表 3-8-1　其他消食剂**

| 分类 | 方名 | 组成 | 功效与主治 | 用法 |
|---|---|---|---|---|
| 消食化滞 | 枳实导滞丸 | 枳实　大黄　黄连　黄芩　六神曲　白术　茯苓　泽泻 | 消积导滞，清热利湿<br>用于饮食积滞、湿热内阻所致脘腹胀痛，不思饮食，大便秘结，痢疾里急后重 | 共为细末，水泛为丸，口服 |
| 健脾消食 | 枳实消痞丸 | 干生姜　炙甘草　麦芽曲　白茯苓　白术　厚朴　半夏曲　人参　枳实　黄连 | 消痞除满，健脾和胃<br>用于脾虚气滞，寒热互结证 | 共为细末，制丸，口服 |

## 思考与练习

1. 何谓消食剂？可分哪几类？具体应用时要注意什么？
2. 试述保和丸中各药的配伍意义。
3. 从组成、功效、主治三方面比较保和丸与健脾丸的异同。

# 第九章 驱虫剂

凡以驱虫药为主组成，具有驱虫或杀虫等功用，主治人体寄生虫病的方剂，统称驱虫剂。

人体寄生虫病种类很多，常因饮食不洁，虫卵随饮食入口而致病。临床表现常为脐腹作痛，时发时止，痛而能食，面色萎黄，或面生干癣样白斑，或胃脘嘈杂，呕吐清水等。如延治或误治，日久则肌肉消瘦，不思饮食，毛发枯槁，肚腹胀大，成为疳积之证。

驱虫剂常由乌梅、花椒、槟榔、使君子、鹤虱、川楝子等驱虫药为主组方，代表方如乌梅丸。使用驱虫剂时，因寄生虫证的寒热虚实不同而配伍有异。虫证属寒者，常配伍干姜、附子；虫证属热者，常配伍黄连、黄柏；虫证兼正虚者，常配伍党参、山药；虫证兼有食积成疳者，常配伍神曲、麦芽。此外，还常配伍大黄、芦荟等泻下药物，以助虫体排出。

驱虫剂应空腹服用，并忌食油腻。驱虫之后，注意调补脾胃，使虫去而正不伤。有些驱虫剂有攻伐之力或为有毒之品，对于年老、体弱、孕妇宜慎用或禁用。

## 乌梅丸《伤寒论》

【组成】乌梅三百枚（480g）　细辛六两（180g）　干姜十两（300g）　黄连十六两（480g）　当归四两（120g）　附子炮去皮，六两（180g）　蜀椒出汗，四两（120g）　桂枝去皮，六两（180g）　人参六两（180g）　黄柏六两（180g）

【用法】研末，加蜜制丸，每次9g，日1～3次，空腹温开水送服，亦可水煎服。

【功效】温脏安蛔。

【主治】蛔厥证。症见脘腹阵痛，手足厥冷，烦闷呕吐，时发时止，常自吐蛔。亦可治久痢久泻。

【方解】本方治证是患者素有蛔虫寄于肠中，因胃热肠寒，蛔虫扰动不安，起伏无时，故腹痛、烦闷、呕吐、时发时止，甚则吐蛔；痛甚则气机逆乱，阴阳之气紊乱，乃至四肢厥冷，发为蛔厥。证属寒热错杂，治宜寒热并调、安蛔止痛。

方中：

君药：乌梅，酸能安蛔，蛔静痛止。本方重用乌梅，且以之为方名。

臣药：细辛、蜀椒，温可祛寒，使虫体得温则安；辛可伏蛔，助乌梅安蛔止痛。

佐药：黄连、黄柏，味苦性寒，苦能下蛔，寒能泄胃热；附子、干姜、桂枝，皆为辛热之品，热能温脏祛寒，辛能制蛔；当归、人参，补气养血扶正，合桂枝则补血通脉，以解四肢厥冷。

使药：蜂蜜，甘缓和中。

【临床应用】现代临床常用本方加减，治疗胆道蛔虫症、肠蛔虫病、慢性痢疾、慢性肠炎、肠易激综合征等证属寒热错杂，气血虚弱者。

【歌诀】乌梅丸用细辛桂，黄连黄柏及当归，人参椒姜加附子，温脏泄热又安蛔。

## 思考与练习

1. 试述驱虫剂的定义、适用范围和使用注意。
2. 简述乌梅丸的功效和主治。

# 第十章　理血剂

凡以理血药为主组成，具有活血祛瘀及制止出血作用，主治瘀血及出血病证的方剂，称为理血剂。

血由水谷精微所化生，为营养人体的重要物质，行于脉中，荣润五脏六腑，濡养四肢百骸。若血行不畅、血不循经妄行、营血亏虚，则可导致血瘀、出血或血虚等证。血瘀治宜活血祛瘀，出血治宜止血，血虚治宜补血，补血剂于补益剂中作介绍。本章依据治法，将理血剂分为活血祛瘀和止血两类。

临床应用理血剂时，首先应辨清瘀血和出血的原因，分清寒热虚实与轻重缓急，遵循"急则治标，缓则治本"，或标本兼治的治疗原则。因峻猛逐瘀之剂易伤人之正气，只能暂用，不宜久服。止血剂每有滞血留瘀之弊，可酌情配伍活血祛瘀之品。此外，活血祛瘀剂性多破血，故月经过多及孕妇均当慎用或忌用。

## 第一节　活血祛瘀剂

活血祛瘀剂，适用于瘀血导致胸腹诸痛、半身不遂、经闭、痛经、产后腹痛、瘀积包块，外伤瘀痛等。常用川芎、丹参、桃仁、红花、赤芍等活血祛瘀药为主，配伍行气、补气、清热、温经等药组成方剂。代表方有血府逐瘀汤、桃核承气汤、补阳还五汤、复元活血汤、桂枝茯苓丸等。

### 血府逐瘀汤《医林改错》

【组成】桃仁四钱（12g）　红花三钱（9g）　当归三钱（9g）　生地黄三钱（9g）　川芎一钱半（5g）　赤芍二钱（6g）　牛膝三钱（9g）　桔梗一钱半（5g）　柴胡一钱（3g）　枳壳二钱（6g）　甘草一钱（3g）

【用法】水煎，取汁温服。

【功效】活血化瘀，行气止痛。

【主治】胸中血瘀证。症见胸痛、头痛日久不愈，痛如针刺而有定处，舌黯红或有瘀斑，脉涩或弦紧。

【方解】本方所治为瘀血内阻胸中诸证。血瘀阻滞胸中，气机不通，清阳不升，则胸痛、头痛日久不愈，痛如针刺且有定处。治当活血化瘀，行气止痛。方中：

君药：桃仁、红花，破血祛瘀止痛，活血行滞润燥。

臣药：当归、赤芍、川芎、牛膝，活血祛瘀，通血脉，引经血，助君药活血祛瘀止痛之功。

佐药：柴胡、枳壳、桔梗、生地，一升一降，以开胸行气升阳；清热养血，以祛瘀不伤正气。

使药：甘草，调和诸药。

【加减化裁】若瘀痛入络，可加全蝎、穿山甲、地龙、三棱、莪术等以破血通络止痛；气机郁滞较重，加川楝子、香附、青皮等以疏肝理气止痛；血瘀经闭、痛经者，可用本方去桔梗，加香附、益母草、泽兰等以活血调经止痛；胁下有痞块，属血瘀者，可酌加丹参、郁金、䗪虫、水蛭等以活血破瘀，消癥化滞。

【临床应用】现代临床常用本方加减，治疗冠心病心绞痛、风湿性心脏病、胸部软组织挫伤、肝硬化、脑血栓形成、颈椎病、神经衰弱症、血栓闭塞性脉管炎、子宫内膜异位症、慢性盆腔炎等属血瘀气滞者。

【歌诀】血府当归生地桃，红花枳壳草赤芍，柴胡芎桔牛膝等，血化下行不作劳。

## 桃核承气汤《伤寒论》

【组成】桃仁五十个，去皮尖（12g）　大黄四两（12g）　桂枝二两，去皮（6g）　甘草二两，炙（6g）　芒硝二两（6g）

【用法】前四味药水煎，加芒硝微沸温服。

【功效】破血下瘀。

【主治】下焦蓄血证。症见少腹急结，小便自利，甚则烦躁谵语，至夜发热，以及血瘀经闭，痛经，脉沉实而涩。

【方解】本方所治为下焦蓄血证。热邪随经传腑，与血相搏互结于下焦，故少腹急结；瘀热上扰心神，轻则烦躁，重则谵语；热在血分，夜属阴，则至夜发热。治宜破血逐瘀、攻下泻热。方中：

君药：桃仁、大黄，破血祛瘀，下瘀泻热，二者合用，瘀热并治。

臣药：芒硝、桂枝，软坚泻热，通行血脉，助桃仁、大黄攻逐瘀热。

佐使药：炙甘草，调和诸药，益气和中。

【临床应用】现代临床常用本方加减，治疗急性盆腔炎、胎盘残留、附件炎、子宫肌瘤、肠梗阻、子宫内膜异位症等属瘀热互结于下焦者。

【歌诀】桃核承气五般施，甘草硝黄合桂枝，下焦蓄血小腹胀，泻热破瘀功效奇。

## 补阳还五汤《医林改错》

【组成】黄芪生，四两（120g）　当归尾二钱（6g）　赤芍一钱半（5g）　地龙一钱（3g）　川芎一钱（3g）　红花一钱（3g）　桃仁一钱（3g）

【用法】水煎服。

【功效】补气活血通络。

【主治】气虚血瘀之中风。症见半身不遂，口眼㖞斜，语言謇涩，口角流涎，小便频数或失禁，舌黯淡，苔白，脉缓无力。

【方解】本方所治为中风之气虚血瘀证。正气亏虚，不能推动血行，以致脉络瘀阻，肌肉筋脉失养，故半身不遂、口眼㖞斜；气虚血瘀，舌失所养，故语言謇涩；气虚固摄无力，则口角流涎、小便频数或遗尿不禁。治宜大补元气，活血通络，使气旺血行，瘀祛正不伤，脉络通畅，肌肉筋脉得养，诸症均可除。方中：

君药：黄芪，补益元气，大补脾胃之气，令气旺则血行，瘀祛络通。

臣药：当归尾，补血活血，化瘀不伤正，助黄芪畅旺气血。

佐使药：川芎、赤芍、桃仁、红花，助当归尾活血祛瘀之力；地龙，行散走窜，通经活络。

【临床应用】现代临床常用本方加减，治疗脑梗死、脑动脉硬化症、血管神经性头痛、冠心病、小儿麻痹后遗症等属于气虚血瘀者。

【歌诀】补阳还五赤芍芎，归尾通经佐地龙，四两黄芪为主药，血中瘀滞用桃红。

## 复元活血汤 《医学发明》

【组成】大黄酒浸，一两（30g） 柴胡半两（15g） 桃仁酒浸，去皮尖，研如泥，五十个（15g） 红花二钱（6g） 穿山甲炮，二钱（6g） 瓜蒌根三钱（9g） 当归三钱（9g） 甘草二钱（6g）

【用法】水煎服。或研末以黄酒送服，每服（一两）30g。

【功效】活血祛瘀，疏肝通络。

【主治】跌打损伤，胁下瘀血阻滞证。症见胁肋瘀肿疼痛，痛不可忍。

【方解】本方所治为跌打损伤，胁下瘀血证。跌打损伤，瘀血留于胁下，气机郁滞，则胁肋瘀肿疼痛，甚者痛不可忍。治宜活血祛瘀通络，疏肝理气。方中：

君药：酒制大黄，活血祛瘀，荡涤瘀滞败血；柴胡，疏肝行气。

臣药：桃仁、红花，活血祛瘀止痛；穿山甲，破瘀通络，散结消肿，助君药活血祛瘀，行气散结。

佐药：当归，养血活血；瓜蒌根，消瘀续伤。

使药：甘草，调和诸药，缓急止痛。

【临床应用】现代临床常用本方加减，治疗胸胁软组织挫伤、肋间神经痛、肋软骨炎、肋骨骨折、乳腺增生症属于瘀血停滞者。

【歌诀】复元活血大黄柴，桃红瓜蒌归甲草，祛瘀疏肝又通络，损伤瘀痛酒煎去。

## 桂枝茯苓丸 《金匮要略》

【组成】桂枝 茯苓 丹皮 桃仁去皮、尖 芍药各等分（各9g）

【用法】研为末，炼蜜为丸，每日服 3～5g。

【功效】活血化瘀，缓消癥块。

【主治】瘀阻胞宫证。症见妇人宿有癥块，致妊娠胎动不安、漏下不止，或闭经、痛经，产后腹痛，舌质紫暗，脉沉涩。

【方解】本方所治为瘀阻胞宫证。瘀血癥块，停于胞宫，致冲任失调，胎失所养，胎元不固,则胎动不安;瘀阻胞宫,阻遏经脉,致血溢脉外,则漏下不止;瘀阻胞宫,血行不畅,不通则痛,则小腹疼痛拒按。治宜活血行瘀,消积化癥。方中:

君药:桂枝,温通经脉,行散瘀滞。

臣药:桃仁,活血行瘀,助桂枝化瘀消癥。

佐药:丹皮、芍药,活血散瘀,活血养血;茯苓,渗湿健脾,以助消癥。

使药:蜂蜜,缓和诸药。

【临床应用】现代临床常用本方加减,治疗子宫内膜炎、附件炎、子宫肌瘤、子宫内膜异位症、卵巢囊肿等属于瘀血停滞者。

【歌诀】金匮桂枝茯苓丸,桃仁芍药同牡丹,等分为末蜜丸服,消癥化积胎可安。

## 鳖甲煎丸《金匮要略》

【组成】鳖甲炙,十二分(90g) 乌扇炮 黄芩 鼠妇熬 干姜 大黄 桂枝 石韦去毛 厚朴 紫葳 阿胶各三分(各22.5g) 柴胡 蜣螂熬各六分(各45g) 芍药 牡丹去心 䗪虫熬,各五分(各37g) 蜂窠炙,四分(30g) 赤硝十二分(90g) 桃仁 瞿麦各二分(各15g) 人参 半夏 葶苈各一分(各7.5g)

【用法】除赤硝、鳖甲、阿胶外,将其余药烘干研末,以黄酒600g拌匀,封闭隔水炖至酒尽药熟,干燥,与赤硝等三味药混合共为细末,炼蜜为丸,每丸3g。每次服1~2丸,日3次。

【功效】行气活血,祛湿化痰,消癥化结。

【主治】疟母,癥瘕。症见疟疾日久不愈,胁下痞硬成块;以及癥瘕积聚,推之不移,腹中疼痛,时有寒热,女子闭经等。

【方解】本方所治为疟母,癥瘕。疟母之成,每因疟邪经久未祛,以致正气日渐虚衰,气血运行失畅,寒热痰湿之气与脏气相搏,聚而成形停于胁下所生。癥瘕因气滞血凝日久积聚所成。治宜活血行瘀,软坚消癥。方中:

君药:鳖甲,活血化瘀,消癥祛积。

臣药:大黄、赤硝、䗪虫、蜣螂、鼠妇,攻积祛瘀,助鳖甲破坚消癥;柴胡、黄芩,清热疏肝,理气行滞;厚朴、乌扇(射干)、葶苈子、半夏,行气解郁,消痰化癖;干姜、桂枝调解郁滞;桃仁、紫葳、牡丹皮、蜂窠,破血逐瘀,软坚散结;瞿麦、石韦,利水祛湿。

佐药:人参、阿胶、芍药,补气养血,攻邪而不伤正。

【临床应用】现代临床常用本方加减治疗慢性肝炎、肝硬化、肝脾肿大、肝癌、卵巢囊肿、子宫肌瘤等属于正气虚衰,气血瘀滞者。

【歌诀】鳖甲煎丸疟母方,䗪虫鼠妇及蜣螂,蜂窠石韦人参射,桂朴紫葳丹芍姜,瞿麦柴芩胶半夏,桃仁葶苈和硝黄,疟缠日久胁下硬,癥消积化保安康。

# 第二节　止血剂

止血剂，适用于全身不同部位的出血，如血溢脉外妄行而出现的吐血、衄血、便血、尿血、崩漏等。常用大蓟、小蓟、侧柏叶、白茅根、三七、艾叶等止血药为主，配伍清热、温阳、益气、化瘀、补冲任等药组成方剂。代表方有十灰散、小蓟饮子等。

## 十灰散《十药神书》

【组成】大蓟　小蓟　荷叶　侧柏叶　茅根　茜草　山栀子　大黄　牡丹皮　棕榈皮各等分（各9~15g）

【用法】水煎服。或各药烧灰存性，研末，藕汁或萝卜汁适量，调服9~15g。

【功效】凉血止血。

【主治】血热妄行之各种上部出血证。症见咳血、呕血，吐血，咯血，衄血，血色鲜红，舌红，脉数。

【方解】本方所治为血热迫血上行所致各种出血证。火热之邪炽盛炎上，损伤脉络，迫血妄行，上走清窍，故见上部溢血。治宜凉血止血，使热清，火降，则出血得止，诸症可除。方中：

君药：大蓟、小蓟，凉血止血，兼能祛瘀。

臣药：荷叶、侧柏叶、白茅根、茜草，皆能凉血止血；棕榈皮，功专收敛止血。

佐药：栀子、大黄，清热降火，引热邪下行；丹皮与大黄配伍，凉血祛瘀，使止血而不留瘀；藕汁清热凉血散瘀，萝卜汁清热降气，以增止血之效。

【临床应用】现代临床常用本方加减，治疗消化道出血、支气管扩张与肺结核咯血等属于血热妄行者。

【歌诀】十灰散中十般灰，柏茅茜荷丹棕煨，二蓟栀黄皆炒黑，上部出血热可摧。

## 小蓟饮子《济生方》

【组成】小蓟根半两（15g）　生地黄洗，四两（30g）　滑石半两（15g）　木通半两（6g）　蒲黄炒，半两（9g）　藕节半两（9g）　淡竹叶半两（9g）　当归去芦，酒浸，半两（6g）　栀子半两（9g）　甘草炙，半两（6g）

【用法】水煎服。

【功效】凉血止血，利尿通淋。

【主治】下焦热结之血淋、尿血。症见小便频数，淋沥涩痛，或尿中带血，舌红苔黄，脉数。

【方解】本方所治为下焦热结之血淋、尿血。下焦瘀热，蓄聚膀胱，损伤膀胱血络，则尿中带血；瘀热蕴结膀胱，气化不利，则小便频数、淋沥涩痛。治宜凉血止血，泻热通淋。方中：

君药：小蓟，凉血止血，又能利尿通淋，善治血淋、尿血。

臣药：生地，凉血止血，清热养阴，使利尿不伤阴；蒲黄、藕节，凉血止血消瘀，助小蓟止血而不留瘀。

佐药：滑石、淡竹叶、木通，清热利水通淋；栀子，清泻三焦之火，引热下行；当归，养血和血，引血归经。

使药：甘草，缓急止痛，调和诸药。

【临床应用】现代临床常用本方加减，治疗急性泌尿系感染、泌尿系结石、精囊炎、急性肾小球肾炎等属于下焦瘀热者。

【歌诀】小蓟饮子藕蒲黄，木通滑石生地襄，归草黑栀加竹叶，血淋热结服之康。

## 附：其他理血剂（表 3-10-1）

表 3-10-1　其他理血剂

| 分类 | 方名 | 组成 | 功效与主治 | 用法 |
| --- | --- | --- | --- | --- |
| 活血 | 温经汤 | 吴茱萸　桂枝　当归　芍药　阿胶　麦冬　川芎　牡丹皮　人参　半夏　生姜　甘草 | 温经散寒，祛瘀养血<br>用于冲任虚寒，瘀血阻滞证 | 水煎服 |
| | 生化汤 | 全当归　川芎　桃仁　干姜　甘草 | 祛瘀生新，温经止血<br>用于产后瘀血腹痛 | 水煎服 |
| | 失笑散 | 五灵脂　蒲黄 | 活血祛瘀，散结止痛<br>用于血瘀作痛 | 共为细末，每服6g，黄酒或醋调服 |
| 止血 | 咳血方 | 青黛　瓜蒌仁　海粉　栀子　诃子 | 清肝宁肺，凉血止血<br>用于肝火犯肺之咳血 | 共研细末为丸，每服9g；或水煎服 |
| | 黄土汤 | 灶心土　附子　白术　阿胶　干地黄　黄芩　甘草 | 温阳健脾，养血止血<br>用于脾阳不足，脾不统血证 | 水煎服 |

### 思考与练习

1. 试述理血剂的定义、分类及其适应证。

2. 比较血府逐瘀汤与桃核承气汤在组成、功效、主治方面的异同。

3. 简述补阳还五汤在配伍用药的特点。

4. 小蓟饮子由哪几味药组成？

# 第十一章　治燥剂

　　凡以轻宣辛散或甘凉滋润的药物为主组成，具有轻宣外燥或滋阴润燥等作用，用以治疗燥证的方剂，称为治燥剂。

　　燥证有外燥与内燥之分，外燥指感受秋令燥邪所发生的病证，其病常始于肺卫；内燥是属于脏腑津亏液耗所致的病证。在治疗上，外燥宜轻宣，内燥宜滋润，故治燥剂常分为轻宣外燥和滋阴润燥两类。

　　燥邪最易化热，伤津耗气，因此治燥剂除以轻宣或滋润药物为主外，常酌情配伍清热泻火或生津益气之品，一般以甘寒或咸寒者为宜。至于辛香耗津、苦寒化燥之品，均非燥证所宜。此外，甘凉滋润药物易于助湿滞气，脾虚便溏或素体湿盛者忌用。

## 第一节　轻宣外燥剂

　　轻宣外燥剂适用于外感凉燥或温燥之证。凉燥是因深秋气凉，感受风寒燥邪，肺气不宣，津液不布，聚而为痰所致。症见头痛恶寒，咳嗽痰稀，鼻塞咽干，舌苔薄白。治宜轻宣温润。常用苦辛温润药如苏叶、杏仁等为主组成方剂。代表方如杏苏散。温燥是由初秋燥热，或久晴无雨，燥热伤肺，耗津灼液，使肺金清肃之令不行。症见头痛身热，干咳少痰，或气逆而喘，口渴鼻燥，舌边尖红，苔白而燥。治宜清宣润肺。常用辛凉甘润药如桑叶、杏仁、沙参等为主组成方剂。代表方如清燥救肺汤。

### 杏苏散《温病条辨》

　　【组成】杏仁（9g）　苏叶（9g）　半夏（9g）　茯苓（9g）　橘皮（6g）　前胡（9g）　桔梗（6g）　枳壳（6g）　甘草（3g）　生姜（3片）　大枣（3枚）（原方无用量）

　　【用法】水煎，取汁温服。

　　【功效】轻宣凉燥，理肺化痰。

　　【主治】外感凉燥证。症见头微痛，恶寒，无汗，咳嗽痰稀，胸闷，鼻塞咽干，苔白，脉弦。

　　【方解】本方治证是因凉燥外袭，肺气不宣，痰湿内阻所致。凉燥外袭，故头微痛、恶寒、无汗；肺气不宣，津液不布，则咳嗽痰稀、胸闷、鼻塞咽干；凉燥兼痰湿，则苔白、脉弦。治宜轻宣凉燥为主，辅以理肺化痰。方中：

　　君药：杏仁，苦温而润，宣肺止咳化痰；苏叶，辛温不燥，解肌发表，理气和中。

臣药：前胡，疏风降气化痰，并助君药轻宣达表兼化痰；桔梗、枳实，一升一降，助杏仁开宣肺气。

佐药：半夏、陈皮，燥湿化痰，理气行滞；茯苓，渗湿健脾以绝生痰之源；生姜、大枣，调和营卫，通行津液。

使药：甘草，调和诸药。

【临床应用】本方是治疗凉燥证的代表方剂。现代临床常用本方加减，治疗流行性感冒、慢性支气管炎、肺气肿等属外感凉燥，肺气不宣，痰湿内阻者。

【歌诀】杏苏散内夏陈前，枳桔苓草姜枣研，轻宣温润治凉燥，咳止痰化病自痊。

### 清燥救肺汤《医门法律》

【组成】桑叶经霜者，去枝梗，三钱（9g）　石膏煅，两钱五分（8g）　甘草一钱（3g）　胡麻仁炒，研，一钱（3g）　人参七分（2g）　真阿胶八分（3g）　麦门冬去心，一钱二分（4g）　杏仁泡，去皮尖，炒黄，七分（2g）　枇杷叶一片，刷去毛，蜜涂，炙黄（3g）

【用法】水煎，频频热服。

【功效】清燥润肺，养阴益气。

【主治】温燥伤肺，气阴两伤证。症见头痛身热，干咳无痰，气逆而喘，咽喉干燥，口渴鼻燥，胸膈满闷，舌干少苔，脉虚大而数。

【方解】本方所治乃温燥伤肺之重证。治宜清宣润肺与养阴益气兼顾，忌用辛香、苦燥之品，以免更加伤阴耗气。方中：

君药：桑叶，质轻性寒，清透肺中燥热之邪。

臣药：石膏，辛甘而寒，清泄肺热，石膏虽质重沉寒但量少，故不碍桑叶轻宣之性；麦冬，甘寒，养阴润肺。

佐药：人参，益胃津，养肺气，合甘草以培土生金；胡麻仁、阿胶，助麦冬养阴润肺，肺得滋润，则治节有权；杏仁、枇杷叶，降泄肺气。

使药：甘草，调和诸药。

【临床应用】本方是治疗燥热伤肺重证之主方。现代临床常用本方加减治疗肺炎、支气管哮喘、急慢性支气管炎、肺气肿、肺癌等属燥热壅肺，气阴两伤者。

【歌诀】清燥救肺参草杷，膏桑胶杏麦胡麻，温燥伤肺气阴伤，清燥润肺效可夸。

# 第二节　滋阴润燥剂

滋阴润燥剂适用于脏腑津亏液耗的内燥证。燥在上者，出现干咳咽燥，或咳血等肺燥阴伤证，治宜清燥润肺；燥在中者，出现肌热易饥、口中燥渴或者噎膈反胃等胃燥阴伤证，治宜养胃生津；燥在下者，出现消渴咽干、面赤烦躁或津枯便秘等肾燥阴伤证，治宜养阴滋肾，或润肠通便。常用沙参、麦冬、生地、熟地、玄参等为主组成方剂。代表方如百合固金汤、增液汤、沙参麦冬汤、麦门冬汤。

## 增液汤《温病条辨》

【组成】玄参一两（30g）　麦冬八钱（24g）　生地八钱（24g）

【用法】水煎服。

【功效】滋阴清热，润肠通便。

【主治】阳明温病，津液不足，大便秘结，口渴，舌干红，脉细稍数或沉而无力。

【方解】本方所治大便秘结为热病耗损津液，阴亏液涸，不能濡润大肠，"无水舟停"所致。津液亏乏，不能上承，则口渴；舌干红，脉细数为阴虚内热之象；脉沉而无力者，主里主虚之候。治宜增液润燥。方中：

君药：重用玄参，苦咸而凉，滋阴润燥，壮水制火，启肾水以滋肠燥。

臣药：生地甘，苦而寒，清热养阴，壮水生津，以增玄参滋阴润燥之力；麦冬，因肺与大肠相表里，故用甘寒之，滋养肺胃阴津以润肠燥。

三药合用，养阴增液，以补药之体为泻药之用，使肠燥得润、大便得下，故名之曰"增液汤"。本方咸寒苦甘同用，旨在增水行舟，非属攻下，欲使其通便，必须重用。

【加减化裁】若津亏燥热已甚，大便干结者，服增液汤一日后仍不得下，可加生大黄、芒硝以清热泻下，软坚润燥；若见唇干口燥者，可加沙参、石斛、花粉以养阴生津。

【临床应用】现代临床常用本方加减，治疗习惯性便秘、慢性咽喉炎、复发性口腔溃疡、糖尿病、皮肤干燥综合征、肛裂、慢性牙周炎等证属阴津不足者。

【歌诀】增液玄参与地冬，热病津枯便不通，补药之体作泻剂，但非重用不为功。

## 百合固金汤《慎斋遗书》

【组成】百合一钱半（10g）　熟地三钱（10g）　生地三两（10g）　当归三钱（10g）　白芍一钱半（10g）　桔梗八分（10g）　玄参八分（10g）　贝母一钱半（10g）　麦冬一钱半（10g）　甘草一钱半（3g）

【用法】水煎服。

【功效】滋肾保肺，止咳化痰。

【主治】肺肾阴亏，虚火上炎证。症见咳嗽气喘，痰中带血，午后潮热，头晕目眩，咽喉燥痛，舌红少苔，脉细数。

【方解】本方治证是因肺肾阴亏所致。肺肾阴亏，肺失清肃，虚火上炎，则咳嗽气喘、痰中带血、咽喉燥痛；阴虚生内热，则眩晕、午后潮热、舌红少苔、脉细数。治宜滋肾保肺，清热止咳化痰。方中：

君药：百合，滋阴清热，润肺止咳；生地、熟地，二地合用滋阴养血，清热凉血。

臣药：麦冬，协助百合滋阴清热，润肺止咳；玄参，助二地滋阴，清虚热。

佐药：当归、白芍，养血和血；贝母，润肺化痰止咳；桔梗，宣肺祛痰，载药上行。

使药：生甘草，清热泻火，调和诸药。

【临床应用】本方是治疗肺肾阴亏，虚火上炎所致咳嗽痰血证的常用方。现代临床常用本方加减，治疗肺结核、慢性支气管炎、支气管扩张、慢性咽喉炎等证属肺肾阴虚者。

【歌诀】百合固金二地黄，玄参贝母桔草藏，麦冬芍药当归配，喘咳痰血肺家伤。

附：其他治燥剂（表3-11-1）

表3-11-1 其他治燥剂

| 分类 | 方名 | 组　成 | 功效与主治 | 用法 |
|---|---|---|---|---|
| 轻宣外燥 | 桑杏汤 | 桑叶 象贝 香豉 栀子 梨皮 杏仁 沙参 | 清宣温燥，润肺止咳<br>用于外感温燥证 | 水煎服 |
| 滋阴润燥 | 沙参麦冬汤 | 沙参 麦冬 玉竹 花粉 冬桑叶 生扁豆 生甘草 | 清养肺胃，生津润燥<br>用于燥伤肺胃阴分 | 水煎服 |
| | 益胃汤 | 沙参 麦冬 冰糖 细生地 玉竹 | 养阴益胃<br>用于胃阴损伤证 | 水煎服 |
| | 养阴清肺汤 | 大生地 生甘草 薄荷 贝母 丹皮 炒白芍 麦冬 玄参 | 养阴清肺<br>用于白喉之阴虚燥热证 | 水煎服 |
| | 麦门冬汤 | 麦门冬 半夏 人参 甘草 粳米 大枣 | 润肺益胃，降逆下气<br>用于肺痿证 | 水煎服 |

思考与练习

1.简述治燥剂的含义、分类与适应证。

2.从组成、功效、主治方面比较杏苏散与清燥救肺汤的异同。

3.试述增液汤、百合固金汤的功效、主治与配伍意义。

# 第十二章　祛痰剂

凡以祛痰药为主组成，具有消除痰饮的作用，用以治疗各种痰病的方剂，称为祛痰剂。

祛痰剂适用于因痰所致的各种病证。痰病成因极为复杂，临床表现多样，常见的病症有咳嗽、喘促、头痛、眩晕、胸痹、呕吐、中风、痰厥、癫狂、惊痫，以及痰核、瘰疬等。痰病的种类较多，就其性质而言，常可分为湿痰、热痰、燥痰、寒痰、内风夹痰等，因而祛痰剂相应分为燥湿化痰、清热化痰、润燥化痰、温化寒痰和息风化痰五类。

临床治疗痰病，不仅要消除已生之痰，而且要着眼于杜绝生痰之源。因此，祛痰剂中常配伍健脾祛湿药，有时酌配益肾之品，以图标本同治；亦常配伍理气药，因痰随气而升降，气滞则痰聚，气顺则痰消。

运用祛痰剂时，首先应辨别痰病的性质，即寒热燥湿的不同。同时还应注意病情，分清标本缓急，并根据需要配伍，灵活运用。有咳血倾向者，不宜用燥热之剂，以免引起大量咯血；表邪未解或痰多者，慎用滋润之品，以防壅滞留邪，病久不愈。

## 第一节　燥湿化痰剂

燥湿化痰剂，适用于湿痰证。湿痰多由脾失健运，湿郁气滞所致。症见痰多易咯，胸脘痞闷，呕恶眩晕，肢体困倦，舌苔白腻或白滑，脉缓或滑。常用燥湿化痰药如半夏、南星等为主，配伍健脾祛湿及理气之品如白术、茯苓及陈皮、枳实等组成方剂。代表方如二陈汤、温胆汤。

### 二陈汤 《太平惠民和剂局方》

【组成】半夏五两（10g）　橘红五两（10g）　白茯苓三两（10g）　甘草炙，一两半（5g）

【用法】加生姜 7 片，乌梅 1 个同煎，取汁温服。

【功效】燥湿化痰，理气和中。

【主治】湿痰证。症见咳嗽痰多，色白易咯，胸闷，恶心呕吐，肢体困倦，心悸，眩晕，舌苔白腻，脉滑。

【方解】本方治证多因脾失健运，湿无以化，湿聚成痰，郁积而成。治宜燥湿化痰，理气和中。方中：

君药：半夏，燥湿化痰，降逆和胃。

臣药：橘红，理气行滞，燥湿化痰。君臣相配，可增强燥湿化痰之力。此外，半夏、橘红陈久者无过燥之弊，即以陈久者为佳，故方名"二陈"。

佐药：茯苓，健脾渗湿。

使药：甘草，润肺和中，调和诸药。

【加减化裁】本方加减化裁，可用于多种痰证。治湿痰，可加苍术、厚朴以增燥湿化痰之力；治热痰，可加胆星、瓜蒌以清热化痰；治寒痰，可加干姜、细辛以温化寒痰；治风痰眩晕，可加天麻、僵蚕以化痰息风；治食痰，可加莱菔子、麦芽以消食化痰；治郁痰，可加香附、青皮、郁金以解郁化痰；治痰流经络之瘰疬、痰核，可加海藻、昆布、牡蛎以软坚化痰。

【临床应用】本方为燥湿化痰的基础方。现代临床常用本方加减，治疗慢性支气管炎、肺气肿、慢性胃炎、妊娠呕吐、神经性呕吐等证属湿痰者。

【歌诀】二陈汤用半夏陈，苓草梅姜一并存，理气祛痰兼燥湿，湿痰为患此方珍。

## 温胆汤《三因极一病证方论》

【组成】半夏汤洗七次　竹茹　枳实麸炒，去瓤，各二两（各6g）　陈皮三两（9g）　白茯苓一两半（4.5g）　甘草炙一两（3g）

【用法】加生姜5片，大枣1枚，水煎服，用量按原方比例酌定。

【功效】理气化痰，和胃利胆。

【主治】胆胃不和，痰热内扰证。症见胆怯易惊，虚烦不宁，失眠多梦，呕吐呃逆，癫痫，舌苔白腻，脉弦滑。

【方解】本方治证多因素体胆气不足，复由情志不遂，胆失疏泄，气郁生痰，痰浊内扰，胆胃不和所致。治宜理气化痰，和胃利胆。方中：

君药：半夏，辛温，燥湿化痰，和胃止呕。

臣药：竹茹，清胆和胃，止呕除烦；枳实，苦酸微寒，下气行气，气顺则痰下；陈皮，理气化痰。

佐药：茯苓，健脾渗湿。

使药：炙甘草、姜、枣，和营卫，益脾气，调和诸药。

【加减化裁】若心热烦甚者，加黄连、山栀、豆豉以清热除烦；失眠者，加琥珀粉、远志以宁心安神；惊悸者，加珍珠母、生牡蛎、生龙齿以重镇定惊；呕吐呃逆者，酌加苏叶或梗、枇杷叶、旋覆花以降逆止呕；眩晕，可加天麻、钩藤以平肝息风；癫痫抽搐，可加胆南星、钩藤、全蝎以息风止痉。

【临床应用】现代临床常用本方加减，治疗神经官能症、急慢性胃炎、慢性支气管炎、梅尼埃病、妊娠呕吐等属痰热内扰与胆胃不和者。

【歌诀】温胆汤中苓半草，枳竹陈皮加姜枣，理气化痰利胆胃，胆郁痰扰此方好。

## 第二节　清热化痰剂

清热化痰剂，适用于热痰证。热痰多因邪热内盛，炼液为痰，或郁久化火，痰浊与火热互结而成。症见咳嗽痰黄，黏稠难咯，舌红苔黄腻，脉滑数；或为癫狂瘰疬。常用清热化痰药如胆南星、瓜蒌等为主，配伍理气药如陈皮、枳实等组成方剂。代表方如清气化痰丸、小陷胸汤。

### 小陷胸汤 《伤寒论》

【组成】黄连一两（6g）　半夏半升（12g）　瓜蒌大者一枚（20g）

【用法】先煮瓜蒌，后纳他药，水煎温服。

【功效】清热化痰，宽胸散结。

【主治】痰热互结证。胸脘痞闷，按之则痛，或心胸闷痛，或咳痰黄稠，舌红苔黄腻，脉滑数。

【方解】本方证为痰热互结心下，病位局限，病情相对较轻，病势较缓，仅见胸脘痞闷、按之始痛、脉象浮滑，故用瓜蒌与黄连、半夏相伍，清热涤痰散结。方中：

君药：全瓜蒌，甘寒，清热涤痰，宽胸散结。用时先煮，意在"以缓治上"，而通胸膈之痹。

臣药：黄连，苦寒泄热除痞；半夏，辛温化痰散结。两者合用，一苦一辛，体现辛开苦降之法。与瓜蒌相伍，润燥相得，是为清热化痰、散结开痞的常用组合。

【加减化裁】若心胸闷痛者，加柴胡、桔梗、郁金、赤芍等以行气活血止痛；咳痰黄稠难咯者，可减半夏用量，加胆南星、杏仁、贝母等以清润化痰。

【临床应用】现代临床常用本方加减，治疗急性支气管炎、胃病、肝炎、急性心肌梗死、心绞痛等。

【歌诀】小陷胸汤连夏蒌，宽胸开结涤痰优，膈上热痰痞满痛，舌苔黄腻服之休。

## 第三节　润燥化痰剂

润燥化痰剂，适用于燥痰证。燥痰多由燥邪灼津，炼液为痰所致。症见咳嗽甚则呛咳，痰稠而黏，咯之不爽，口鼻干燥，舌干少津，苔干，脉涩等。常用润肺化痰药如贝母、瓜蒌等为主，配伍生津润燥药如天花粉以及宣肺利气之品如桔梗等组成方剂。代表方如贝母瓜蒌散。

### 贝母瓜蒌散 《医学心悟》

【组成】贝母一钱五分（5g）　瓜蒌仁一钱（10g）　橘红八分（10g）　茯苓八分（10g）　桔梗八分（10g）　天花粉八分（10g）

【用法】水煎，取汁温服。

【功效】润肺清热，理气化痰。

【主治】燥痰咳嗽。症见咳嗽呛急，痰少稠黄，咯之不爽，胸痛，咽喉干燥，苔白而干。

【方解】本方治证多因燥痰伤肺，灼津成痰而致。治宜清热润肺，理气化痰。方中：

君药：贝母、瓜蒌，相须为用，清热化痰润肺，并作为方名。

臣药：天花粉，清热化痰，润肺生津。

佐使药：橘红，理气化痰；茯苓，健脾渗湿化痰；桔梗，宣肺化痰，引诸药入肺经。

【临床应用】本方为治燥痰证的常用方剂。现代临床常用本方加减治疗肺炎、支气管炎、肺结核等证属燥痰阻肺者。

【歌诀】贝母瓜蒌花粉研，橘红桔梗茯苓添，呛咳咽干痰难出，润燥化痰病自安。

# 第四节　温化寒痰剂

温化寒痰剂，适用于寒痰证。寒痰多由脾胃阳虚，寒饮内停所致。症见咳嗽，吐痰清稀，胸脘痞闷，舌淡苔白腻，脉弦滑或弦紧；口中自觉有冷气，身寒手足不温，大便溏泻。常用温化寒痰药，如干姜、细辛、白芥子、半夏等为主组成方剂。代表方如三子养亲汤、苓甘五味姜辛汤。

## 三子养亲汤《韩氏医通》

【组成】白芥子（9g）　苏子（9g）　莱菔子（9g）（原书无用量）

【用法】三药微炒，捣碎，布包微煮，频服。

【功效】温肺化痰，降气消食。

【主治】痰壅气逆食滞证。症见咳嗽喘逆，痰多胸闷，食少难消，舌苔白腻，脉滑。

【方解】本方原为高年咳嗽，气逆痰痞者而设。治宜温肺化痰，降气消食。方中：

白芥子，温肺化痰，利气散结。

苏子，降气化痰，止咳平喘。

莱菔子，消食导滞，行气祛痰。

三药共用，各有所长，白芥子长于豁痰，苏子长于降气，莱菔子长于消食，临证当视痰壅、气逆、食滞三者之间孰重孰轻而定何药为君，余为臣佐。

【临床应用】本方为治痰壅气逆食滞证的常用方剂。现代临床常用本方加减，治疗顽固性咳嗽、慢性支气管炎、支气管哮喘、肺心病等属痰壅气逆食滞者。

【歌诀】三子养亲祛痰方，芥苏莱菔共煎汤，大便实硬加熟蜜，冬寒更可加生姜。

# 第五节　息风化痰剂

息风化痰剂，适用于内风夹痰证。内风夹痰多因素有痰浊，肝风内动，夹痰上扰所致。症见眩晕头痛，或发癫痫，甚则昏厥，不省人事，舌苔白腻，脉弦滑等。常用平肝息风药与化痰药如天麻、半夏、胆南星、僵蚕、竹沥等为主，配伍健脾祛湿药如茯苓、白术等组成方剂。代表方如：半夏白术天麻汤、定痫丸。

### 半夏白术天麻汤《医学心悟》

【组成】半夏一钱五分（9g） 橘红一钱（6g） 天麻一钱（6g） 白术一钱（6g） 茯苓一钱（6g） 甘草五分（3g）

【用法】加生姜1片，大枣2枚，水煎，取汁温服。

【功效】息风化痰，健脾祛湿。

【主治】风痰上扰证。症见眩晕，头痛，胸闷，恶心呕吐，苔白腻，脉弦滑。

【方解】本方治证多因脾湿生痰，风痰上扰，引动肝风，痰浊上犯，浊气上逆所致。治宜息风化痰，健脾祛湿。方中：

君药：半夏，燥湿化痰，降逆止呕；天麻，平肝息风，止晕止痛。

臣药：白术，健脾燥湿化痰。

佐药：橘红，理气燥湿化痰，开宣肺气；茯苓，健脾渗湿。

使药：甘草，和中，调和诸药；煎加姜、枣，调和脾胃，生姜兼制半夏之毒。

【临床应用】本方为治风痰眩晕、头痛的常用方。现代临床常用本方加减，治疗耳源性眩晕、高血压病、神经性眩晕、癫痫、面神经瘫痪等属风痰上扰者。

【歌诀】半夏白术天麻汤，苓草橘红大枣姜，眩晕头痛风痰证，热盛阴亏切莫尝。

## 附：其他祛痰剂（表3-12-1）

表3-12-1 其他祛痰剂

| 分类 | 方名 | 组成 | 功效与主治 | 用法 |
|---|---|---|---|---|
| 清热化痰 | 清气化痰丸 | 瓜蒌仁 陈皮 黄芩 杏仁 枳实 茯苓 胆南星 制半夏 | 清热化痰，理气止咳 用于痰热咳嗽 | 每服6~9g，一日2次，小儿酌减；亦可作汤剂，加生姜水煎服，用量按原方比例酌减 |
| 温化寒痰 | 苓甘五味姜辛汤 | 茯苓 甘草 干姜 细辛 五味子 | 温肺化饮 用于寒饮咳嗽 | 水煎温服 |
| 熄风化痰 | 定痫丸 | 明天麻 川贝母 半夏 茯苓 茯神 胆南星 石菖蒲 全蝎 僵蚕 真琥珀 陈皮 远志 丹参 麦冬 辰砂 | 涤痰息风，开窍安神 用于风痰蕴热之痫病 | 共为细末，用甘草120g煮膏，加竹沥汁100mL与生姜汁50mL为丸，每次9g；亦可作汤剂，加甘草水煎，去渣，入竹沥、姜汁、琥珀、朱砂冲服 |

**思考与练习**

1. 简述祛痰剂的含义、分类、适应证与应用注意事项。

2. 从组成、功效、主治方面比较二陈汤与温胆汤的异同。

3. 试述三子养亲汤的配伍意义。

4. 治热痰与燥痰的常用方剂是什么？其有何功效？

5. 小陷胸汤、半夏白术天麻汤的功效、主治是什么？

# 第十三章　安神剂

凡以安神药为主组成，具有安神定志作用，用以治疗神志不安病证的方剂，统称为安神剂。

神志不安证，多表现为心悸怔忡、失眠健忘、烦躁惊狂等症。此证虽病因病机较为复杂，但总不外虚、实两类。表现为惊狂易怒、烦躁不安者，多为实证，治宜重镇安神；表现为心悸健忘、虚烦失眠者，多属虚证，治宜养心安神。故本类方剂分为重镇安神剂和滋养安神剂两大类。

神志不安证在临床上常虚实并见，互为因果，故组方配伍时，常重镇安神与养心安神配合应用，以顾虚实。引起神志不安的原因很多，安神剂主要适用于因情志内伤所致脏腑偏盛偏衰，以神志不安为主要表现者。至于其他原因，如火、痰、瘀、虚损等，常须分别配合应用清热泻火、祛痰、活血祛瘀、补益等法治疗。

重镇安神剂多由金石、贝壳类药物为主组成，此类药有碍脾胃运化，故只宜暂用，不宜久服。对脾胃虚弱者，常配伍健脾和胃之品。此外，某些安神药，如朱砂等有一定的毒性，久服能引起慢性中毒，应用时须注意。

## 第一节　重镇安神剂

重镇安神剂，适用于外受惊恐，或心肝阳热亢盛，扰及心神所致的惊恐、善怒、烦躁不安等，多属实证。根据《素问·至真要大论》"惊者平之"的治疗原则，治宜重镇安神。常以重镇安神与清热药为主组成方剂。代表方如朱砂安神丸。

### 朱砂安神丸《内外伤辨惑论》

【组成】朱砂五钱（15g）　黄连六钱（18g）　炙甘草五钱半（16g）　生地二钱半（8g）　当归二钱半（8g）

【用法】上药为丸，每次服6～9g，睡前温开水送下。亦可作汤剂，用量按原方比例酌减，朱砂水飞为细末，以汤药送服。

【功效】镇心安神，清热养血。

【主治】心火亢盛，阴血不足证。症见失眠多梦，惊悸怔忡，心烦神乱，舌尖红，脉细数。

【方解】本方证由心火亢盛，灼伤阴血，心神失养所致。治宜泻其亢盛之火，补其阴血之虚而安神。心火清，阴血复，心神安则失眠、惊悸、怔忡诸证可解。方中：

君药：朱砂，质重性寒，专入心经，重以镇怯，寒以胜热，既重镇安神，又清泻心火。

臣药：黄连，苦寒，清泻心火，助君药以清心安神。君臣相伍，重镇以安神志，清心以除烦热，共奏镇心安神、清泻心火之功。

佐药：生地，滋阴；当归，养血。两者相伍，以补灼伤之阴血。

使药：炙甘草，调和诸药，并防朱砂质重碍胃之弊。

【临床应用】本方为治心火亢盛，阴血不足而致神志不安的常用方。现代临床常用本方加减，治疗神经衰弱和精神抑郁等属心火亢盛，阴血不足者。

【使用注意】方中朱砂含硫化汞，不宜多服、久服，以防汞中毒；阴虚或脾弱者不宜。

【歌诀】朱砂安神常用方，归连甘草合地黄，怔忡失眠心烦乱，清热养血可复康。

# 第二节　滋养安神剂

滋养安神剂，适用于忧思太过，心肝血虚，心神失养；或心阴不足，虚火内扰所致的惊悸、健忘、虚烦不眠等证。临床多属虚证。根据《素问·三部九候论》"虚则补之"的治疗原则，治宜养心安神。常以养心安神与滋阴养血药为主组成方剂。代表方如酸枣仁汤、天王补心丹。

## 酸枣仁汤《金匮要略》

【组成】酸枣仁炒，二升（15g）　茯苓二两（6g）　知母二两（6g）　川芎二两（6g）　甘草一两（3g）

【用法】水煎，分三次温服。

【功效】养血安神，清热除烦。

【主治】肝血不足，虚热内扰证。症见失眠心悸，虚烦不安，头目眩晕，咽干口燥，舌红，脉弦细。

【方解】本方证皆因肝血不足，阴虚内热所致。治宜养肝血、安心神为主，兼以清热除烦。方中：

君药：酸枣仁，性味酸甘而平，入心肝二经，重用以养肝血、安心神。

臣药：茯苓，宁心安神；知母，滋阴清热。

佐药：川芎，调气血，疏肝气，与君药相伍酸收辛散，相反相成，以达养血调肝之妙。

使药：甘草，和中缓急，调和诸药。

【临床应用】本方为治心肝血虚所致虚烦失眠的常用方。现代临床常用本方加减，治疗神经衰弱、心脏神经官能症、更年期综合征等属肝血不足，虚热内扰，心神不安者。

【歌诀】酸枣仁汤治失眠，川芎知草茯苓煎，养血除烦清虚热，安然入睡梦乡甜。

附：其他安神剂（表 3-13-1）

表 3-13-1　其他安神剂

| 分类 | 方名 | 组　成 | 功效与主治 | 用法 |
|---|---|---|---|---|
| 滋养安神 | 天王补心丹 | 人参　茯苓　玄参　丹参　桔梗　远志　当归　五味子　麦门冬　天门冬　柏子仁　酸枣仁　生地黄 | 滋阴清热，养血安神　用于阴虚血少，神志不安证 | 共为细末，炼蜜为小丸，用水飞朱砂 9~15g 为衣，每次服 6~9g，温开水送下，或用桂圆煎汤送服；亦可作汤剂，水煎服 |

### 思考与练习

1. 安神剂分几类？每类方剂的适用范围及配伍特点是什么？

2. 重镇安神剂与滋养安神剂各适用于哪些证候？

3. 比较朱砂安神丸、酸枣仁汤功效与主治的异同。

# 第十四章　治风剂

凡以辛散疏风或息风止痉药为主组成，具有疏散外风或平息内风的作用，用以治疗风病的方剂，统称治风剂。

风病是指由于外感风邪或因脏腑阴阳失调引起的症似风象、急骤、动摇、多变的一类病证。可分为外风与内风二类病证。所谓外风，是由风邪侵入人体，留于肌表、经络、筋肉、骨节等所致的一类证候。风邪是六淫中最为常见的致病因素。风邪为病，其病多变、善动，病位亦较广泛。外风为病，主要表现为头痛、恶风、肢体麻木、屈伸不利、口眼㖞斜、角弓反张、风疹瘙痒、头风痛或破伤风等。由于寒、热、湿诸邪常依附风邪侵入人体，故其证型又有风寒、风热、风湿之别。内风是指由脏腑阴阳失调所引起的症似风象、急骤、动摇、多变的一类病候。因与外中风相似，故又称"类中风"。其病变主要在肝，发病机理有肝阳化风、热极生风、阴虚风动及血虚生风等。内风为病，主要表现为眩晕、震颤、四肢抽搐、语言謇涩、足废不用，或卒然昏倒、不省人事，口眼㖞斜、半身不遂等。

治风剂的运用，首先必须辨证准确，分清外风、内风之证。外风和内风的病因病机完全不同，因此治风剂分为疏散外风和平息内风两类。属外风者，治宜疏散，而不宜平息；属于内风者，则宜平息，而忌用辛散。其次应辨明风病的兼邪情况以及病情的虚实，进行合理的配伍。再次，要辨明内、外风的关系。内、外风之间，亦可相互影响，如外风可以引动内风，内风又可兼夹外风，故对这样错综复杂的证候，在治疗上，应分清主次，全面兼顾。

## 第一节　疏散外风剂

疏散外风剂，多以辛散疏风药物为主组成，适用于外风病证。根据外风宜疏散的治疗原则，常用辛散祛风的药物，如羌活、独活、防风、川芎、白芷、荆芥、白附子等为主组成方剂。在配伍用药方面，可根据病人体质的强弱、感邪的轻重、病邪的兼夹等不同，则分别配伍清热、祛湿、祛寒、养血、活血之品。代表方如川芎茶调散、消风散等。

### 川芎茶调散《太平惠民和剂局方》

【组成】川芎　荆芥去梗，各四两（各120g）　白芷　羌活　甘草爁，各二两（各60g）　细

辛去芦，一两（30g）　防风去芦，一两半（45g）　薄荷不见火，八两（240g）

【用法】上药细末，每服（二钱）6g，食后用清茶调下。亦可水煎服，用量按原方比例酌减。

【功效】疏风止痛。

【主治】外感风邪头痛。症见偏正头痛或巅顶作痛，恶寒发热，目眩鼻塞，舌苔薄白，脉浮者。

【方解】本方所治之头痛，为外感风邪所致。风邪外袭，循经上扰上部，清阳之气受阻，故见偏正头痛。外风以疏散为法，治宜疏风邪、止头痛。方中：

君药：川芎、白芷、羌活，疏风止痛。其中川芎善治少阳、厥阴经头痛（两侧头痛或头顶痛）；白芷善治阳明经头痛（前额痛）；羌活善治太阳经头痛（后头痛牵引项部）。

臣药：细辛、薄荷、荆芥、防风，升散上行，疏散上部风邪，协助君药加强疏风止痛之效。

佐药：清茶，苦寒，取其清上降下之性，既可上清头目，又能制约风药的过于温燥、升散之性，使升中有降。

使药：甘草，调和诸药，使升散不致耗气。

【临床应用】现代临床常用本方加减，治疗感冒头痛、偏头痛、血管神经性头痛，以及慢性鼻炎、鼻窦炎所引起的头痛，属风邪为患者。

【歌诀】川芎茶调散荆防，辛芷薄荷甘草羌，目昏鼻塞风攻上，正偏头痛悉能康。

## 消风散《外科正宗》

【组成】荆芥　防风　牛蒡子　蝉蜕　苍术　苦参　石膏　知母　当归　胡麻仁　生地各一钱（各6g）　木通　甘草各五分（各3g）

【用法】水煎服。

【功效】疏风养血，清热除湿。

【主治】风疹，湿疹。症见皮肤疹出色红，或遍身云片斑点，瘙痒，抓破后渗出津水，苔白或黄，脉浮数。

【方解】本方所治风疹，湿疹，多因风热或风湿之邪侵袭人体，浸淫血脉，郁于肌肤腠理之间所致。由于痒自风来，故止痒必先疏风。治宜疏风止痒为主，配合清热除湿为辅。方中：

君药：荆芥、防风、牛蒡子、蝉蜕，疏风止痒。

臣药：苍术，祛风燥湿；苦参，清热燥湿；木通，渗利湿热。

佐药：石膏、知母，清热泻火；当归、胡麻仁、生地，养血活血。

使药：生甘草，清热解毒，调和诸药。

【临床应用】现代临床常用本方加减，治疗荨麻疹、过敏性皮炎、稻田性皮炎、药物性皮炎、神经性皮炎等属风湿为患者。

【歌诀】消风散内有荆防，蝉蜕胡麻苦参苍，知膏蒡通归地草，风疹湿疹服之康。

# 第二节　平息内风剂

平息内风剂，适用于内风病证。因病机和临床表现各有不同，故发病机理有肝阳化风、热极生风、阴虚风动及血虚生风等。对邪热亢盛，热极动风之实证，治宜平肝息风。常用平肝息风药如羚羊角、钩藤、石决明、天麻等为主，配伍清热，滋阴养血以及化痰之品，代表方如镇肝息风汤、天麻钩藤饮等。若温病后期，阴虚生风，虚风内动者，治宜滋阴息风。常用补虚药如地黄、白芍、阿胶、鸡子黄等为主，配伍平肝息风，清热化痰之品组成方剂，代表方如大定风珠。

## 镇肝息风汤《医学衷中参西录》

【组成】怀牛膝一两（30g）　生赭石一两，轧细（30g）　生龙骨五钱，捣碎（15g）　生牡蛎五钱，捣碎（15g）　生龟甲五钱，捣碎（15g）　生杭芍五钱（15g）　玄参五钱（15g）　天冬五钱（15g）　川楝子二钱，捣碎（6g）　生麦芽二钱（6g）　茵陈二钱（6g）　甘草一钱半（4.5g）

【用法】水煎服（生赭石、生龙骨、生牡蛎、生龟甲宜先煎）。

【功效】镇肝息风，滋阴潜阳。

【主治】类中风。症见头目眩晕，目胀耳鸣，脑部热痛，心中烦热，面色如醉，或时常噫气，或肢体渐觉不利，口眼渐形㖞斜；甚或眩晕颠仆，昏不知人，移时始醒；或醒后不能复原，脉弦长有力者。

【方解】本方所治之类中风，为肝肾阴亏，肝阳上亢，气血逆乱所致。该病发作之前，由于肝阳偏亢，风阳上扰，故见头目眩晕、目胀耳鸣、面色如醉、脑中热痛；风阳上扰，则胃气随之上逆，故时常噫气。若肝阳上亢，血随气逆，并走于上，轻者口眼渐形㖞斜、肢体渐觉不利，重则猝然颠仆，昏不知人。本证为阴虚阳亢，肝风内动之本虚标实证，故宜镇肝息风，引血下行治标为主，辅佐滋养肝肾以治本。方中：

君药：怀牛膝，归肝肾经，重用以引血下行，滋养肝肾。

臣药：代赭石、龙骨、牡蛎三药相配，降逆潜阳，镇肝息风。

佐药：龟甲、玄参、天冬、白芍，滋养阴液以治本；茵陈、生麦芽、川楝子，清泄肝阳之有余，疏畅肝气之郁滞。

使药：甘草，调和诸药，与生麦芽相配并能和胃调中，防止金石类药物碍胃之弊。

【临床应用】现代临床常用本方加减，治疗高血压病、血管性头痛等属肝肾阴亏，肝阳上亢者。

【歌诀】镇肝息风芍天冬，玄参牡蛎赭茵供，麦龟膝草龙川楝，肝风内动有奇功。

## 天麻钩藤饮《杂病证治新义》

【组成】天麻（9g）　钩藤后下（12g）　石决明先煎（18g）　山栀　黄芩各（9g）　川牛膝（12g）　杜仲　益母草　桑寄生　夜交藤　朱茯神（各9g）

【用法】水煎服。

【功效】平肝息风，清热活血，补益肝肾。

【主治】肝阳偏亢，肝风上扰证。症见头痛，眩晕，失眠，舌红苔黄，脉弦。

【方解】本方治证为肝阳偏亢，肝风上扰证。由于肝肾阴亏，肝阳偏亢，火热上扰头目，以致头痛、眩晕；火热内扰心神，神志不安，故夜寐多梦，甚至失眠。治宜平肝息风为主，配合清热活血、补益肝肾之法。方中：

君药：天麻、钩藤，平肝息风，钩藤兼清肝热。

臣药：石决明，平肝潜阳，清肝明目；牛膝，引血下行，以降上扰之火，并可补益肝肾。

佐药：山栀、黄芩，清泻肝火；益母草，活血利水；杜仲、桑寄生，补益肝肾；夜交藤、朱茯神，安神定志。

【临床应用】现代临床常用本方加减，治疗高血压病、急性脑血管病等属肝阳偏亢，肝风上扰者。

【歌诀】天麻钩藤石决明，杜仲牛膝桑寄生，栀子黄芩益母草，茯神夜交安神宁。

## 附：其他治风剂（表3-14-1）

表3-14-1　其他治风剂

| 分类 | 方名 | 组　成 | 功效与主治 | 用法 |
|---|---|---|---|---|
| 疏散外风 | 大秦艽汤 | 秦艽　川芎　独活　当归　白芍　石膏　甘草　羌活　防风　白芷　黄芩　白术　茯苓　生地　熟地　细辛 | 祛风清热，养血活血 用于风邪初中经络证 | 水煎服 |
| | 小活络丹 | 川乌　草乌　天南星　地龙　乳香　没药 | 祛风除湿，化痰通络，活血止痛 用于风寒湿痹 | 口服，一次一丸，一日2次，用陈酒或温开水送服 |
| | 牵正散 | 白附子　白僵蚕　全蝎 | 祛风化痰，通络止痉 用于风中头面经络 | 为细末，每次服3g，温开水送下。也可水煎服 |
| | 玉真散 | 天南星　防风　白芷　天麻　羌活　白附子 | 祛风化痰，解痉止痛 用于破伤风 | 为细末，每服3g，用热酒或童便调服；外用适量，敷患处 |
| 平熄内风 | 大定风珠 | 白芍　阿胶　生龟甲　干地黄　火麻仁　五味子　生牡蛎　麦冬　炙甘草　鸡子黄　鳖甲 | 滋阴息风 用于阴虚风动证 | 水煎去渣，再入鸡子黄搅均，温服 |
| | 羚角钩藤汤 | 羚羊角　钩藤　霜桑叶　滁菊花　生白芍　茯神木　鲜生地　川贝母　淡竹茹　生甘草 | 凉肝息风，增液舒筋 用于肝经热盛，热极动风 | 水煎服 |

1. 试述治风剂含义、适用范围、分类及临床使用注意事项。

2. 试述川芎茶调散的组方意义及主治病证。

3. 简述消风散中当归、生地、胡麻仁的配伍意义。

4. 镇肝息风汤为治肝肾阴虚、肝阳上亢之类中风的常用方剂，为何配伍疏肝、清泄之茵陈、川楝子和生麦芽？

5. 比较镇肝息风汤与天麻钩藤饮功效、主治的异同。

# 第十五章　开窍剂

凡以芳香开窍药为主组成，具有开窍醒神的作用，用以治疗窍闭神昏病证的方剂，统称开窍剂。

神志昏迷有虚、实之分。实证即闭证，根据其临床表现，可分为热闭与寒闭两种。热闭由温热邪毒内陷心包所致，多见面红、身热、苔黄、脉数，治宜清热开窍，简称凉开；寒闭由寒湿、痰浊蒙蔽心窍所致，多见面青、身凉、苔白、脉迟，治宜温通开窍，简称温开。

使用开窍剂应注意：①脱证禁用。神志昏迷既见于闭证，也见于脱证。应用时，要辨明病证之虚实。如神志昏迷属于邪气盛实之闭证，症见口噤、两手握固、脉有力者可用开窍剂，以开窍启闭。如神志昏迷属精气欲竭之脱证，症见汗出肢冷、呼吸气微、手撒遗尿、口开目合等治宜扶正固脱，切忌使用开窍剂，否则耗散元气。②阳明腑实证而见神昏谵语者，治宜峻下热结，非本类方剂所宜。③中病即止。开窍剂乃治标之方，方中芳香开窍之品辛散走窜，久服易伤人元气，故临床多用于急救，神志苏醒后应立即停用，不可久服。④本类方剂多制成丸、散或注射剂使用，便于急救，不宜作为汤剂加热煎煮，以免药性挥发，降低疗效。⑤本类方剂多含辛香走窜之品，有碍胎元，故孕妇慎用。

## 安宫牛黄丸《温病条辨》

【组成】牛黄　郁金　黄连　朱砂　山栀　雄黄　黄芩各一两（各30g）　水牛角浓缩粉（50g）　冰片　麝香各二钱五分（各7.5g）　珍珠五钱（15g）

【用法】将牛黄、水牛角浓缩粉、麝香、冰片研细，朱砂、珍珠、雄黄分别水飞或粉碎成极细粉。其余黄连等四味粉碎成细粉，与上述粉末配研，过筛，混匀。加适量炼蜜与水制成水蜜丸，阴干；或加适量炼蜜制成大蜜丸。每服一丸，一日1次。

【功效】清热开窍，豁痰解毒。

【主治】热邪内陷心包证。症见高热烦躁，神昏谵语，口干舌燥，痰涎壅盛，舌红或绛，脉数。以及中风昏迷，小儿惊厥属邪热内闭者。

【方解】本方证因温热之邪内陷心包，痰热蒙蔽清窍所致。温病热邪炽盛，逆传心包，必扰及神明，故高热烦躁、神昏谵语；里热炽盛，灼津炼液成痰，或素有痰热，故多见口干舌燥等津伤及痰涎壅盛之证。治宜清解心包之热毒，开泄痰浊之闭阻。方中：

君药：牛黄，清心解毒，豁痰开窍；麝香，开窍醒神。

臣药：水牛角，清心凉血解毒；黄连、黄芩、栀子，清热泻火解毒，助牛黄清解心包之热毒；冰片、郁金，芳香辟秽，通窍启闭，以加强麝香开窍醒神之效。

佐药：朱砂、珍珠，镇心安神；雄黄，助牛黄以豁痰解毒。

使药：蜂蜜，和胃调中。

【临床应用】现代临床常用本方加减，治疗流行性乙型脑炎、流行性脑脊髓膜炎、中毒性痢疾、尿毒症、脑血管意外、肝昏迷等病属热陷心包或痰热内闭者。

【歌诀】安宫牛黄开窍方，芩连栀郁朱雄黄，牛角珍珠冰片麝，热闭心包功效良。

### 紫雪 苏恭方录自《外台秘要》

【组成】石膏　寒水石　滑石　磁石各三斤（各1500g）　水牛角浓缩粉　羚羊角屑　沉香　青木香各五两（各150g）　玄参　升麻各一斤（各500g）　甘草炙，八两（240g）　丁香一两（30g）　芒硝制，十斤（5000g）　硝石精制四升（96g）　麝香五分（1.5g）　朱砂三两（90g）

【用法】将石膏、寒水石、滑石、磁石砸成小块，加水煎煮三次。玄参、木香、沉香、升麻、甘草、丁香用石膏等煎液煮三次，合并煎液、滤过，滤液浓缩成膏，朴硝、硝石粉碎入膏中，搅匀、干燥、粉碎成细粉；羚羊角锉研成细粉，朱砂水飞或粉碎成极细粉；将麝香研细，与朴硝等粉末及上述羚羊角、朱砂粉末及水牛角浓缩粉配研，过筛，混匀而成。口服，一次1.5～3g，一日2次。小儿酌量。

【功效】清热开窍，息风止痉。

【主治】热邪内陷心包，热盛动风证。症见高热烦躁，神昏谵语，痉厥，斑疹吐衄，口渴引饮，唇焦齿燥，尿赤便秘，舌红绛苔干黄，脉数有力或弦数，以及小儿热盛惊厥。

【方解】本方为邪热炽盛，内陷心包，热盛动风之证而设。热邪内陷心包，热扰心神，故神昏谵语、烦躁不安；温邪热毒充斥内外，迫血妄行，以致高热、斑疹吐衄；热极生风，故痉厥；热盛伤津，故口渴引饮、唇焦齿燥。治宜寒凉清热与芳香开窍为主，配合息风安神。方中：

君药：水牛角，善清心热，凉血解毒；羚羊角，长于凉肝息风止痉；麝香，辛温香窜，开窍醒神。

臣药：生石膏、寒水石、滑石，大寒清热；玄参、升麻，清热解毒，其中玄参并能养阴生津，升麻清热透邪。

佐药：木香、丁香、沉香，行气通窍，与麝香配伍，以增强开窍醒神之功；朱砂、磁石重镇安神，朱砂并能清心解毒，磁石又能潜镇肝阳，加强除烦止痉之效。芒硝、硝石泄热散结，使邪热从肠腑下泄。

使药：甘草，益气安中，调和诸药，以防寒凉碍胃之弊。

【临床应用】现代临床常用本方加减，治疗各种发热性感染性疾病，如流行性脑脊髓膜炎、乙型脑炎的极期、重症肺炎、猩红热、化脓性感染等疾患的败血症期，肝昏迷以及小儿高热惊厥、小儿麻疹热毒炽盛所致高热神昏抽搐者。

【歌诀】紫雪羚牛朱朴硝，硝磁寒水滑石膏，丁沉木麝升玄草，不用赤金法亦超。

### 至宝丹 《太平惠民和剂局方》

【组成】水牛角浓缩粉　朱砂研飞　雄黄研飞　生玳瑁屑研　琥珀研，各一两（各30g）　麝

香研　龙脑研，各一分（各7.5g）　金箔半入药，半为衣　银箔研，各五十片　牛黄研，半两（15g）　安息香一两半，为末，以无灰酒搅澄飞过，滤去沙土，约得净数一两，慢火熬成膏（45g）

【用法】水牛角浓缩粉、玳瑁、安息香、琥珀分别粉碎成细粉；朱砂、雄黄分别水飞或粉碎成极细粉；将牛黄、麝香、冰片（龙脑）研细，与上述粉末配研，过筛，混匀。加适量炼蜜制成大蜜丸，每丸重3g。口服，每次1丸，一日1次。小儿减量。

【功效】清热开窍，化浊解毒。

【主治】痰热内闭心包证。症见神昏谵语，身热烦躁，痰盛气粗，舌红苔黄垢腻，脉滑数，以及中风、中暑、小儿惊厥属于痰热内闭者。

【方解】本方所治各种病证皆为邪热亢盛，痰浊内闭心包所致。治宜清热开窍，化浊解毒。方中：

君药：水牛角、麝香，二药相配，清热开窍。

臣药：冰片（龙脑）、安息香，均能芳香开窍，辟秽化浊，与麝香合用，开窍之力尤为显著；牛黄、玳瑁，清热解毒，其中牛黄又能豁痰开窍、息风定惊，与水牛角同用，可以增强清热凉血解毒之效。

佐药：朱砂、琥珀，镇心安神；雄黄，豁痰解毒；金箔、银箔，与朱砂、琥珀同用，意在加强重镇安神之力。

【临床应用】现代临床常用本方加减，治疗"流脑""乙脑"、中毒性痢疾、尿毒症、脑血管意外、肝昏迷等属痰热内闭心包证。

【歌诀】至宝朱砂麝息香，雄黄牛角与牛黄，金银二箔兼龙脑，琥珀还同玳瑁良。

## 附：其他开窍剂（表3-15-1）

表3-15-1　其他开窍剂

| 方名 | 组成 | 功效与主治 | 用法 |
|---|---|---|---|
| 苏合香丸 | 白术　青木香　香附　朱砂　诃子　白檀香　安息香　沉香　麝香　丁香　荜茇　龙脑　苏合香油　熏陆香（乳香）　水牛角 | 芳香开窍，行气温中　用于寒闭证 | 炼蜜制成药丸（每丸重3g），每服一丸，温开水送下，小儿用量酌减 |
| 牛黄清心丸 | 牛黄　朱砂　黄连　黄芩　栀子　郁金 | 清热解毒，开窍安神　用于温热病热闭心包证 | 共为细末，制丸，口服 |

思考与练习

1. 简述开窍剂的含义、适用范围及临床使用注意事项。
2. 试比较安宫牛黄丸、紫雪、至宝丹在功效与主治方面的异同点。

# 第十六章　补虚剂

凡以补虚药为主组成，具有补养人体气、血、阴、阳等作用，治疗各种虚证的方剂，统称补虚剂，亦称补益剂。属于"八法"中的"补法"。

虚证，系指人体的气、血、阴、阳等不足而产生的病证。由于虚证产生的原因、所在部位及脏腑的不同，故临床表现和治法也各有所异。虚证有气虚、血虚、气血两虚、阴虚、阳虚、阴阳两虚等。因此，补虚剂相应地分为补气、补血、气血双补、补阴、补阳、阴阳双补等六类。

补益气、血、阴、阳虽各有不同，但应用时不能截然分开。临床常从整体出发，既有所侧重，又统筹兼顾。

应用补虚剂须注意以下几点：第一，应辨别虚实的真假。若真虚假实而用攻伐之剂，则虚者更虚；若真实假虚而误用补虚之剂，则实者更实。第二，对虚证而不受补的患者，宜先调理脾胃，可适当配合健脾和胃、理气消导之品，以资运化，使之补而不滞。补虚剂的组成药物多味厚滋腻，宜用文火久煎，以便充分发挥药效。服药时间以空腹或饭前服用为佳，急证则不受此限。

## 第一节　补气剂

补气剂，适用于脾肺气虚的病证。症见肢体倦怠乏力，少气懒言，语音低微，动则气促，面色苍白，食少便溏，舌淡苔白，脉虚弱，甚或虚热自汗，或脱肛、子宫脱垂等。常用补气药如人参、党参、黄芪、白术、甘草等为主，同时还应根据兼夹证的不同，分别配伍理气、渗湿、升阳举陷、补血、养阴、疏风解表之品组成方剂。代表方如补中益气汤、四君子汤、参苓白术散、生脉散、玉屏风散。

### 补中益气汤《内外伤辨惑论》

【组成】黄芪病甚劳役热甚者一钱（18g）　甘草炙，五分（9g）　人参去芦三分（6g）　当归酒焙干或晒干，二分（3g）　橘皮不去白，二分或三分（6g）　升麻二分或三分（6g）　柴胡二分或三分（6g）　白术三分（9g）

【用法】水煎服。或制成丸剂，名补中益气丸，每服10~15g，每日2~3次，温开水或姜汤送服。

【功效】补中益气，升阳举陷。

【主治】①脾胃气虚证。症见饮食减少，体倦肢软，少气懒言，面色萎黄，大便稀溏，脉大而虚软。②气虚下陷证。症见脱肛，子宫脱垂，久泻，久痢。③气虚发热证。症见身热，自汗，渴喜热饮，气短乏力，舌淡，脉虚大无力。

【方解】本方为补气升阳，甘温除热的代表方。治证系由于饮食劳倦，损伤脾胃，以致脾胃气虚，清阳下陷。治宜补益脾胃中气，升提中阳，举其下陷。方中：

君药：黄芪，补中益气，升阳固表。本方重用。

臣药：人参、炙甘草、白术，补气健脾，增强黄芪补中益气之功。

佐药：当归，养血和营，助人参、黄芪以补气养血；陈皮，理气和胃，使诸药补而不滞；升麻、柴胡，升阳举陷，协助黄芪升提下陷之中气。

使药：炙甘草，调和诸药，益气和中。

【临床应用】现代临床常用本方加减，治疗内脏下垂、久泻、久痢、脱肛、重症肌无力、乳糜尿、慢性肝炎等；妇科之子宫脱垂、胎动不安、月经过多；眼科之眼睑下垂、麻痹性斜视等属脾胃气虚或中气下陷者。

【歌诀】补中益气芪术陈，参柴升草当归身，脾胃气虚发热证，清阳下陷效如神。

## 四君子汤《太平惠民和剂局方》

【组成】人参去芦　白术　茯苓去皮（各9g）　甘草炙（6g）

【用法】水煎服。

【功效】益气健脾。

【主治】脾胃气虚证。症见面色苍白，语音低微，气短乏力，食少便溏，舌淡苔白，脉虚弱。

【方解】本方治证是由脾胃气虚，纳谷与运化乏力所致。治宜益气健脾。方中：

君药：人参，甘温益气，健脾养胃。

臣药：白术，苦温，健脾燥湿，加强益气助运之力。

佐药：茯苓，甘淡，健脾渗湿，苓、术合用，则健脾祛湿之功更强。

使药：炙甘草，调和诸药，益气和中。

【加减化裁】若呕吐，加半夏以降逆止呕；胸膈痞满者，加枳壳、陈皮以行气宽胸；心悸失眠者，加酸枣仁以宁心安神；若畏寒肢冷、脘腹疼痛者，加干姜、附子以温中祛寒。烦渴，加黄芪；胃冷，呕吐涎味，加丁香；呕逆，加藿香；脾胃不和，倍加白术、姜、枣；脾困，加人参、木香、缩砂仁；脾弱腹胀，不思饮食，加扁豆、粟米；伤食，加炒神曲；胸满喘急，加白豆蔻。

【临床应用】本方为治疗脾胃气虚证的基础方，后世众多补脾益气方多由此方衍化而来。现代临床常用本方加减，治疗慢性胃炎、胃及十二指肠溃疡等属脾胃气虚者。

【歌诀】四君子汤益中气，参术苓草四药济，益气健脾基础方，脾胃气虚治相宜。

## 参苓白术散《太平惠民和剂局方》

【组成】莲子肉去皮，一斤（50g）　薏苡仁一斤（50g）　缩砂仁一斤（50g）　桔梗炒令深黄色，一斤（50g）　甘草炒，二斤（100g）　白茯苓　人参　白术　山药各二斤（100g）　白扁豆姜汁浸，去皮，微炒，一斤半（75g）

【用法】水煎服，用量按原方比例酌减。

【功效】益气健脾，渗湿止泻。

【主治】脾虚夹湿证。症见饮食不化，胸脘痞闷，肠鸣泄泻，四肢乏力，形体消瘦，面色萎黄，舌淡苔白腻，脉虚缓。

【方解】本方治证是由脾虚湿盛所致。治宜益气健脾，兼以渗湿止泻。方中：

君药：人参、白术、茯苓，益气健脾渗湿。

臣药：山药、莲子肉，助人参以健脾益气，兼能止泻；白扁豆、薏苡仁，助白术、茯苓以健脾渗湿。

佐药：砂仁，醒脾和胃，行气化滞；桔梗，宣肺利气，载药上行，以益肺气。

使药：炒甘草，健脾和中，调和诸药。

【临床应用】现代临床常用本方加减，治疗慢性胃肠炎、贫血、慢性支气管炎、慢性肾炎以及妇女带下等属脾虚夹湿者。

【歌诀】参苓白术扁豆陈，山药甘莲砂薏仁，桔梗上浮兼保肺，枣汤调服益脾神。

## 生脉散《医学启源》

【组成】人参五分（9g）　麦门冬五分（9g）　五味子七粒（6g）

【用法】水煎服。

【功效】益气生津，敛阴止汗。

【主治】①温热、暑热，耗气伤阴证。症见汗多神疲，体倦乏力，气短懒言，咽干口渴，舌干红少苔，脉虚数。②久咳肺虚，气阴两虚证。症见干咳少痰，短气自汗，口干舌燥，脉虚细。

【方解】本方所治为温热、暑热，耗气伤阴，或久咳伤肺，气阴两虚之证。治宜益气、养阴、生津。方中：

君药：人参，益元气，补肺气，生津液。

臣药：麦门冬，养阴清热，润肺生津。与人参合用，则益气养阴之功更佳。

佐药：五味子，敛肺止汗，生津止渴。

【临床应用】本方是治疗气阴两虚证的常用方剂。现代临床常用本方加减，治疗肺结核、慢性支气管炎、神经衰弱所致咳嗽和心烦失眠，以及心脏病心律不齐属气阴两虚者。生脉散经剂型改进后制成的生脉注射液，临床常用于治疗急性心肌梗死、心源性休克、中毒性休克、失血性休克及冠心病、内分泌失调等疾病属气阴两虚者。

【歌诀】生脉麦味与人参，保肺清心治暑淫，气少汗多兼口渴，病危脉绝急煎斟。

## 玉屏风散《医方类聚》

【组成】防风一两（30g）　黄芪蜜炙　白术各二两（各60g）

【用法】研末，每日2次，每次6~9g，大枣煎汤送服；亦可作汤剂，水煎服，用量按原方比例酌减。

【功效】益气固表止汗。

【主治】表虚自汗。症见汗出恶风，面色苍白，舌淡苔薄白，脉浮虚。亦治虚人腠理不固，易于感冒。

【方解】本方治证为肺虚卫弱，肌表不固所致。因肺虚卫虚腠理不密，则易为风邪所袭，故恶风而易患外感；表虚失固，营阴不能内守，津液外泄，则常自汗；面色苍白，舌淡苔薄白，脉浮虚皆为气虚之象。治宜益气实卫，固表止汗。方中：

君药：黄芪，甘温，内可大补脾肺之气，外可固表止汗。

臣药：白术，健脾益气，助黄芪加强益气固表之力。

佐使药：防风，走表祛风邪，合黄芪、白术，则固表而不留邪，祛风而不伤正。

【临床应用】本方为治疗表虚自汗的常用方剂。现代临床常用本方加减，治疗过敏性鼻炎、上呼吸道感染属表虚不固而外感风邪者，以及肾小球肾炎易于伤风感冒而诱致病情反复者。

【歌诀】玉屏组合少而精，芪术防风鼎足形，表虚汗多易感冒，固卫敛汗效尤灵。

# 第二节　补血剂

补血剂，适用于血虚的病证。血虚与心、肝、脾最为密切。症见面色萎黄，头晕目眩，唇指色淡，心悸，失眠，舌淡，脉细，或妇女月经不调，量少色淡，或经闭不行等。常用补血药如熟地、当归、白芍、阿胶等为主，根据病证的需要和药物的特性，适当地配伍活血祛瘀、补气或理气之品组成方剂。代表方如四物汤、当归补血汤。

## 四物汤《仙授理伤续断秘方》

【组成】熟地黄（12g）　当归（9g）　白芍（9g）　川芎（6g）

【用法】水煎服。

【功效】补血调血。

【主治】营血虚证。症见心悸失眠，头晕目眩，面色无华，妇人月经不调，量少或经闭不行，脐腹作痛，口唇、指甲色淡，舌淡，脉细弦或细涩。

【方解】本方所治之证为营血亏虚，血行不畅所致。治宜补养营血为主，辅以调畅血脉。方中：

君药：熟地黄，甘温味厚，质柔润，滋阴养血，补肾填精。

臣药：当归，补血养肝，和血调经。

佐使药：白芍，养血益阴，柔肝和营；川芎，活血行气，调畅气血。熟地黄、白芍为阴柔之品，与辛温之当归、川芎相配，则补血而不滞血，和血而不伤血。

【加减化裁】临证时若兼气虚，加人参、黄芪以补气生血；兼血瘀或妇女经期超前，量多有块，加桃仁、红花以活血祛瘀；血虚有寒，加肉桂、炮姜以温通血脉。

【临床应用】本方是补血调经的基础方。现代临床常用本方加减，治疗妇女月经不调、胎产疾病、荨麻疹、骨伤科疾病，以及过敏性紫癜、神经性头痛等属营血虚者。

【歌诀】四物熟地归芍芎，补血调血此方用，营血虚滞诸多证，临证加减贵变通。

## 当归补血汤《内外伤辨惑论》

【组成】黄芪一两（30g）　当归酒洗，二钱（6g）

【用法】水煎服。

【功效】补气生血。

【主治】血虚发热证。症见肌热面红，烦渴欲饮，脉洪大而虚，重按无力。亦治妇人经期、产后血虚发热头痛；或疮疡溃后，久不愈合者。

【方解】本方所治之证为劳倦内伤，血虚气弱，阳气浮越所致。治宜补气生血，使气旺血生，虚热自止。方中：

君药：黄芪，重用，大补脾肺之气，以资气血生化之源。

臣药：当归，甘辛而温，养血和营。与黄芪合用，则阳生阴长，气旺血生。

【临床应用】本方是补气生血的基础方。现代临床常用本方加减，治疗妇人经期、产后发热属血虚阳浮者，以及各种贫血、过敏性紫癜等属血虚气弱者。

【歌诀】当归补血君黄芪，芪归用量五比一，血虚发热口烦渴，脉大而虚此方宜。

# 第三节　气血双补剂

气血双补剂，适用于气血两虚的病证。症见面色无华，头晕目眩，心悸气短，肢体倦怠，舌质淡，脉虚细等。常用补气之人参、党参、黄芪、甘草，补血之熟地、当归、白芍、阿胶等组成方剂。代表方如归脾汤、炙甘草汤、八珍汤。

## 归脾汤《济生方》

【组成】白术（9g）　茯神去木（9g）　黄芪去芦（12g）　龙眼肉（12g）　酸枣仁炒，去壳，各一两（12g）　人参（6g）　木香不见火，各半两（6g）　甘草炙，二钱半（3g）　当归（9g）　远志一钱（6g）

【用法】加生姜5片，红枣3～5枚，水煎服。

【功效】益气补血，健脾养心。

【主治】①心脾气血两虚证。症见心悸怔忡，健忘失眠，盗汗虚热，体倦食少，面色萎黄，舌淡，苔薄白，脉细弱。②脾不统血证。症见便血，皮下紫癜，妇女崩漏，月经超前，量多色淡，或淋漓不止，舌淡，脉细者。

【方解】本方治证是因思虑过度，心脾两虚，气血不足所致。治宜益气补血与健脾养心兼顾。方中：

君药：黄芪，甘微温，补脾益气；龙眼肉，甘温，既能补脾气，又能养心血。

臣药：人参、白术，甘温补气，与黄芪相配，加强补脾益气之功；当归，甘辛微温，滋养营血，与龙眼肉相伍，增加补心养血之效。

佐药：茯神、酸枣仁、远志，宁心安神；木香，理气醒脾，与补气养血药配伍，使之补不碍胃，补而不滞。

使药：炙甘草，补气健脾，调和诸药；用法中加姜、枣调和脾胃，以资生化之源。

【加减化裁】若崩漏下血偏寒者，可加艾叶炭、炮姜炭，以温经止血；偏热者，加生地炭、阿胶珠、棕榈炭，以清热止血。

【临床应用】本方是治疗心脾气血两虚证的常用方。现代临床常用本方加减，治疗胃及十二指肠溃疡出血、功能性子宫出血、再生障碍性贫血、血小板减少性紫癜、神经衰弱、心脏病等属心脾气血两虚及脾不统血者。

【歌诀】归脾汤用参术芪，归草茯神远志齐，木香酸枣龙眼肉，煎加姜枣益心脾。

## 炙甘草汤（又名复脉汤）《伤寒论》

【组成】甘草四两，炙（12g）　生姜三两，切（9g）　桂枝三两，去皮（9g）　人参二两（6g）　生地黄一斤（50g）　阿胶二两（6g）　麦冬半斤，去心（10g）　麻仁半斤（10g）　大枣三十枚，擘（10枚）

【用法】除阿胶外，其余各药混合煎煮，取汁倒出，加入清酒10mL；另将阿胶炖化，分两次入药汁和匀服。

【功效】益气滋阴，通阳复脉。

【主治】①阴血阳气虚弱，心脉失养证。症见脉结代，心动悸，短气，舌淡少苔。②虚劳肺痿。症见咳嗽，涎唾多，形瘦短气，虚烦不眠，自汗盗汗，咽干舌燥，大便干结，脉虚数。

【方解】本方所治之证是因伤寒汗、吐、下或失血后，或杂病阴血不足，阳气不振所致。治宜滋心阴，养心血，益心气，温心阳，以复脉定悸。因其能复脉定悸，故又名复脉汤。方中：

君药：生地黄，重用，滋阴养血。

臣药：炙甘草，甘温益气，缓急养心；人参、大枣，益气补脾养心；阿胶、麦冬、麻仁，滋阴补血，以养心阴。

佐药：桂枝、生姜，辛温走散，行阳气而通血脉，并使诸味滋腻之品滋而不腻。

使药：清酒，温通血脉，以行药力。

【加减化裁】方中可加酸枣仁、柏子仁以增强养心安神定悸之力，或加龙齿、磁石重镇安神；偏于心气不足者，重用炙甘草、人参；偏于阴血虚者，重用生地、麦门冬；心阳偏虚者，易桂枝为肉桂，加附子以增强温心阳之力；阴虚而内热较盛者，易人参为南沙参，并减去桂、姜、枣、酒，酌加知母、黄柏，则滋阴液降虚火之力更强。

【临床应用】本方是治疗心动悸、脉结代的名方。现代临床常用本方加减，治疗功能性心律不齐、期外收缩，有较好效果。对于冠心病、风湿性心脏病、病毒性心肌炎、甲状腺功能亢进等而有心悸、气短、脉结代属阴血不足，阳气虚弱者，均可加减应用。

【歌诀】炙甘草汤参桂姜，地麦胶枣麻仁襄，心动悸兮脉结代，虚劳肺痿亦可尝。

## 第四节 补阴剂

补阴剂，适用于阴虚的病证。症见形体消瘦，头晕耳鸣，潮热颧红，盗汗失眠，腰酸遗精，干咳无痰，口燥咽干，舌红少苔，脉细数等。常用养阴药如北沙参、麦冬、鳖甲、龟甲、百合等为主，配伍清热、渗湿、理气、润肺化痰等组成方剂。代表方如六味地黄丸、一贯煎、左归丸、大补阴丸。

### 六味地黄丸《小儿药证直诀》

【组成】熟地黄八钱（24g） 山萸肉 干山药各四钱（各12g） 泽泻 牡丹皮 茯苓去皮，各三钱（各9g）

【用法】共研为细末，炼蜜为丸，每服9g，一日2次，空腹温开水送下。或作汤剂，用量按原方比例酌定。

【功效】滋补肝肾。

【主治】肝肾阴虚证。症见腰膝酸软，牙齿动摇，头晕目眩，耳鸣耳聋，盗汗遗精，手足心热，消渴，骨蒸潮热，口燥咽干及小儿囟门不合，舌红少苔，脉沉细数。

【方解】本方所治诸证，皆因肝肾阴亏、虚火上炎所致。治宜滋补肝肾为主，适当配伍清虚热、泻湿浊之品。方中：

君药：熟地黄，滋阴补肾，填精益髓。

臣药：山茱萸，滋养肝肾而涩精；山药，补益脾阴而固精。君臣三药相配，滋补肝、脾、肾之力较全，是为"三补"。但熟地黄重用，故仍以补肾阴为主，补其不足以治本。

佐药：泽泻，泄肾火，利湿浊，并防熟地之滋腻；丹皮，清泻肝火，并制山茱萸之酸收；茯苓，淡渗脾湿，以助山药之健运。以上三药为"三泻"，泻湿浊平其偏胜以治标。

全方配合三补三泻，以补为主，肝、脾、肾三阴并补，以补肾阴为主。六味相合，相辅相成，构成通补开合之剂。

【加减化裁】临证时，若阴虚阳亢、头晕目眩者，加石决明、龟甲以平肝潜阳；兼有脾气虚气滞者，加白术、砂仁、陈皮等以燥湿行气；若肾虚咳喘，动则息促，呃逆等，可加五味子以滋阴补肾，纳气平喘；若肺肾阴虚，咳喘吐血，潮热盗汗，可加五味子、麦冬而敛肺纳肾。

【临床应用】本方为治疗肝肾阴虚证的著名方剂。现代临床常用本方加减，治疗慢性肾炎、高血压病、糖尿病、肺结核、肾结核、甲状腺功能亢进、中心性视网膜炎及无排卵性子宫出血、更年期综合征等属肾阴虚弱为主者。

【歌诀】六味地黄山药萸，泽泻茯苓牡丹皮，三补三泻奏奇效，肝肾阴虚用尤宜。

### 一贯煎《续名医类案》

【组成】北沙参 麦冬 当归身各三钱（各9g） 生地黄六钱至一两五钱（18～30g） 枸杞

子三钱至六钱（9～18g）　川楝子一钱半（4.5g）

【用法】水煎服。

【功效】滋阴疏肝。

【主治】肝肾阴虚，肝气郁滞证。症见胸脘胁痛，吞酸吐苦，咽干口燥，舌红少津，脉细弱或虚弦。亦治疝气瘕聚。

【方解】本方所治诸证，皆因肝肾阴血亏虚而肝气不舒所致。治宜滋阴养血，疏肝解郁。方中：

君药：生地黄，滋阴养血，补益肝肾。

臣药：北沙参、麦冬，滋养肺胃，养阴生津；当归、枸杞子，滋阴养血而柔肝。

佐药：川楝子，疏肝泄热，理气止痛。

【临床应用】本方是治疗肝肾阴虚，肝气郁滞而致胸脘胁痛的代表方剂。现代临床常用本方加减，治疗慢性肝炎、慢性胃炎、胃及十二指肠溃疡、肋间神经痛、神经官能症等属阴虚气滞者。

【歌诀】一贯煎中用地黄，沙参杞子麦冬襄，当归川楝水煎服，阴虚肝郁是妙方。

# 第五节　补阳剂

补阳剂，适用于肾阳虚的病证。症见面色苍白，腰膝酸软，四肢不温，少腹拘急冷痛，小便不利或小便频数，阳痿早泄，舌淡苔白，脉沉细无力等。常用补肾阳药如附子、肉桂、淫羊藿、仙茅、巴戟天等为主，配伍补肾阴药组成方剂。代表方如肾气丸、右归丸。

## 肾气丸《金匮要略》

【组成】干地黄八两（24g）　薯蓣（即山药）　山茱萸各四两（各12g）　泽泻　茯苓　牡丹皮各三两（各9g）　桂枝　附子各一两（各3g）

【用法】共研为细末，炼蜜为丸，每服9g，一日2次，温开水送服。亦可作汤剂，用量按原方比例酌定。

【功效】补肾助阳。

【主治】肾阳不足证。症见腰痛脚软，身半以下常有冷感，少腹拘急，小便不利，或小便反多，入夜尤甚，阳痿早泄，舌淡而胖，脉虚弱，尺部沉细；以及痰饮，水肿，消渴，脚气等。

【方解】本方治证皆由肾阳不足所致。治宜补肾助阳。方中：

君药：干地黄，重用以滋阴补肾。

臣药：山茱萸、山药，补肝脾而益精血；附子、桂枝，性味辛热，助命门以温阳化气。君臣相伍，补肾填精，温肾助阳，乃阴中求阳之治。

佐药：泽泻、茯苓，利水渗湿泄浊；丹皮，清泄肝火。三药于补中寓泻，使邪去则补乃得力，并防滋阴药之腻滞。

【加减化裁】若畏寒肢冷较甚者，可将桂枝改为肉桂，并加重桂、附之量，以增温补肾阳之效；兼痰饮咳喘者，加姜、辛、夏以温肺化饮；夜尿多者，可加巴戟天、益智、金樱子、芡实以助温阳固摄之功。

【临床应用】本方为补肾助阳的常用方。现代临床常用本方加减治疗慢性肾炎、糖尿病、醛固酮增多症、甲状腺功能低下、性神经衰弱、肾上腺皮质功能减退、慢性支气管哮喘、更年期综合征等属肾阳不足者。

【歌诀】金匮肾气桂附尝，山药山萸生地黄，茯苓泽泻牡丹皮，温补肾阳第一方。

# 第六节　阴阳双补剂

阴阳双补剂，适用于阴阳两虚证。症见头晕目眩，腰膝酸软，阳痿遗精，畏寒肢冷，午后潮热等。常用补阴药如熟地、山茱萸、龟甲、何首乌、枸杞子和补阳药如附子、肉桂、肉苁蓉、仙茅、巴戟天、鹿角胶等共同组成方剂。并根据阴阳虚损，分清主次轻重。代表方如地黄饮子、龟鹿二仙胶。

## 地黄饮子《黄帝素问宣明论方》

【组成】熟地黄（12g）　巴戟天去心　山茱萸　石斛　肉苁蓉浸酒，焙（各9g）　附子炮　五味子　官桂　白茯苓　麦门冬去心　石菖蒲　远志去心，各等分（各6g）

【用法】加生姜、大枣及少许薄荷，水煎服。

【功效】滋肾阴，补肾阳，开窍化痰。

【主治】下元虚衰，痰浊上泛之喑痱证。症见舌强不能言，足废不能用，口干不欲饮，足冷面赤，脉沉细弱。

【方解】本方治证因下元虚衰，阴阳两亏，虚阳上浮，痰浊随之上泛，堵塞窍道所致。治宜补养下元为主，摄纳浮阳，佐以开窍化痰。方中：

君药：熟地黄、山茱萸，补肾填精；肉苁蓉、巴戟天，温壮肾阳。

臣药：附子、肉桂，性味辛热，以助温养下元，摄纳浮阳，引火归原；石斛、麦冬、五味子，滋阴敛液，壮水以济火。

佐药：石菖蒲、远志、茯苓，开窍化痰，交通心肾。

使药：薄荷，疏郁而轻清上行；姜、枣，调和诸药。

【临床应用】本方为治肾虚喑痱的主方。现代临床常用本方加减，治疗晚期高血压病、脑动脉硬化、中风后遗症、脊髓炎等慢性疾病过程中出现阴阳两虚者。

【歌诀】地黄饮子山茱斛，麦味菖蒲远志茯，苁蓉桂附巴戟天，加薄姜枣喑痱服。

## 附：其他补虚剂（表 3-16-1）

**表 3-16-1　其他补虚剂**

| 分类 | 方名 | 组成 | 功效与主治 | 用法 |
|---|---|---|---|---|
| 气血双补 | 八珍汤 | 人参　白术　白茯苓　当归　川芎　白芍　熟地黄　甘草 | 益气补血用于气血两虚证 | 加生姜3片，大枣5枚，水煎服 |
| | 十全大补汤 | 人参　肉桂　川芎　地黄　茯苓　白术　甘草　黄芪　当归　白芍药 | 温补气血用于气血两虚证 | 加生姜3片，大枣2枚，水煎服 |
| | 人参养荣汤 | 白芍药　当归　陈皮　黄芪　桂心　人参　白术　甘草　熟地黄　五味子　茯苓　远志 | 益气补血，养心安神用于积劳虚损，呼吸少气，行动喘息，心虚惊悸，咽干唇燥等 | 水煎服 |
| 补阴 | 左归丸 | 熟地黄　枸杞子　山茱萸肉　川牛膝　山药　菟丝子　鹿角胶　龟甲胶 | 滋阴补肾，填精益髓用于肾阴不足证 | 作蜜丸服，每服9g，食前用淡盐水送服。亦可水煎服 |
| | 大补阴丸 | 熟地黄　龟甲　黄柏　知母 | 滋阴降火用于阴虚火旺证 | 上为细末，猪脊髓蒸熟，炼蜜为丸。每服七十丸（6～9g），淡盐水送服。亦可水煎服 |
| 补阳 | 右归丸 | 熟地黄　山药　山茱萸　枸杞子　菟丝子　鹿角胶　杜仲　肉桂　当归　制附子 | 温补肾阳，填精益髓用于肾阳不足，命门火衰证 | 作蜜丸服，每丸约重15g，早晚各服一丸，开水送下。或水煎服 |
| 阴阳双补 | 龟鹿二仙胶 | 鹿角　龟甲　人参　枸杞子 | 滋阴填精，益气壮阳用于真元虚损，精血不足证 | 熬胶，初服4.5g，渐加至9g，空腹时服 |

**思考与练习**

1. 何谓补虚剂？分为几类？其运用的原则是什么？

2. 补中益气汤、生脉散的组成主治是什么？

3. 四君子汤是补气的主方，四物汤是补血的主方，它们各主治哪些病证？如何加减化裁？

4. 简述归脾汤的功效、主治。

5. 六味地黄丸主治何证，其药物配伍有何特点？

6. 简述肾气丸的功效、主治及配伍特点。

# 第十七章　固涩剂

凡以固涩药为主组成，具有收敛固涩的作用，用以治疗气、血、精、液耗散滑脱病症的方剂，统称为固涩剂。

气、血、精、津是人体生命活动的重要营养物质，在正常情况下，既不断消耗，又不断得到补充，周而复始，以维持人体正常功能活动。气血精津散失、滑脱之证，其本为正气亏虚，气血精津的散失、滑脱仅为其标。由于气血精津是营养人体的重要物质，一旦失散滑脱，轻则危害健康，重则危及生命，所以治疗宜固涩止脱，以急则治其标，然后再以补虚之法治本。根据病因、病位的不同，治疗之侧重各异。本类方剂一般分为固表止汗、敛肺止咳、涩肠固脱、涩精止遗、固崩止带五类。

固涩剂是为正气内虚，统摄失权所致的耗散滑脱病证而设。在运用时，还应根据正气内虚的类型不同，配伍相应的补虚药，以标本兼顾。本类方剂的运用，应以纯虚无邪为原则，故凡外邪未去，误用固涩，则有"闭门留寇"之弊。此外，由于实邪所致的滑脱病证如热病多汗、火扰遗泄、热痢初起、湿热泄泻、湿热崩带等均非本类方剂所宜。

## 第一节　固表止汗剂

固表止汗剂，具有益气固表止汗的作用。适用于阳虚不能卫外，阴虚不能内守，以致卫阳不固，营阴外越而致的自汗、盗汗等。常用黄芪、牡蛎、麻黄根等固表止汗药物为主组成方剂，代表方如牡蛎散。

### 牡蛎散《太平惠民和剂局方》

【组成】煅牡蛎—两（30g）　黄芪—两（30g）　麻黄根—两（30g）　浮小麦半两（15g）

【用法】前三味为粗末，每服 9g，浮小麦同煎；也可作汤剂，水煎服，用量按病情酌定。

【功效】固表敛汗。

【主治】体虚自汗、盗汗证。常自汗出，夜卧尤甚，心悸惊惕，短气烦倦，舌质淡红，脉细弱。

【方解】本方证是表虚不固，营阴不能内守所致。汗为心之液，阳气虚不能卫外固密，则表虚而阴液外泄，故常自汗出。夜属阴，汗出过多，心阴不足，阳不潜藏，虚热内生，故汗出夜卧更甚。治宜益气阴，固肌表，敛汗液。方中：

君药：煅牡蛎，敛阴止汗镇惊。一可收敛固涩以直接止汗，二使浮阳内潜而阴守不泄以间接止汗；三能宁心除烦以安神定悸。

臣药：黄芪，益气固表。

佐使药：浮小麦，敛心阴，止虚汗；麻黄根，专于止汗。二药协助黄芪、牡蛎益气固表，敛阴止汗。

【临床应用】本方是治疗诸虚不足，身热汗出的常用方。现代临床常用本方加减，治疗病后、产后、术后、肺结核、植物神经功能紊乱等属体虚多汗者。

【歌诀】牡蛎散内有黄芪，浮麦麻根合用宜，卫虚自汗或盗汗，固表收敛见效奇。

## 第二节　敛肺止咳剂

敛肺止咳剂，具有敛肺止咳作用。适用于久咳肺虚，气阴耗伤证。常用敛肺止咳药如五味子、乌梅、罂粟壳等，与益气养阴药如人参、阿胶等组成方剂，代表方如九仙散。

### 九仙散《卫生宝鉴》

【组成】人参另炖　款冬花　桔梗　桑白皮　五味子　阿胶　乌梅各一两（各30g）　贝母半两（15g）　罂粟壳去顶，蜜炒黄，八两（240g）

【用法】为末，每服9g，生姜两片，大枣3枚煎汤送服。现多按原方比例酌定用量，水煎服。

【功效】敛肺止咳，益气养阴。

【主治】久咳不已，肺虚气弱者。症见咳嗽日久不愈，咳甚则气喘自汗，痰少或无痰，舌淡苔白，脉虚数。

【方解】本方治证为久咳不愈，肺气耗散，肺阴亏损所致。治宜敛肺止咳，益气养阴，佐以化痰之法。方中：

君药：罂粟壳，其味酸涩，功专敛肺止咳；人参，补气益肺。

臣药：阿胶，养阴益肺；五味子、乌梅，敛肺止咳，五味子并助人参益肺气。

佐使药：款冬花、贝母，止咳化痰，并能降气平喘；桑白皮，止咳平喘，并能清肺；桔梗，止咳化痰，并能载诸药上行入肺。

【临床应用】本方为治疗久咳肺虚，气阴耗伤所致咳嗽不止的主方。现代临床常用本方加减，治疗支气管炎、支气管炎哮喘、肺气肿、肺结核、百日咳等属久咳伤肺，气阴两虚者。

【歌诀】九仙散用乌梅参，桔梗桑皮贝母承，粟壳阿胶冬花味，敛肺止咳气自生。

## 第三节　涩肠固脱剂

涩肠固脱剂，具有温补脾肾、涩肠止泻的作用。适用于脾胃虚寒，久泻久痢，滑脱不止证。常用赤石脂、肉豆蔻、诃子、补骨脂、党参、肉桂等为主组成方剂，代表方如四神丸、真人养脏汤。

### 四神丸《内科摘要》

【组成】肉豆蔻二两（60g）　补骨脂四两（120g）　五味子二两（60g）　吴茱萸浸炒，一两（30g）

【用法】每日1~2次，每次6~9g，空腹或食前开水送下。亦可按原方用量比例酌减，水煎服。

【功效】温肾暖脾，涩肠止泻。

【主治】脾肾虚寒泄泻证。症见五更泻或久泻不止，不思饮食，食不消化，腹痛腰酸肢冷，神疲乏力，舌淡苔薄白，脉沉迟无力。

【方解】本方治证为脾肾虚寒所致的五更泄泻。久泻多由命门火衰，不能温补脾阳，致脾不运化，故五更泄泻，食不消化，腹痛腹泻。治宜温肾暖脾，涩肠止泻。方中：

君药：补骨脂，补命门之火，以温养脾阳，涩肠止泻。

臣药：肉豆蔻，辛温，助君药以温肾暖脾，涩肠止泻。

佐使药：吴茱萸，暖脾胃而散寒除湿；五味子，收涩固肠，助肉豆蔻涩肠止泻；生姜，温中散寒，助吴茱萸温暖脾胃；大枣，滋养脾胃。

【临床应用】本方为治脾肾虚寒，五更泄泻的著名方剂。现代临床常用本方加减，治疗慢性肠炎、慢性结肠炎、过敏性结肠炎、肠结核、功能性腹泻等属脾肾虚寒之泄泻者。

【歌诀】四神故脂与吴萸，肉蔻五味四般齐，大枣生姜同煎合，五更肾泻最相宜。

# 第四节　涩精止遗剂

涩精止遗剂，具有固肾涩精、止遗的作用。适用于肾虚封藏失职，精关不固所致的遗精滑泄；或肾气不足，膀胱失约所致的尿频遗尿等证。常用补肾涩精药物如沙苑子、芡实、莲子、桑螵蛸等为主，配合固肾止遗之品如龙骨、牡蛎、莲须、金樱子等组成方剂。代表方如金锁固精丸。

### 金锁固精丸《医方集解》

【组成】沙苑子炒　芡实蒸　莲须各二两（各60g）　龙骨酥炙　牡蛎盐水煮一日一夜，煅粉，各一两（各30g）

【用法】莲子粉糊为丸，每日1~2次，每次9g，淡盐汤或开水送下。亦可按原方用量比例酌减，加入适量莲子肉，水煎服。

【功效】补肾涩精。

【主治】肾虚失藏，肾精不固之遗精证。症见遗精滑泄，神疲乏力，腰痛耳鸣，舌淡苔白，脉细弱。

【方解】本方治证为肾虚失藏，精室不固之遗精证。治宜补肾涩精。方中：

君药：沙苑子，补肾涩精。

臣药：莲子、芡实，助君药补肾涩精，健脾宁神。

佐使药：莲须、煅龙骨、煅牡蛎，性涩收敛，潜阳涩精，莲须尤为涩精要药。

【临床应用】本方乃补肾固精之专方。现代临床常用本方加减治疗神经衰弱、乳糜尿、重症肌无力等病而出现的遗精滑泄属肾虚精气不足，下元不固者。

【歌诀】金锁固精芡莲须，龙骨牡蛎与沙苑，莲粉糊丸盐汤下，能止无梦夜滑精。

# 第五节　固崩止带剂

固崩止带剂，具有固涩以制止崩漏和带下的作用。适用于因脾虚统摄无权，冲任不固；或虚热内生，迫血妄行等所致妇女崩中漏下。或脾虚湿盛，湿浊下注所致的带下日久不止等。常用固崩止带药如椿根皮、龙骨、牡蛎、白果等为主组成方剂，代表方如固冲汤、完带汤等。

### 固冲汤《医学衷中参西录》

【组成】白术炒，一两（30g）　生黄芪六钱（18g）　白芍四钱（12g）　煅龙骨　煅牡蛎各八钱，先煎（各24g）　山茱萸八钱（24g）　海螵蛸四钱（12g）　茜草三钱（9g）　棕榈炭二钱（6g）　五倍子五分，研末冲服（1.5g）

【用法】水煎服。

【功效】益气健脾，固冲摄血。

【主治】气虚冲脉不固之血崩证。症见血崩或月经过多，月经色淡质稀，心悸气短，舌质淡，脉细弱或虚大。

【方解】本方治证为肝脾两虚，冲脉不固，不能固摄经血所致。补气固冲以治本，收涩止血以治标。冲为血海，血崩则冲脉空虚，而本方有益气健脾、固冲摄血之功，故方以"固冲"名之，用药以补气固摄为主。方中：

君药：黄芪、白术，益气健脾，固冲摄血。

臣药：白芍、山茱萸，补益肝肾，养血敛阴，补崩漏所损之血。

佐使药：煅龙骨、煅牡蛎、海螵蛸、棕榈炭、五倍子，收敛固涩以止血；茜草，活血止血，使血止而不留瘀。

【临床应用】本方为治疗脾气虚而冲脉不固，月经过多，崩漏带下的常用方。现代临床常用本方加减，治疗功能性子宫出血、产后出血过多、胃溃疡出血等属脾气虚弱者。

【歌诀】固冲汤内用术芪，龙牡芍茜与山萸，五倍海蛸棕炭合，崩中漏下总能医。

## 附：其他固涩剂（表3-17-1）

**表3-17-1　其他固涩剂**

| 分类 | 方名 | 组　成 | 功效与主治 | 用法 |
|---|---|---|---|---|
| 涩肠固脱 | 真人养脏汤 | 人参　当归　白术　肉豆蔻　肉桂　炙甘草　白芍　木香　诃子　罂粟壳 | 涩肠止泻，温补脾肾<br>用于脾肾虚寒久泻久痢 | 水煎服 |
| 固崩止带 | 固经丸 | 黄柏　黄芩　椿根皮　白芍　龟甲　香附 | 滋阴清热，固经止血<br>用于阴虚血热而致崩漏，月经过多 | 水煎服 |
|  | 完带汤 | 白术　山药　人参　白芍　车前子　苍术　甘草　陈皮　荆芥穗　柴胡 | 补脾疏肝，化湿止带<br>用于脾虚肝郁，湿热带下 | 水煎服 |

**思考与练习**

1. 何谓固涩剂？分为哪几类？使用固涩剂时应注意什么？
2. 牡蛎散与玉屏风散均可用治自汗证，有什么不同？
3. 牡蛎散方中配伍牡蛎的意义是什么？
4. 四神丸、金锁固精丸、固冲汤的功效、主治是什么？

# 第十八章　涌吐剂

凡以涌吐药为主组成，具有涌吐宿食、痰涎和毒物等作用。用以治疗宿食停滞、痰涎壅塞和误食毒物病证的方剂，统称为涌吐剂，又称催吐剂。属"八法"中的吐法。

涌吐剂，主要适用于宿食停滞、痰涎壅塞和误食毒物等三类病证。宿食停滞，一定要积滞较甚，出现脘闷胀痛，欲吐而不得吐等症。痰涎壅塞，有三类病证常需应用涌吐剂治疗：第一类是白喉、喉风、喉痹等急性咽喉疾患；第二类是中风、痰厥；第三类是癫狂等精神病患者及精神病痰迷心窍、烦躁不安、神志不清者，常需用涌吐剂吐出大量黏痰，才能使患者转狂为安，神情渐清。误食毒物，为时不长，毒物尚在胃内而未到肠中者，往往需要急用涌吐剂催吐，排出毒物。

涌吐剂用之得当，功效立见，若用非所宜，则最易损耗胃津，耗伤元气。所以在使用涌吐剂时，必须注意以下几点：①体质虚弱的患者，原则上禁用涌吐剂。②妊娠后期及新产妇禁用涌吐剂。③严重的肺痨病有咯血史、溃疡病者及高血压病人，均禁用涌吐剂，以免导致出血。④服用涌吐剂后呕吐不止，可服用姜汁，或服用冷粥少许即止。若吐仍不止，则应根据所服吐剂进行解救。如服瓜蒂吐不止的，用少许麝香冲服即止；服藜芦吐不止的，用葱白煎汤服即止。

## 瓜蒂散 《伤寒论》

【组成】瓜蒂熬黄，一分（3g）　赤小豆一分（3g）

【用法】将二药研细末和匀，每服 1～3g，用豆豉 9g 煎汤送服。不吐者，用洁净翎毛探喉取吐。

【功效】涌吐痰涎宿食。

【主治】痰涎宿食，壅滞胸脘证。症见胸中痞硬，欲吐不出，气上冲咽喉不得息，寸脉微浮。

【方解】本方治证为痰涎宿食，壅滞胸脘所致。痰涎宿食壅滞于胸脘，致使气道不通，故胸中痞硬；气机上逆，故气阻咽喉不得息。治宜因势利导，采用涌吐痰涎宿食之法。方中：

君药：瓜蒂，催吐痰涎宿食，其味苦而性涌泄，为有毒之品，有催吐作用。

臣药：赤小豆，祛湿除滞。

佐药：豆豉，宣解胸中邪气。

【临床应用】本方为涌吐法之首要方剂。现代临床常用于涌吐痰涎宿食，以及误食毒物后，防止毒物吸收而采用。

【歌诀】瓜蒂散中赤小豆，豆豉煎汤送服可，逐邪涌吐功最捷，胸脘痰食服之消。

**思考与练习**

1. 使用涌吐剂时应注意些什么？
2. 瓜蒂散中配伍瓜蒂、赤小豆有何意义？

# 索 引

## 常用中药拼音索引

# 常用方剂拼音索引